金华市卫生健康委员会组织编写

金华中医药文化志

傅晓骏　朱杭溢　主编

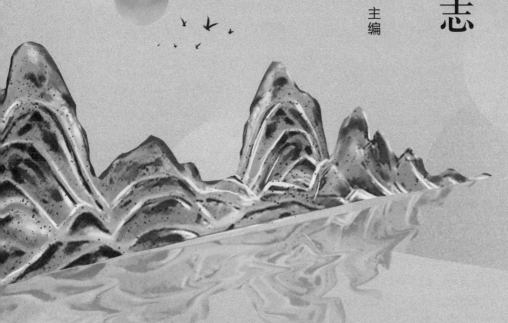

中国中医药出版社
·北　京·

图书在版编目（CIP）数据

金华中医药文化志 / 傅晓骏，朱杭溢主编 . —北京：中国中医药
出版社，2020.9
ISBN 978 – 7 – 5132 – 6402 – 0

Ⅰ . ①金… Ⅱ . ①傅… ②朱… Ⅲ . ①中国医药学—
医学史—文化史—金华 Ⅳ . ① R–092

中国版本图书馆 CIP 数据核字（2020）第 166280 号

中国中医药出版社出版

北京经济技术开发区科创十三街 31 号院二区 8 号楼
邮政编码　100176
传真　010-64405750
河北新华第二印刷有限责任公司印刷
各地新华书店经销

开本 710 × 1000　1/16　印张 18.5　字数 287 千字
2020 年 9 月第 1 版　2020 年 9 月第 1 次印刷
书号　ISBN 978 – 7 – 5132 – 6402 – 0

定价　65.00 元
网址　www.cptcm.com

社 长 热 线　010-64405720
购 书 热 线　010-89535836
维 权 打 假　010-64405753

微信服务号　zgzyycbs
微商城网址　https：//kdt.im/LIdUGr
官 方 微 博　http：//e.weibo.com/cptcm
天猫旗舰店网址　https：//zgzyycbs.tmall.com

如有印装质量问题请与本社出版部联系（010-64405510）

范 序

金华，古称婺州，因其"地处金星与婺女两星争华之处"而得名。明代金华府下辖金华、兰溪、东阳、义乌、永康、武义、浦江、汤溪，故又有"八婺"之称。

金华历史悠久，文化积淀深厚，唐代骆宾王、明代李渔、近代黄宾虹、现代艾青、当代施光南等都是金华古今史上的代表人物。在中医药发展史上，金华的中医药人同样也作出了许多重要的贡献。据史料记载，早在东汉就有名医赵炳救死扶伤、施术抗疫，此后东晋名家葛洪在《抱朴子》中有赵炳气禁术的记载。磐安白术在唐代已有栽培，因形似青蛙，疗效显著，清香诱人，世称蛙术，被列为珍品。唐宋时期，各类专科开始显现，并出现了相应的中医世家，如宋东阳人汤民望，祖孙数代精于小儿医；宋金华人郭玑，世业医，尤精女科。义乌人朱丹溪守正出新，倡"阳有余阴不足论"，成为金元四大家滋阴派的代表，影响深远。明浦江人赵以德的《金匮方论衍义》为首部注解《金匮要略》的专著。清朝末年，"西学东渐"，以张山雷为代表的一批八婺医家，衷中参西，重视教育，兴办兰溪中医专门学校，培养了一批学有造诣的中医人才。中华人民共和国成立后，尤其改革开放以来，金华中医药事业更是得到了快速发展。

我出生在金华市的金东区，对家乡充满了感情。二十世纪七十年代中后期，我在浙江中医学院（后更名为浙江中医药大学）中医学专业学习，教学实习和毕业实习分别在金华市中医医院和金华市人民医院度过。对金华市人民医院的许永茂、李绍翰，金华市中医医院的许锡珍，罗店医院的张兆智等老一辈名中医印象深刻。虽然之后的几十年我都在杭州工作，但仍心系家乡，关注金华中医药事业的发展。近日，省名中医、金华市中医医院傅晓骏医生携《金华中医药文化志》书稿请我作序，我粗粗学习了一遍，发现该书图文并茂，资料详实。全书共十个章节，分别是金华（婺州）中医药的形成与发展、历代医学世家、医学流派、历代医籍、医疗机构、药材药业、医学教育、医药遗迹、金华中医药大事件、金华市政府促进中医药发展的政策与措施等，对金华中医药文化进行了系统的总结与梳理。本书由傅晓骏领衔的编撰组经过数年努力，汇集了金华中医药文化研究的最新成果，既有中医学术专业内容，又有名家轶事、人文景观，可以雅俗共赏，是一本系统认识金华中医药的好书。

《金华中医药文化志》的出版对于宣传金华中医药、促进金华中医药文化发展定会起到积极作用。期望家乡的中医药人能像傅晓骏医生一样，有更多的专著问世。是为序。

庚子夏月于浙江中医药大学

（作者为原浙江中医药大学校长、首届全国名中医、浙江省特级专家、国家"973"项目首席科学家、中国中西医结合学会风湿病专业委员会主任委员）

陈 序

文化是一个民族的标记，也是一个民族赖以延续和发展的根本。中华民族传统文化博大精深，源远流长，中医药是中华民族优秀传统文化的重要组成部分和有力延续载体，是公认的仍在发挥重要作用的中国传统文化。中医药作为我国独特的卫生资源、潜力巨大的经济资源、具有原创优势的科技资源、优秀的文化资源和重要的生态资源，在经济社会发展中发挥着重要作用。为此，国家中医药管理局在《中医药发展战略规划纲要》（2016—2030年）提出了"大力弘扬中医药文化"的要求。

中医药文化是指中医药学内在的价值观念、思维方式和外在的行为规范、器物形象的总和。它以中国传统哲学、文学、史学为基础，由中医药精神文化、行为文化与物质文化三个方面构成，包含文化理念、文化实践、文化环境三个层面，体现的是中医药人文属性。它具有塑造中医药核心理念和价值观念、形成中医药学思维方式和认知、揭示中医药学规律、影响中医药事业传承与发展、增强中华民族文化认同与自信、扩大中华文化影响力的功能。中医药文化以中医典籍、中医名家、中医文物、中医史迹为研究对象和载体，以中医药文化哲学基础和文化根源、中医名家名著的文化思想和名家风范、中医道德观念、中医行为规范、中医传承与创新等为研究内容。国家中医药管理局在《关于加强中医药文化建设的指导意见》中指出："中医药文化是中医药学的根基和灵魂，是中医药事业持续发展的内在动力，是中医药学术创新进步的不竭源泉，也是中医药行业凝聚力量、振奋精神、彰显形象的重要抓手。我们要增强传承和发展中医药文化的自觉性和主动性，从发展繁荣社会主义文化、建设社会主义文化强国的全局来认识和把握加强中医药文化建设的重大意义。弘扬中医药文化不仅有利于推动中医药事业的发展，还有利于树立文化自信，增强文化认同，扩大中华文化的影响力。"

金华中医药文化是八婺优秀传统文化的重要组成部分，是八婺历代医家在长期实践中形成的中医药学内在的价值观念、思维方式和外在的行为规范、器物形象的总和。八婺医学萌发于上山文化，起源于古越文化，并受草药文化、巫祝文化影响，区域特色明显。早期医疗活动以禁咒、砭石、针刺、民间草药为主，秦汉以后受以黄大仙为代表的仙道文化影响，八婺医学曾向道教医学转变。唐宋时期，经济文化重心南移，中原先进文化传入，婺州医学名家随之兴起，医学世家涌现，且代代相传，形成众多"家族链""师徒链"，生生不息。金元时期丹溪养阴学说远绍《内经》，近受河间火热理论影响，对后世温补学派、温病学派亦形成广泛影响，大大地推动了我国中医理论的发展。由此形成的丹溪学派阵营巨大，人才辈出，薪火相传，其理论和医术至今仍在造福人类。明清时期，在继承丹溪学说的基础上，八婺医家形成了"外感法仲景，内伤法东垣，热病用河间，杂病用丹溪"的共识，医术更为精湛。清末民国时期，针对西医的冲击，八婺医家主张"融洽中西"，提出汲取西医知识为我用，提倡中西汇通，形成了八婺中西汇通医派。以诸葛后裔为骨干的兰溪药帮谱写了中药材贸易史的厚重篇章，张山雷主持的兰溪中医专门学校为现代中医教育留下了宝贵的办学理念和方法。中华人民共和国成立以来，八婺大地中医界砥砺奋进，传承创新，努力为金华人民的健康造福，中医药事业不断迈向新的阶梯。由上可见，金华中医药文化具有"历史悠久，源远流长；名医辈出，世家纷呈；医学流派，闻名天下；经世致用，创新发展"的显著特点，在我国中医发展史上具有举足轻重的影响。它既是金华人民的宝贵遗产，也是我国中医药文化不可或缺的组成部分。

金华中医药文化的整理研究，有助于促进金华各县市中医医疗机构的中医药文化建设，有助于金华中医药文化的守正与弘扬，更有助于金华中医药事业传承与发展，有助于进一步扩大金华中医药文化在国内外的影响，从而增强金华中医药工作者的文化认同和自信，提高防治疾病的能力和水平，造福广大人民群众。有鉴于此，在金华市卫生健康委员会的重视与支持下，金华市中医文化研究所组织开展了金华中医药文化资源的收集、整理、研究工作，通过对历代八婺医家、医学世家、医学流派、医学典籍、药材生产与经营、办学育才、中医史迹与文物等中医药文化资源的全面挖掘和系统梳理，编著了《金华中医药文化志》。最近傅晓骏同志携著问序于余。余认为《金华中医药文化志》的编辑出版是金华中医界乃至卫生界的一件大事，不但弘扬了中医药文化，而且丰富了八婺文化内容。值得庆贺，并予推荐读者。故乐而为序！

金华市原市长　陳昆忠

2020 年 6 月

徐　序

因"地处金星与婺女两星争华之处"而得名的金华，古称婺州。因辖地有八个县域，历代又常以"八婺"称之。在新石器时代，当时的跨湖桥文化、河姆渡文化、马家浜文化、良渚文化、上山文化、古越文化等早期的人类文明就在这块神奇的大地上交相辉映，它们是金华源远流长的历史文化的源泉，亦是八婺中医药文化发生与发展的基石。随着道教、佛教的传入，金华又产生了黄大仙、叶法善等丹药大家。黄大仙信仰自东晋一直延续至今，影响范围远至港、澳、东南亚，是金华最具特色的地域文化。

宋代以来，随着政治经济文化中心的南移，中原医药文化逐渐传入金华，婺州中医名家辈出、中医世家纷呈。戴氏、赵氏等医学世家，家学深厚，传承悠久，影响遍及省内外。一代医学宗师朱丹溪及其创立的"丹溪学派"，将金华的中医药学研究推向了顶峰，且促成了中医学史上著名的金元四大家学术之论争，并加快了中医药学向境外传播的速度。迄今，朱丹溪及其学派创立的医理和方药仍在造福人类。明清两代，兰溪药都之名鹊起，并称雄江南中药市场700年。以诸葛八卦村诸葛后裔为核心力量的"诸葛药帮""贸易半中国"，药行开到了东南亚地区，其鼎盛之势可谓全国罕见。

尤其令人称颂的是20世纪20年代，兰溪药帮在药材经营获得巨大成功后，集资办学，反哺医学。为了提升办学水平，校长诸葛超四处寻访，广揽人才。其聘请张山雷主持教学之举，让金华又一次站在了我国中医药学的巅峰。山雷先生主持下的兰溪中医专门学校开创了中医由师承教育向课堂教育转变的先河，是当时我国中医教育的一面旗帜。它在教材、教学、临床实践与招生等方面的举措与经验至今仍具有改革创新的生命力。诚如我国中医文献学大家、中国中医科学院首席研究员余赢鳌先生所言："山雷先生以超凡的文化层次和高水平的学术经验，通过言传身教、著书立说，给中医药文化雕刻了一座令人瞩目的全新里程碑。"

几乎与张山雷在兰溪办学的同一时期，金华医药界出现了又一个风云人物——陈无咎。与丹溪先生同乡的无咎先生，一生以弘扬丹溪学说为己任，每每提及，以"先师"尊称。他在上海创办了我国较早的中医学校——汉医学院，并任"丹溪医科学社二十代总教"，受聘任上海中医专科学校校长、上海丹溪大学校长，先后担任《神州医药总会》月刊主笔、中华博医学会编审主裁、中央国医馆学术委员，并主持中医学名词术语的统一整理工作。

朱丹溪、张山雷与陈无咎是金华中医先贤中的翘楚，他们的卓越贡献值得后人敬仰。丹溪医派及戴氏、赵氏等历代金华医学世家和普通的中医前辈为八婺大地广大民众的健康保驾护航，所作出的努力与奉献将永远为金华人民所铭记。他们呈现的"医者仁心"和"大医精诚"的奉献精神，是金华中医药文化的精髓，必将为当代金华中医人所传承与弘扬。

党的十八大以来，习近平总书记对发展中医药事业和加强中医药文化建设作出了一系列重要指示。国家中医药管理局在《中医药发展战略规划纲要（2016—2030 年）》也提出了"大力弘扬中医药文化"的工作要求。编纂《金华中医药文化志》是认真贯彻落实习近平总书记关于中医药工作的重要指示精神，传承、繁荣和发展八婺中医药文化，促进中医药创新发展的重要举措，是坚定文化自信的一项德政善举。在全市中医界的共同努力下，《金华中医药文化志》终于编纂成书，这对提升我市的中医药文化软实力、推动我市中医药事业发展必将起到积极作用。编写组成员大多是单位骨干，平时本职工作很忙，为了尽早完稿，他们把休息时间都用来辛勤笔耕。对此，表示由衷的敬意。

志书的编纂功在当代，利在千秋。《金华中医药文化志》的问世一定会使我们金华的中医药事业历史有传承，现实有依托，未来有方向。

仅以拙文权充为序。

金华市卫生健康委党委书记、主任　徐志坚

2020 年 6 月

前　言

　　金华地属亚热带季风气候，这里山川秀丽，气候温和，物产丰富，人才辈出。金华历史文化源远流长，是古越文化的发祥地之一，金华中医药更是衣钵相传，世家林立，英才荟萃，名医辈出，如元代朱丹溪、明代戴原礼、虞天民、近代张山雷、陈无咎等，他们传承岐黄之道，务实进取，推陈致新，著书立说，自成一派，影响深远，同时也为我们留下了丰富的中医药文化遗产。据初步统计，金华八婺地区（金华、兰溪、义乌、东阳、浦江、永康、武义、汤溪）有史以来有案可稽的医家共计 370 余人，所著医籍近 200 本（套），现存医籍 65 本（套）。这些医籍是八婺众多医家毕生经验感悟的积淀，其中不乏影响广泛之典籍，是八婺中医药文化的瑰宝。

　　金华中医药文化的整理研究有助于促进金华各县市中医医疗机构的中医药文化建设，有助于金华中医药文化的守正与弘扬，更有助于金华中医药事业的传承与发展，有助于进一步扩大金华中医药文化在国内外的影响，从而增强金华中医药工作者的文化认同和自信，提高防治疾病的能力和水平，造福广大人民群众。有鉴于此，在金华市卫生健康委员会的重视与支持下，金华市中医文化研究所组织开展了《金华中医药文化资源的收集与整理》课题研究，通过对历代八婺医家、医学世家、医学流派、医学典籍、药材生产与经营、办学育才、中医史迹与文物等中医药文化资源的全面挖掘和系统梳理，主持编撰了《金华中医药文化志》。

　　此项工作得到金华市卫生健康委员会、金华市中医药学会及各市县中医药学会、各中医医院的鼎力协助，并得到浙江中医药大学与浙江省中医药研究院专家的悉心指导。在此，我们表示衷心的谢意。由于水平所限与时间局促，本书不足之处望大家不吝指教，以便再版时修订提高。

《金华中医药文化志》编委会

2020 年 6 月

编写说明

1.《金华中医药文化志》如实记述金华市中医药事业的历史和现状。

2. 上限尽量追溯事物的发端，下限止于 2019 年，个别内容适当延伸。

3. 以市、县行政区域为记述范围。1949 年后，城区曾两度设置金华市；1958 年汤溪县并入；1981 年金华县改称金华市；1985 年撤销金华地区，金华市升格为地级市；同年底重建金华县。记述卫生事业时均用当时县、市称谓，少量兼顾历史境域。

4. 本志按照横排门类、纵叙史实的体例，采用章、节、目形式，志、记、传、简介、图、表综合运用，除序言和后记，共计十章。

5. 入传者均系对金华市中医药事业作出贡献者，大致按出生年月为序排列。

6. 本志所引资料均来自正史、旧志、档案、文献、书籍、文物，部分口碑资料均经查证。除少数引注出处外，一般不注明出处。

目　录

第六章　药材药业 / 130

第一节　药材生产 / 130

第二节　药材经营 / 146

第三节　中药药企 / 158

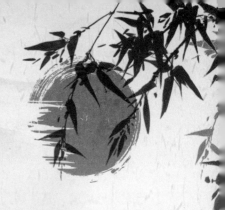

第一章
金华（婺州）中医药的形成与发展

第一节　婺州医学形成的地理环境

浙江金华古称婺州，因"地处金星与婺女两星争华之处"而得名。春秋时属越，战国后期越为楚所灭，遂属楚。至正二十年（1360年）改为金华府，因时辖金华、兰溪、东阳、义乌、永康、武义、浦江、汤溪等8个县，故称"八婺"，现在为金华、兰溪、义乌、永康、武义、东阳、浦江、磐安八个县市所处的区域。

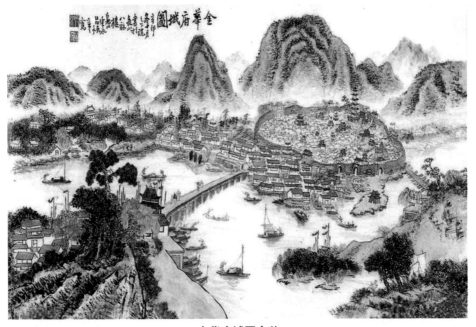

金华府城图全貌

　　婺州医学是指在金华地区形成的具有区域特色的中医药学。它是金华八婺人民在防治疾病和养生保健中的经验积累，是八婺文化的重要组成部分。

　　婺州中医药学是由中医药传统文化结合八婺地区人文习俗、地理环境、气候条件、生活方式、饮食习惯、人群体质、疾病谱系，并吸收融合外来医药逐渐形成的，是中医药学与八婺地区实际相结合的产物。

　　八婺地区具有独特的地理环境，并在历史长河中形成了独特的地方文化和饮食养生文化。八婺地区的地理环境为婺州中医药学的产生奠定了基础。金华地处浙江金衢盆地，区域内山地丘陵众多，药材资源丰富。金华境内的大盘山脉是雁荡山、括苍山、会稽山和仙霞岭的发脉处，海拔 1000m 以上的山峰达 63 座，同时也是钱塘江、瓯江、灵江和曹娥江四大水系的主要发源地。现在大盘山是全国唯一以中药材种质资源为保护对象的国家级自然保护区，据浙江大盘山自然保护区药用植物调查显示，保护区共有植物 1644 种，其中药用植物 1074 种，珍稀濒危药用植物 53 种，浙江道地药材 17 味。这里是著名"浙八味"中五味道地中药材白术、延胡索、贝母、白芍、元参的主产地，又被称为"磐五味"。在第九届中国磐安中药材交易博览会上，磐安还评选产生了"新磐五味"：天麻、铁皮石斛、三叶青、玉竹、灵芝。

　　金华市域内江河分属钱塘江、瓯江、灵江、曹娥江四大水系，集水面积在 100km^2 以上的江溪有 40 多条。兰溪江位于钱塘江上游因地处衢、婺、兰、新安、富春、钱塘等"六水之腰"，为大自然之精气神所聚的"丹田"所在地，故被称作"丹溪""丹药溪"。传说丹溪之水受金华"炼丹名山"天地精华之孕育，为昔日炼丹家炼丹所需的必备之水。为便于采集丹溪之水作炼丹之用，在丹（兰）溪江这条"文化河"的上下游婺州金华山、缙云仙都山等地，分布着中国医药始祖黄帝的炼丹处、黄大仙的修仙地、葛洪的炼丹处、陶弘景的采药处等等。众多的仙道文化遗迹充分表明了兰溪江与中国医药文化的密切联系。

　　金华属亚热带季风气候，温和湿润。总体气候特点四季分明，年温适中，雨量充沛，干湿两季明显。根据何裕民等对西北延安、东北五常、上海市以及浙江义乌等地 2269 人的调查，就阴虚体质人群而言，西北延安有 18.2%，东北五常占 23.8%，上海占 35.7%，义乌最高，达 42.7%，较延安高 2.35 倍。可见，阴虚体质具有显著的地理性分布差异，与各区域的地理气候密切相关。

金华（八婺）的地理环境特征对婺州医学的学术思想形成产生了重要影响，金华（八婺）丹溪学派就十分重视地域因素对致病因素和病证的影响，并对相关病证进行了临床总结。丹溪弟子王履认为，类中风河间主乎火，东垣主乎气，彦修主乎湿，三者不可偏废。再传弟子刘纯以亲身经历对丹溪中风学说进行肯定，从而引发了中风病因学探讨，对后世中风病的证治产生了相当影响。此外，丹溪学派对地域因素对伤寒、伤风等病证的影响也进行总结，丰富了中医病因病机理论。

地域差异对婺州医学的遣方用药也产生了影响，并积累了不少特色用药经验。如认为南方伤于寒气多见内伤发热，与北方受肃杀之气不同，用药亦多有差异。江南瘫痪痿软之病多见阴虚湿热，不宜用小续命汤等发散风邪药，南方对脾约丸的使用应慎重。

地域因素也是养阴理论产生的关键因素之一。朱丹溪提出"西北之人阳气易于降，东南之人阴火易于升"，并提出"阳有余阴不足"及"相火论"等学说。这与朱丹溪所在的金华地区地土卑湿，气候温热，热迫湿蒸，湿热为病甚多的地域性特点是分不开的。

第二节　婺州医学发展的历史文化背景

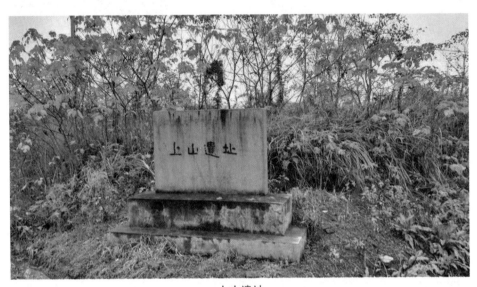

上山遗址

金华历史文化源远流长，2001年发现的浦江上山文化遗址距今9000～11000年，是中国迄今发现的年代最早的新石器早期遗址之一。跨湖桥文化、河姆渡文化、马家浜文化、良渚文化等长江下游新石器文化，均在上山文化找到了源头。这些文化遗址共同构成长江下游新石器文化的发展脉络，对八婺中医药文化的发生与发展产生着深远影响。

八婺中医药文化来源于古越文化。先秦时期生活在金衢盆地的居民属于越人，是广布东南沿海的百越部族中最古老和最发达的一支。古越的中草药文化起源很早，金华浦江上山文化遗址发现了距今1万年前的稻壳，反映了当时古越人对植物功用已有认识。上古时期，黄帝曾到金华山铸鼎，南朝刘孝标撰文云："神居奥宅，是以帝鸿游斯铸鼎，雨师寄此乘烟。"

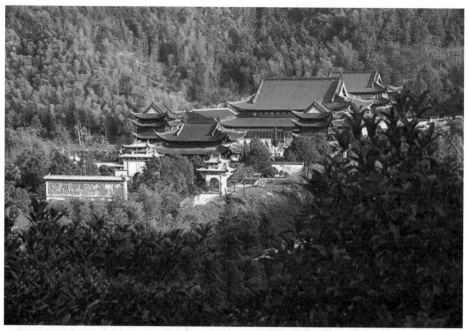

金华山乃神居奥宅，是以帝鸿（黄帝的名号）游斯作鼎（炼丹鼎），雨师（神农时赤松子）寄此乘烟（升仙）

金华地区古属越境，与宁绍平原上的绍兴是古越文化的两个中心。古越文化是吴越文化的一支，吴越先民同属上古百越。古代吴越地区医学往往被人认为长于禁咒之学，越人方药为禁咒祝由之术。而这种巫医中最具代表的就是巫咸。《世本·作篇》云："巫咸初作筮。"他生活于江南吴越之地，常用巫术为人治病消祸，死后被奉为神医，进行祭祀。如屈原《离骚》有云："巫咸将夕降兮，怀椒糈而要之。"

金华地区是长江中下游地区稻作农业的最早起源地之一，也是古越人的发祥地。人们以稻米为食物，出现了大口盆、平底盆等陶器，饮食卫生已摆脱了原始状态，并在此基础上形成了古越地区独具特色的文化与信仰。古越人断发文身，凿齿锥髻，踞箕而坐，善野音，重巫鬼。受巫祝文化影响，古越之地在商周时期还长于祝由禁咒之学。巫文化曾长期在江南地区占居主导地位，而且一直影响到到西汉。

这个时期江南巫医的代表人物是巫咸。他既是筮占卜的创始者，又是上古名医。此时巫文化盛行，巫医并未分离，治

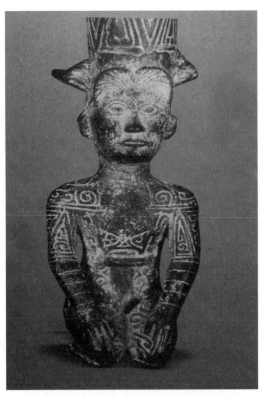

古越人断发文身，凿齿锥髻，踞箕而坐，
善野音，重巫鬼

疗中巫术、药物、物理等手段常结合使用。巫术施行者常为部落首领，往往身兼多职，并擅长药物治疗。北方地区发现的殷商时期的甲骨文多为占卜问疑的记录，其中就有不少有关疾病、生死的卜辞。可见北方当时医疗领域也同样有浓厚的鬼神观念，巫师或卜问致病之由，或施法祛病，参与医疗的全过程。

战国后期，逐渐出现了医巫分离的趋势。《风俗通义·怪神篇》记载："武帝时迷于鬼神，尤信越巫，董仲舒数以为言。武帝欲验其道，令巫诅仲舒；仲舒朝服南面，诵咏经论，不能伤害，而巫者忽死。"由此可知，当时在江南地区禁咒仍是治疗的主要手段之一，北方亦形成一定影响。

马王堆西汉古墓出土的《五十二病方》，反映了 2300 年前楚越地区的医

学概貌，共涉及病名 100 多个，治疗方剂 280 余首。其中，禁咒的内容分载于 14 种疾病中，有些疾病多达 11 个禁咒方，亦可见禁咒使用的普遍性。随着巫文化的衰弱，禁咒术逐渐与巫脱离，而与其他文化结合并演变转型。这在《五十二病方》亦得到体现。如病方 381："祝曰：'帝有五兵，尔亡。不亡，泻刀为装'。即唾之，男子七，女子二七。"其中五、七、二七，明显带有术数的痕迹，可见其巫术已与阴阳五行思想结合，向方术演变。在此期间出现了婺州医学的代表人物婺州东阳道士赵炳，《后汉书·方术列传》载其能以禁咒法治病，又通内科，擅长用越人方药治病，医术高超。他死后，人们尊其为"白鹤大帝"，并在各地建庙，以资怀念。

伴随道教的兴盛，隋唐时期，作为国家医学教育及医疗机构的太医署专门设立了"咒禁博士"一职。禁咒术已被纳入官方医术之中。

唐代孙思邈在《千金翼方》中对禁咒法术进行了整理，汇编成《禁经》两卷，认为禁咒术虽然在道理上难以解释，但按法施行却能起到意想不到的效果。随着医学的发展，禁咒术的使用范围逐渐局限，而为主流医学所排斥，渐渐呈现衰退趋势。

宋代统治者对医学颇为重视，文人知医诵医成为风尚，认为医乃仁术、儒者之能事。自宋以降，儒家文化对医学产生了深远影响，"儒医"逐渐成为医学主流。养阴学派开山鼻祖、婺州医学的集大成者朱丹溪认为，禁咒之术为"小术"，只能治小病，病势深重者应采用主流的"正大之法"治疗。此后其弟子虞抟在《医学正传》中进一步指出禁咒术即《黄帝内经》所说的祝由科移精变气之术，可治以精神神志症状为主的病证，现为巫师、神婆所利用，成为骗取钱财的手段，故呼吁知理者勿用。

秦汉以来，受仙道文化影响，凡方士之流医道相兼，十分重视修炼方术。同时随着丹药文化的兴起，道教文化在中医学及药学方面积累了丰富的经验。道教的兴起对八婺中医药文化的发展产生重要影响。黄大仙、葛洪、叶法善为其代表人物。

魏晋南北朝是中国历史上政权更迭最频繁的时期。长期的战乱在一定程度上造成了人口的迁徙和文化的传播与交融。当时对金华婺州及江南地区影响最大的医家当属葛洪。葛洪曾在金华、兰溪、义乌、永康、汤溪等处炼丹，传播道教医药文化。葛洪对"越方"进行总结梳理，将吴越的禁咒之法视为行气法的一种，通过气一元论取代了巫术中的超自然力量，将禁咒术完全纳入道教和医学体系之中，被后世称为气禁。由于葛洪的整理和高度评价，源于越族的气禁术得以广泛流传。葛洪还十分推崇金华山的黄大仙，将其收入所撰的《神仙传》中，使其广为流传。

黄大仙信仰自东晋一直延续至今，影响范围大，文化积淀深厚，是金华八婺地区颇具代表性的地域文化。今天仍流传着许多关于黄大仙修炼成仙、惩恶扬善、治病救人、扶危济困的传说，并有二仙井、二仙桥、赤松亭等遗迹。

传说黄大仙（黄初平）是道家服饵派的代表。黄初平，丹溪人，十五岁时，家使牧羊。有道士见其良谨，便将其至金华山石室中四十余年，不复念家。其兄黄初起，上山寻得后，便一同修道，后人称其二人为

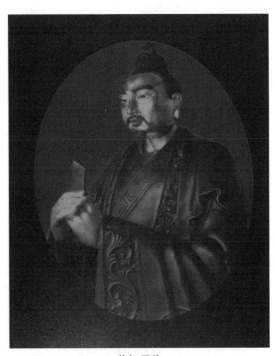

黄初平像

"二皇君"，尊黄初平为赤松黄大仙，所供奉的二仙人庙宇也多冠以"赤松"之名，反映出当时人们对长生不死、法术超群的神仙的向往。黄大仙的传说在南方地区广有流传，此后在香港、东南亚、欧美华人圈亦影响广泛，多地均建有黄大仙文化中心及道观庙宇。

婺州医学与道教文化相关的另一个代表人物是叶法善。

叶法善（616—720年），字道元，别字太素，世称叶真人，松阳人，为唐代著名道士。原住在括苍县卯山（今松阳县古市），后迁至括苍县白马山（今武义县柳城畲族镇）石室居住。他自幼聪慧，勤奋好学，博览群书。在道学世家的影响下，对道家学说尤为喜学，《周易》《老子》《庄子》《河洛图纬》

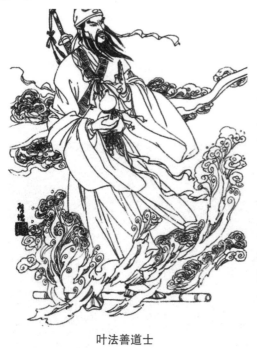

叶法善道士

等书反复诵读。12 岁时父亲去世，13 岁时开始云游名山大川，寻师问道，学会了"辟谷、导引、胎息、炼丹"等功法和治病驱邪等医术。他行道积德，法术高超，医技高明，手到病除，被百姓称为"神医"。所到之处，求医者络绎不绝。唐高宗李治欲求长寿之术，将其征召入京。他曾先后随侍五位唐朝君主，护国为民，匡国辅主，献计献策，被唐玄宗（李隆基）封为"帝师"。

大约在汉末三国时期，佛教传入金华一带。金华最早的佛寺为三国吴孙权时期的东阳法兴院，南北朝时期又在金华北山南麓建造了智者寺。这一时期，还流传着西域高僧嵩头陀达摩到金华、义乌、汤溪等地建寺传教的故事。此后，随着佛教的进一步汉化，对八婺地区的中医药文化产生一定影响。其中，傅大士和牧牛和尚为代表人物。

傅大士（497—569 年），齐梁之际著名大居士，姓傅，名翕，字玄风，号善慧，又称善慧大士、鱼行大士、双林大士、东阳大士、乌伤居士，东阳郡乌伤县（今浙江义乌）人。傅大士一生未曾出家，而以居士身份修行佛道。16 岁取刘氏女妙光为妻，生两子，一名普成，一名

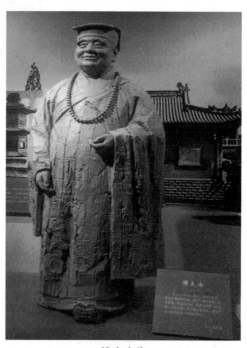

傅大士像

普建。24 岁时得到天竺僧达摩大师的指引，发愿精进修道，在道业上取得了很高的成就。一生曾作有 300 多首诗偈颂文来阐释佛理禅意，劝导世人看破世间的功名利禄，尽心修正佛法。他曾应诏进京为梁武帝讲"金刚经"，开创维摩禅，并倡导三教合一，成为义乌双林寺的始祖，并被视为弥勒佛的化身，对佛教汉化产生了积极影响。传世著作有《心王铭》《梁朝傅大士颂金刚经》《语录》等。

牧牛和尚，唐朝武义人，西普宁寺僧人，严戒行，通经律，尤善医术，对贫富者皆授以药方，不图回报。

古越的中草药文化起源很早，黄帝时期就有药学家桐君在金华附近的山上采药。商周时期，江南的橘皮已被作为药材。周朝时的部落首领古公亶父之子泰伯、仲雍便是借采药之名来到吴越地区的。

宋政和五年（1115 年），浦江设医学，掌治药物，为民众诊疗。政府推行的《局方》盛行，其中的方药制剂、用药规范等对医学普及、药学和方剂学等都产生了深远影响。

宋代以后，随着政治、经济、文化中心的南移，以及中原多种先进文化的传入，婺州中医名家、中医世家兴起。特别是一代医学宗师朱丹溪及其创立的"丹溪学派"的问世，使婺州医学发展达到了顶峰。

明清时期，政府十分重视医药，设惠民药局管理药业。明洪武二年（1369 年），永康设惠民药局，由医生管理。洪武七年，金华设惠民药局，坐诊，制剂，疗疾。洪武十七年始，各县设医训所，管理医药。这些措施促进了药业的兴旺和中医药文化的发展，其中以兰溪药业为典型代表。自明朝开始，兰溪药业的经营范围已无法满足需求，故而在全国各地设行建店。其中，以诸葛氏创业最为卓著，有苏州的"文成"、江苏的"实裕"、温州的"集丰"、上海的"祥泰"、广州的"祥源""太兴隆""恒生"等，甚至有远在香港的门店，大小招牌总计不下三百五十余块，经营之盛况与宁波的慈溪、徽州的绩溪享有鼎足之誉，影响十分广泛，在明清时期达到鼎盛。在婺州民间，流行着"小小金华府，大大兰溪县"的说法。

历代以来，医药本不分家。婺州历代医家或亲自上山采药，或在自家庭院种药，或由药农提供，为病家所施多为金华本地所产药材。随着婺州医学的兴盛和影响的扩大，金华（八婺）地区所产的中药材逐渐在全国得到普遍认可。宋代就已贩运至宁、绍地区转外销。其中，玉竹被宋朝列为贡品，元朝进贡淡竹叶、乌药等，至明朝又扩展到白术、芍药及延胡索等道地药材，带动了药业的蓬勃发展。从明代开始，贸易范围扩展至全国各地。兰溪药业在药材经营中获得丰厚利润后，便集资办学，培养人才，反哺医学，为金华地区医药文化的互相促进作出了贡献。

今属金华的磐安是"天然的中药材资源宝库"，1996年就被国务院发展研究中心等部门命名为"中国药材之乡"，是目前我国以野生药用生物种质资源为主要保护对象的国家级自然保护区。全县境内有药用植物1219种，著名"浙八味"中的白术、延胡索、浙贝母、玄参、白芍道地药材盛产于此（俗称"盘五味"），是全省著名的中药材主产区和原产地，是全国浙贝母集散中心。天麻产量居全国之首，被誉为"天麻之都"。

磐安至今还流存着梁代昭明太子萧统的"药迹"。昭明太子萧统曾在此读书。位于磐安大盘山的山顶东侧有个洗肠坑，又名龙皇坑。该处十里深谷，坑两边岩壁陡峭，多岩洞，树荫遮天。坑中有一石，平滑如纸，传说昭明太子萧统读书之余，便在石上坦腹而卧，用清洁的山泉水冲洗身子，以解心中愁肠。萧统读书之余常到山间采药，为村民治病，并教村民栽药，村民称他为"盘山药圣""药祖"。每年农历六月六日这里会举行一系列活动纪念他。村民把萧统采药、炼丹之地尊为"丹山"，把他为村民施药治病的村庄叫"利济"（现为大盘山镇的一个村名），把他种过药的一带称为"药田"（又叫"学田"，磐安方言"药""学"同音。）

宋代儒学的发展，促进了金华地区的医学发展。宋代儒学流派最典型的分化是程颐、朱熹的理学和陆九渊、王守仁的心学。他们均摒弃宋代以前儒者注疏六经一家一师之法，常借经典阐发己意。自元代起，朱熹注释的《四书五经》被作为科举内容，程朱理学成为显学。金华朱学被称为朱学嫡传，从黄干、何基、王柏至金履祥，朱学在金华香火不断，金履祥则是宋濂之师柳贯与著名医家朱丹溪之师许谦共同的老师。

儒家思想的文化传承对婺州医学产生了深远影响，造就了闻名于世的丹溪学派。朱丹溪青少年时期钻研儒家经典。35岁师从许谦，深受宋元理学影响，常援引理学解说医理，使理学渗入医学，并影响了明代的很多医家。格物致知是朱熹理学对事物的认识论，也是其核心思想之一。朱丹溪抱着"医为吾儒格物致知之一事"的目的研究医学，注重通过医学研究推进"心知"，提高自身的"认知"水平。这使他有着比一般医家更深刻的理论思维，能掌握更锐利的理论武器，有着他人所不能及的理论成就。

理学不泥旧学，阐发新义的治学风尚也对医学发展产生影响，金元四大家极具开创性的学术争鸣便是鲜明标志。四大家均不泥古训经典，创立医学新说，刘河间主六气化火，以寒凉立

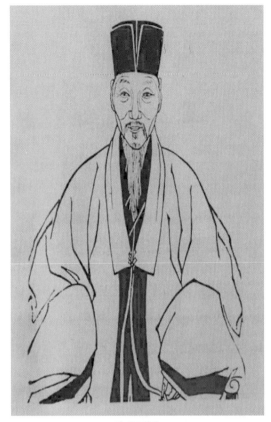

朱丹溪像

法；张子和阐发新义，创汗、吐、下攻邪之论；李东垣发明内伤病辨证，阐发脾胃学说；受理学影响最大的朱丹溪师从大理学家许谦，其相火论和治学方法均得益于理学，使其在读《局方》时产生"古方新证，安能相值"的疑问，从而有《局方发挥》问世，促进了医学领域的百家争鸣。

清中叶以后，随着洋务运动的推行，清政府派遣大量留学生到日、美、德、法等国家学习西方科学技术和文化知识，一些医学生回国后，成为宣扬和研究西医学的骨干，使得西医学中的解剖、生理等知识更加系统地在国内得以传播，更多的西医学著作和理论深入中医学界。与此同时，他们还开设医学堂，考究中西医理，以求医学精进，培养了一批学贯中西的人才。同时他们还提出，"合中西之说而会其通，以造于至精极微之境"。这种"中西医汇通"的思想代表了当时社会对中西医学发展的认识与期盼，对近代中医学

产生了深远影响。在外来医学的冲击下，人们对中医学的认识逐渐发生变化。部分思想比较开明的医家开始面对现实，深感中医学术有待提高发展，故积极从事"中西医汇通"工作，接受并吸取西医学的知识和理论，创办以中西医汇通为目标的教育机构，培养中西汇通之才。

在"中西医汇通"思潮的影响下，金华（婺州）涌现了以张山雷、陈无咎、范行准等为代表的探索者。其中张山雷、陈无咎大力推行中医教育，对近代婺州中医药发展产生了很大影响，且三者都与上海的近代医学发展有着密切联系。

上海是我国东西方文化碰撞的桥头堡。鸦片战争后，上海作为中国现代文化的策源地，一直走在对外开放的最前列。当时具有汇通思想的医家们自发地组织起来，建立社团，出版报刊，共同商讨中西医汇通的思想、理论和方法，并积极开展活动。中西医汇通思想已不再是个别医家的著书立说，而渐渐成为有组织的行动，成为一股潮流。张山雷是早期参与中西汇通实践的医家，他认为，中医振兴之道在教育，由此他襄助业师朱阆仙，创办了全国最早的中医学校——黄墙中医学校，并积极参与上海神州医药总会创办的上海神州中医学校，此后经上海神州医药总会推荐，到兰溪中医专门学校负责教务工作。

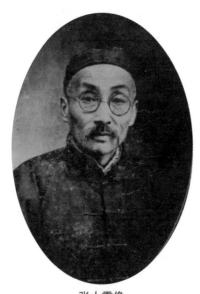

张山雷像

张山雷倡导融合中西思想，主张吸取西医学中的科学知识丰富中医学术内容，认为"生理解剖必须中西合参"，客观地分析了中西医各自的长处。编写解剖学教材引用英国医生合信氏的《解剖生理学》，疏证成《解剖学讲义》，旨在引导学生向中西医结合方向进取。

1929 年初，国民党中央卫生委员会召开会议，通过了余云岫等人提出的所谓"废止旧医案"。此举引发了全国性中医中药界的大抗争运动，以及对中西医汇通的反思。1931 年中央国医馆成立，上海建立了分馆。1937 年，余无言与张赞臣共同主办上海中医专科学校，邀请陈无咎任校长。次年，陈无咎出任上海丹溪大学校长，接受名誉医学博士学位，先后担任《神州医药总会》月刊主笔、中华博医学会编审主裁、中央国医馆学术委员，并主持中医学名词术语的统一整理工作。在此期间，陈无咎在中西医汇通方面进行了大量探索和实践，如统一病名、教材改革、办学办刊等。此外，陈无咎还以弘扬丹溪学说为己任，每每提及，以"先师"尊称。早在 1925 年，陈无咎就在上海创办了我国早期的中医学校——汉医学院，并任"丹溪医科学社二十代总教"，培养中医人才。1929 年，国民政府教育部发布取缔中医学校命令后，学院被迫停办。陈无咎愤然撰文："我以为中华民国各种学校，重要莫过于中医。中医学术之湛深，有特殊之途径，足以代表中华民国一切文化。"为捍卫中医学的生存与发展，陈无咎利用自身影响，大声疾呼，四处奔走。在全国中医药界的合力抗争和众多有识之士的大力声援下，"废止旧医案"不得不停止执行。

第三节　中华人民共和国成立后中医药事业的发展

中华人民共和国成立后，中医药事业得到蓬勃发展。1952 年 6 月，金华西市街开设了金华市（县级）第一个中医联合诊所，病人闻名而来，门庭若市。随后，省著名中医许永茂等在将军路开设第二联合诊所。第二年，开设第三联合诊所，以儿科、眼科见长。1958 年 7 月 1 日，城区 7 个中医联合诊所和 1 个牙科诊所合并，成立了金华市中医院，分设西市街、胜利街、建国路 3 个门诊部。中医的联合坐诊，促进了中医学术的交流与传承，同时也促进了中西汇通思想的进一步发展。金华市中医院的黄乃聪、许永茂、孙樟斌、宋志澄、吴心禅、翁文教、许锡珍、胡为益、方寿徵、蒋鸿均、诸葛少安、曹增升、林秀春等十三位元老中有多人曾求学于兰溪中医专门学校。他们通过长期反复的理论实践，成为近代以来八婺医家的中坚力量。他们注重中医人才传统文化底蕴的培养，主张在保持中医特有思维方式的基础上与西医沟通，以吸收"他族之精华"，挹取现代之科技为我用。这种务实的治学思想对现代八婺医家产生了深远影响。

　　同时金华下属各县市区的中医院相继成立，1952年义乌中医院创建，1954年东阳中医院、浦江中医院创建，1955年1月兰溪中西医联合医院创建，1955年武义中医院创建，1983年永康中医院创建，1997年磐安中医院创建。随着各中医院的创建，学科建设欣欣向荣，金华市县各中医院多个学科通过浙江省中医重点学科或专科验收，形成了一批中医特色优势明显的重点学科。这些学科运用现代科技方法对中医学进行深入研究，获得了各级科技奖励，取得了系列成果，使中医药事业在现代科技土壤中蓬勃发展。同时中医人才逐步形成梯队，成为现代医学中不可替代的重要力量，为金华市的中医药事业作出了重要贡献。

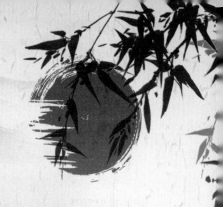

第二章

历代医学世家与历代医家

据统计，浙江有史以来有案可稽的医家共3665人，其中属婺州（金华府、兰溪、义乌、东阳、浦江、永康、武义、汤溪）的医家有370多人，占了十分之一，且名医辈出，世家林立。这些医家遍布八婺大地，扎根乡野民间，为百姓施医布药。因医术精湛，他们有的受聘于太医院，仅明代就有御医、太医院院判、吏目等医官19人。其中，以浦江的戴思恭最为著名，深得明太祖朱元璋、建文帝朱允炆、永乐帝朱棣三朝皇帝的信任。明代东阳人卢洪春，万历丁丑进士，太仆少卿，精通医学，医官相兼。这种情况无疑增强了金华籍医家的社会地位和影响力。

八婺医学在发展过程中，不少医家又形成了师徒链和家族链，许多医药世家乃至医学流派涌现，有确切资料可查者就达20余家，且特色纷呈，传承多在四代以上，不少甚至历经数朝而不衰。医学世家中有近1/3、120余人与丹溪学派有密切关系，这种现象在我国医学史上十分罕见。

第一节　历代医学世家

一、郭氏世医

郭氏世医精于女科。郭恫，宋代金华人。先祖陕西人，世业医，尤精女科。祖玑配冯氏，当徽宗朝以起广亲宫皇妃危疾，封安国公及夫人。高宗南渡，玑已故，冯氏随迁，家临安之观农坊，长子功授太医使，次子爽为浙江提刑。郭恫，爽子也，仕本路总管，偕妻汪氏来迁于邑，卒葬婺女乡枫树塘。其子孙散处金华、兰溪，至今犹多业医，以女科著名。

郭化龙，字叔大，为汪夫人之后，由金华迁于邑，世承医业。

郭桂，字时芳，其先有汪夫人者，以善医妇人显于宋，掌内府药院事，以功封温国太夫人。子孙世承其业。随宋南迁，散居于浙之东西，杭、绍、金华者皆其族也。而金华之族有名化龙者，又迁于兰溪，后生郭时芳。郭时芳医道甚明，回生起死，百不失一，乡邦依之为司命云。

二、汤氏世医

汤氏世医精于儿科。

汤氏望，宋南渡时东阳人，精小方脉，求者不择贫富，悉治疗如法。其子汤麟，登进士第。汤麟之子汤衡，尤精医学，因以得官，遂述其家传，有《明验方》二十卷，刊于会稽郡斋，谓之曰《婴孩宝书》。

三、朱氏世医

最著名的中医世家。

朱杓，字毅甫，号敬斋，宋代义乌人，朱丹溪的堂曾祖，著《卫生普济方》。

朱锷，宋义乌人。朱丹溪的从曾祖，深究理学，亦兼通医学。著《自省篇》。

朱叔麒，宋元义乌人。朱丹溪从祖，宋咸淳四年进士，仕而兼通医学者。

朱丹溪（1281—1358年），名震亨，字彦修，元代著名医学家，婺州义乌（今浙江义乌市）赤岸人，因其故居有条美丽的小溪，名"丹溪"，学者遂尊之为"丹溪翁"或"丹溪先生"。朱丹溪医术高明，倡导"**阳常有余，阴常不足**"说，创阴虚相火病机学说，善用滋阴降火的方药，为"滋阴派"（又称"丹溪学派"）创始人。著有《格致余论》《局方发挥》《丹溪心法》《金匮钩玄》《素问纠略》《本草衍义补遗》《伤寒论辨》《外科精要发挥》等。

朱丹溪的子孙宗戚、入室弟子及私淑弟子形成了庞大的丹溪学派（见第三章），绵延六百余年，至今仍旺盛不衰。

四、赵氏世医

赵良仁（1315—1401年）。字以德，号云居，元浦江人。从朱丹溪学医，治疗多有奇效，名动浙西东。著《医学宗旨》《金匮方衍义》并《丹溪药要》等书。

赵良本（1303—1373年），字立道，号太初子，元浦江人。师从朱丹溪。

赵友亨，明浦江人。赵良本之子，丹溪再传弟子。

赵友同（1364—1418年），字彦如，号存斋，明浦江人。自少笃学，尝从宋濂游。洪武末，任华亭县学训导。深于医，遂授太医院御医。

赵叔文，字季敷，明浦江人，居苏州，为赵良仁之孙，赵友同之子。著《救急易方》。

李肃，号杏林，明浙江人，松江人。大父晋卿，元江浙西湖书院山长。十岁丧父，初习岐黄，从金华赵云居良仁游。赵云居为朱丹溪门人。

赵锵然（1822—1914年），清·浦江人，赵良仁第七代孙，通儒精医，乐于医术济世。子赵师献亦有声于当时。

赵云斋（1829—1869年），字学殷，别号听泉居士，清·浦江人。学医于堂兄赵锵然。赵锵然不吝其秘，将诸大家言论摘录传于赵云斋，赵云斋得临证指导，治病多中鹄，医名播震建德。

五、虞氏世医

虞崇真，字诚斋，虞抟曾叔祖，元·义乌人。丹溪门人。

虞润，字南轩，明·义乌人。虞抟之父。其家学相传，均以丹溪为宗。

虞抟（1438—1517年），字天民，自号花溪恒德老人，明·义乌人。其学以朱震亨为宗，参以张机、孙思邈、李杲诸家之说。

六、王氏世医

王氏世医精于针灸。

王开（1278—1347年），字叔启，号镜潭，元·兰溪人。元代针灸家，在窦汉卿门下二十余年，尽得其术，曾任扬州教授。著有《重注标幽赋》《针灸全书》。并佚。子国瑞、孙廷玉、曾孙宗泽，能世其业。

王迪（1294—1341年），字子吉，号国瑞，元·兰溪人。王开之子。著

《扁鹊神应针灸玉龙经》。

王开后裔王子英，号石舟，著有《医案》。子王师文，号敬舟，著有《医学薪传》。次子王师望，号侍舟。孙王章祖，字叔贞，著有《橘井元珠》。曾孙王兆熊，相传世医。

七、戴氏世医

著名御医世家。

戴清，字希夷，元·义乌人。学问赅博，长于辞赋，当时作者推巨擘焉。元授庆元路昌国州医学学录。

戴泳，字仲游，旁通医学，任本县医学学录。以儒饰医，其道大显。

戴清、戴泳生与丹溪同时，且与吴、柳二大儒有交，与丹溪有交往似可推论。戴士尧为其从侄孙，亦可受其影响。

戴士尧，字仲积，元·浦江人。戴思恭之父，丹溪弟子。

戴良，字叔能，号云林、九灵山人，元·浦江人。通经史百家暨医卜释老之说，学古文于黄溍、柳贯、吴莱。贯卒，经纪其家。

父暄与柳贯交，命戴良受业于柳贯，并从黄溍、吴莱游，又学诗于余阙，旁及天文地理、医卜佛老之书。戴良为戴士尧弟，与医人颇多交往，著《九灵山房集》收录于《丹溪翁传》《项彦章传》《沧州翁传》《滑伯仁像赞》《脾胃后论序》等医学相关传记文论，又集《吕复医案》。

戴思恭，字原礼，号肃斋，明·浦江人。悉语以濂洛授受之源，间及医学诸家要旨，悉洞其妙。宋濂、刘基、韩奕、陆深、董纶、方孝孺、汪机等纷纷为之赞颂。

戴思温，字原直，号益斋，明·浦江人。戴原礼之弟，亦受业于丹溪，而以医名。

戴思乐，字和之，明·浦江人。戴良次子，戴原礼从弟。儒医之学并得家传。洪武间任本县医学训科，时与兄戴原礼称为"二妙"。尤好施予病家，或有报赠，一无所受。

戴宗儒，字伯兼，明·浦江人，戴原礼长子。儒医之学得之家传。

戴氏父子叔侄五人，出身诗礼人家，儒而习医，成就最著。宋濂云："先生之弟子虽众，得其真切者，惟仲积父子为优。仲积不幸早逝，原礼以其学行于浙河之西，从之者日益多。"

八、杨氏世医

游医世家。

杨进、杨景希、杨恭、杨云（元明），明·武义人。

杨云，曾大父名进者，好学善医。仕元，辞御史职，请敕云游采医方，至东海遇乡人仕宦者，遂将所采《秘方》一册、指甲一枚，并家书寄归，且为永诀。

其子杨景希，奉而行之，为世名医。杨景希之子杨恭，领荐赴京，宿太医院廨中。即夜，院廨火，恭谪戍广西。遣云家居，精父术业，名动一时。宣德乙卯，召至京师，入对称旨，超授御医。适英宗勿怡，药进有效，特升太医院使，赏赉甚厚。云入谢陈情辞职，乞恩除父恭戍籍。云旧名荣，英宗以其与杨尚书荣同名。

九、孙氏世医

孙橹、孙行南、孙肖南、孙泗滨，明代医家，东阳（今浙江东阳）人。

孙橹，号南屏，邑东长春里人，姿性颖异。其父颐斋，抱疴不起，遂专精于医，因之以延父算。著有《医学大成》《活命秘诀》《脉经采要》等书，皆佚。子孙行南、孙肖南、孙泗滨皆承其业，凡数世皆以医名。

十、周氏世医

周氏世医以孝道著称。

周道观、周济民、周福，明·金华人。

周道观，字景遄，精于医，所投无不效。事父母尽孝，人称全孝先生。子周济民、孙周福，世其业。

十一、葛氏世医

葛思寅、葛枝芳、葛条芳，明·东阳人。

葛思寅，号生初，幼善医术，而急于济人。人以病告，无不赴，所全活甚众。著有《指要》诸书。年七十余岁卒。子葛枝芳、葛条芳等各世其业。

十二、金氏世医

金养素、金淳德、金淳义，明·东阳人。

金养素，精太素，切脉决寿夭生死，无不效者。喜读书，医家言积至数千卷，皆能熟览潜记，洞识其要。侄金淳德、金淳义得其传。二人医术之验多此类，然皆本于养素，金淳德为著而后不传，金淳义之后尚有能继者。

十三、吴氏世医

吴敬泉、吴仰泉、吴惟仁、吴惟元，明·兰溪人。

吴敬泉，博通内典，精于医理。凡延请诊视，或贫富并至，必先其贫者，且赠以药而不取其资。若贫而居远乡不能再请者，察其病之深浅，自初病至疾愈，按日立方，不爽毫末。其族吴仰泉、吴惟仁、吴惟元俱以医名，而醇厚有余，遂称泰人吴云。

十四、陆氏世医

陆潭、陆金、陆崧，明·义乌人。

陆潭，字本深，先会稽人。父陆金，以医术名乌。陆潭为人谦慎审密，裁方制剂唯主平和，不妄投劫药以取奇验，病亦应手奏效。子陆崧及孙虽习儒，亦世其业。

十五、胡氏世医

胡墀、胡文震、胡文煜，明·永康人。

胡墀，号松云，治病多奇验。尝受知于邑令张，名重燕赵间，九十六岁卒。孙胡文震、胡文煜皆善医，又得其传，治疾能预决寿夭，多奇中。

十六、王氏世医

王毓秀、王发兴、王威、王发枝、王为舟、王为通、王为乔、王为道，清·义乌人。

王毓秀，字兰谷，号惺惺斋，邑庠生，由环溪迁入岭下之松溪。博涉经史，兼及岐黄，尤精眼科。传有异人授以秘方，依法制之，应手而效，不数年名溢四方，就医者如市。长子王发兴、四子王威、幼子王发枝分任调治，而身勿弛举子业。著有《四书礼基堂合纂》《圣学传书》《惺惺斋文稿》。孙王为舟、王为通、王为乔、王为道继其传。

十七、郭氏世医

郭大熊、郭如圭、郭缙舒，清·兰溪人。

郭大熊，居状元第，世传女科，诊病辨证精确，用药严谨，颇负成名。其子郭如圭，弱冠之年即已行医，每发祖辈经验之长，独树风格。无论胎前产后、危难病证屡治辄效，求诊者接踵。孙郭缙舒承先业，家藏书颇富，惜遭散佚。

十八、徐氏世医

徐大振、徐武英、徐有光，清·兰溪人。

徐大振，字金声，号成斋，大塘下人。貌伟，甫入武庠。家世业医，父徐武英、兄徐有光皆有名。振习其术，尤神悟，施治多奇验，求医者接踵。著《伤寒辨误》，未梓燹毁;《伤寒辨误》《金匮辨误》均佚。

十九、吴氏世医

吴佩龄、吴寿槐、吴寿棠、吴志明、吴志成，清末民初兰溪人。

吴佩龄，字维鹤，吴泰仁村人，世传儿科。一生精究医理，勤研方术。论治儿科，独具灼见，能决病儿之死生，挽救于濒危，人称吴泰仁先生。晚年著《验方集》《采录封轩》《秘传家藏幼科》《病机赋》《痘麻症歌》等手稿。子吴寿槐、吴寿棠，孙吴志明、吴志成，继其业。

二十、韦氏世医

精于眼科的医学世家。

韦尚林、韦文轩、韦文贵、韦玉英，东阳人。

韦尚林乳名丁法，清末白火墙人。祖上种田，青年时家贫，因斗殴损人双眼，遂钻研眼科。拜有十一世医传的中医眼科老医生为师，授得"瞳孔反背，金针拨法"绝招，乃承其业专擅眼科。因替清宫贵胄治好眼病，被称为"御医"，90岁而殁。

韦尚林生有三子，长子韦文达、次子韦文轩、幼子韦文贵，皆承父业，精于眼科。

韦文轩，浙江省中医药研究所老中医。1913年随父学医，1922年独立行医，设文明眼科医局。历任杭州市第二、第三届人大代表，市政协委员，中华眼科学会杭州分会常务委员，杭州市中医学会理事等。1962年被评为浙江省著名中医师。擅长金针拨障术，精于眼科外用药的炮制与配制。著有《韦氏眼科金针歌诀》等。

韦文贵，字霭堂，随父学医，继承祖传"金针拨障术"。早年悬壶西子湖畔，自立复明眼科医院，设简易病房。1955年奉调入京，曾任中国中医科学院广安门医院眼科主任、中华医学会眼科学会常委、中国中医科学院学术委员会委员等。著有《韦文贵眼科临床经验选》《医话医论荟要·韦文贵医话》等。其女韦玉英亦从父业，精于眼科。

韦玉英，中国中医研究院（现中国中医科学院）广安门医院主任医师，中医眼科学家，从事中医眼科50多年。其学术思想和用药风格除幼承庭训、继承父辈经验外，受明清两代中医眼科大家影响较深。崇尚易水学派，重视脏腑调理，倡导通补结合。外障眼常祛邪为先，佐以扶正，对角膜炎、角膜溃疡的辨证论治有独特的选方用药法则，且疗效显著。擅长治疗多种内障眼病，尤其对儿童及各类成人视神经萎缩等疑难眼病疗效甚佳。曾主持"明目逍遥汤治疗血虚肝郁型儿童视神经萎缩的临床研究"，获1985年卫生部科技成果甲等奖。明目逍遥冲剂获1990年中国文化博览会金奖，所主持的外伤性视神经萎缩的部级课题研究取得阶段性成果，被国务院授予有重大贡献的专家。徒弟韦企平，现在中国中医科学院眼科工作。

第二节　历代医家（按生年排序）

一、宋代以前医家

赵炳　字公阿，东汉东阳人，著名道士，能以禁咒法治病，又通内科，擅用越人方药治病，医术高超。面对东汉兵乱、疾疫大作，他与徐登相约在乌伤溪水之上（今义乌县东），以此法治病，闻名江南。死后，人们为他建祠立碑，以资怀念。

叶法善（616—720年）　字道元，别字太素，世称叶真人，松阳人。唐代著名道士，出身于道士世家，精通医道养生之术。自幼随父母从松阳县卯山迁至括苍县白马山（今属武义县柳城镇）。叶氏从曾祖起三代为道士，从小习研道教精义和占卜炼丹之术，往来于括苍各县，活跃于盛唐朝野之间，一生行医积德，每到之处，深受百姓及达官的爱戴和尊崇。后入京师，先后随侍五位唐朝君主，被唐玄宗（李隆基）封为"帝师"。

牧牛和尚　唐·武义人。西普宁寺僧，严戒行，通经律，尤善医术，无论贫富，一视同仁，不图回报。

二、宋代医家

谢天锡　宋·金华人。著《疮疹证治》一卷，已佚。

李明甫　宋·东阳人。善医，尤精针法。

章明道　宋·东阳人。善医，长于伤寒。

王元（1054—1112年）　字晦叔，宋·永康人。性宽厚，喜医药，疗病疾。

汤峻　号默庵，宋·武义人。少读书，屡举不第，遍游淮汴间，归，结庐以居，素能医，中年既仕，进而术益精妙。

三、元代医家

俞时中　字器之，元·金华人。元灭宋后，以布衣对禁中，被召入翰林，与编纂《本草》事，授太医令史，迁都水监，后调诸暨州判官。仕至庐江县尹。

张去非　**字寔堂**，元·东阳人。隐于医，以太素脉言人，多奇中，人称"张太素"。少警敏，有大志，既壮而隐于医，术深超群，精验如神。

乔光庭　元·东阳人，世医也。性耿介，欲以文墨自奋拔，吴莱每推户造之，从容文史间，且引琴以自娱。

何凤　字天仪，号遁仙，元·兰溪人。博学能诗，为婺州医学教授，转江西提学。世业医，精其术，能以道义济人。

吴奂 字德章，元·兰溪人。刻苦好学，博通书史，善书札，精通医术。著有《古简方》十二卷、《诸集方》四十余卷。诗作《兰渚渔歌》。

管元德 元末明初人，住金华城西。得义乌名医朱丹溪之传。采药金华山，遇异人授之药。明军攻越，军多病疫。太祖命元德往治，治之多效，乃授医学提举。

赵道震 元末明初金华人，字处仁，受学义乌朱丹溪，医学益精，活人甚多。永乐四年（1406年）丙戌，上命编修《大典运气书》。后归家课子弟医业。著有《伤寒类证》。

四、明代医家

王立 字与权，明·金华人。性至孝，亲有疾衣不解带，汤药必亲尝。曰：人子不可以不知医，惟理学既讲之素，则取术于医自无所难。故其医鲜有及之者，活人甚众。明祖初入金华，即召儒医而得与权。

商大辂 号茹松，明·金华人。长于经史，无不条贯，而淡于仕进。著有《金华药物镜》三卷，已佚。

倪元恢 字念谦，明·金华人。万历间以贡任江山训导，改湖广会同教谕。喜经史，尤邃于天文、历学。著有《元理管窥》《方舆举要》《蚩诊效胴》《弋飞时获》《通籍雉腮》《字母辨证》《医略阐秘》《仁政始事》《士庶六礼》《续近思录》等书。《诗经蒙引》《乐经补亡》《古今炯鉴》《古今格言》《论孟类编》《礼记类编》《孔庙贤儒考定》诸种，以病未成。其后散佚略尽，仅存《元理管窥》两卷。

倪有美 明·金华人。氏族繁衍，世有哲人，望族也。祖石泉翁素重轩岐，亲贤爱友，博济施仁。著《痘疹解疑》。

杜子吉、杜彦达 明·金华人。杜子吉修身励行，孜孜不倦，尤长于针灸之术，业欲求见而未遑也。永乐中，会医士杜彦达，问其望族，乃杜子吉之嫡孙也。杜彦达以其术受知太宗文皇帝，擢授御医。杜子吉以勤而有得于前，杜彦达以勤而克承于后，然皆一本于忠信笃敬，其声誉日张。《勤有堂记》载黄淮《介庵集》卷十五。《镜经》一卷，因精心学之，遂名震海内。

陈亨、陈正 明·金华人。陈亨，字大有，号古痴，博学强记，十才子之一也。隐于医，以养亲。子陈正，字端叙，亦精医。

孟熊 明·金华人。任医药训科，精针灸。点穴不拘常法，往往奇中。

熊法其后少有知者。

叶铏、叶崮 明·金华人。叶铏切脉决人生死,亦无不奇中。子叶崮,字王华,世其业。

徐琛 字良璧,明·金华人。治婴孩科奇验,恤贫不计酬获,年登耄耋。

邵泰 明·金华人。锐情于医,逊蒐古方,救人于生死。时江左俞氏桥、夏津王氏东阳、维杨胡氏铎、金华邵氏泰、京师朱氏禄皆功于方技,为众所重,因各出医案及秘方,相与参究品评,积岁成帙,名曰《医方集略》。

陈明德 字完我,号颍川居士,明·金华人。以医者身份出现,为陈元赟挚友。

叶春明 字振华,明·金华人。为倪朱谟《本草汇言》引为师资,于高良姜、草果、甘菊花等6条有药论。

李应玉 字秋江,明·金华人。为倪朱谟《本草汇言》引为同社,白头翁条称其为"淮医"。

楼大浍 字渠泉,明·金华人。《本草汇言》狼牙条称其为"婺医"。

李德孝 字时慕,号孩如,明·东阳人。笃志于学,兼懋经济。生平善调息,昼夜凝神端坐,百虑俱忘,年八十余,聪明逾少壮。著《家学格言》《医学正蒙》等书。

方学彦、方明旸 明·东阳人。方学彦,字圣区,家世业医。学彦敏慧,所投剂,善得古人方之外意。小儿痘疹,受其父明旸之传尤精妙,远近迎致之恐不及。又雅自多其技,而更变其术以济人。治疗诸案,历有闻于时。

张心良 明·东阳人。著《手经脉诀》两卷,已佚。

张继端、包应遇、李子炫、张良禹 明代东阳人。张继端,字在我,以儒医称于时,言行交饬,为时所重。

包应遇,精于治目眚,疾者贫不计值,富不索重报,所济甚众。李子炫,邑庠生。张良禹,亦能以医济人。

贾懋 字勉之,明·东阳人。少业儒,竽瑟时好,从事于医。会宗伯安仁桂公疏举医政,懋名遂登首简,调剂御药,保卫皇躬。

赵贤练 字伯素,明·东阳人。幼习儒业,阅岐黄诸书好之,遂得东垣、丹溪之要。性好洁多艺,于古器鉴制特精,琴弈书画亦佳,好事者咸宗之。其以方将济人,多不受缣素。

曹伯行、陈清溪 明·东阳人，二人均以善医闻名。

卢洪春 字思仁，号东麓，明·东阳人。万历丁丑进士。性豁朗，遇事径行，无所顾忌。其在旌德，饶有政绩。著有《礼要》《性理明诠》《史论补》《时务论》《疏稿》《医学须知》(已佚)。

韦佩珩 明·东阳人。著《小儿启予录》，已佚。

徐行、徐尚志 明·义乌人。徐行，字逊之，文清公侨裔孙。少为郡庠生，博稽群籍，慷慨好施。长于方脉，治疗多奇效。晚年济人益广，著有《脉经直指》《碎金集》。子徐尚志，传其业。敦厚明爽，缙绅士林咸器重之。

商节、商伯永 明·义乌人。商节，字彦和；父商伯永，长于方脉，授义乌医学训科。商节承父业，充太医院冠带医士，每宫掖疗病无不奇验。升太医院判，进阶承德郎，掌院事。

金孔贤 明·义乌人，字希范，金涓七世孙。潜心为医，精针疗。为人施医，不计报酬。著有《丹山心术》《经络发明》。

龚蒙吉。 明·义乌人，字仲修，号观州。邑廪生，精于医，通《易经》。著有《医方指要总括》《节要直讲》《医验元扣》《观州渔隐》。

陆潭 明·义乌人，字本深。其先会稽人，父金，以医术名义乌。为人谦慎，裁方制剂唯主平和，不妄投劫药以取奇验，病亦应手奏效。

楼汝樟 明·义乌人，字有源。精医，手到病除。被赐以御医太宰。

谢天祺 明·义乌人，号毓林。习举子业，攻医。学宗丹溪，以药自随，贫者辄施之，活人甚众。年九十四卒。

陈樵 明·义乌人，字时彩，号勿庵，隐居雾溪，守正嫉邪。著有《群医纂集》，藏于家。

童尚友 明·兰溪人，字以贤，精于岐黄，专以济世为念，时称名医。

方一善 明·兰溪人，字服之，官太医院。

邵明彝 明·兰溪人，字锡九，椒石人，邑诸生。中年以母病习医，博极方外秘书，能明其意而不泥其说，用之辄获效，远近倚之。

童文 明·兰溪人，字仕郁，永乐中官太医院医士。

童鋆 明·兰溪人，字原武，号介庵。读书好学，尤精于医，活人甚多。

吴淇 明·兰溪人，号悠斋。世习小儿科。视小儿风寒麻痘等症，诊脉察色，有如己子，用剂慎确，加减轻重必重思之，不误伤人。盖医而有儒风者。

吴敏叔　明·兰溪人。由医学训科征为太医院吏目，供御药房事。

张国深　明·兰溪人。曾任太医院吏目。

张柏　明·兰溪人，字世茂，原歙人，祖迁于兰溪。少习博士业，因父病久，遂弃之专读《内经》《本草》等书，从事于医。延治多验，大概主参术补法，而随时定方。著有《医案》，已佚。

包元第　明·兰溪人，字敬宇，天性孝友，擅岐黄术，其祖、父、伯兄亦俱以岐黄济世。

郑时龙　明·兰溪人。官太医院吏目。

郭时瑞　明·兰溪人。通医理，亦能诗。

江文照　明·兰溪人，字绍源。遗腹子。幼习举子业，后其母欲其改业，习医救人，由是精于岐黄，名闻两浙。

徐应明　明·兰溪人，号濑溪。少与赵文懿同学。

应胜　明·永康人，号行素。精医术，百试百效。人颜其堂曰济生。

应昌魁　明·永康人，字叔梧，世业医，魁益精。人有请者，不辞寒暑，不责酬报，或病家贫，更给以善药薪米，全活甚众。人多德之，颜其堂曰种德。

应克信　明·永康人。性敦厚，精于医，叩门者无虚日。未尝责报，且好施予，人德之。

吴辰赐　明·永康人，字克恭。宋少师苪之裔，业儒，精医理。

卢君镕、卢源　明·永康人。贯彻《内经》，全活多人。子源，潜心穷理，善承父业。

卢潜　明·永康人，字奂若，邑庠生。精医理，手到病除，道气盈襟。

贾以德　明·永康人。精岐黄，乡邑之贫而疾者咸倚之。

鲍进　明·武义人。积学有声，充邑快庠，屡举不第，遂业医。正德壬申年（1512年），进以良医从军，时兵多病疫，以饮药辄效，活者甚众。

戴元魁　明·浦江人，字应之，号南泮。好读医书，工文辞，颇负当时医名，任县医学训科。

戴元吉　明·浦江人，字祐之，号阳江。医理精明，邑侯屡奖，誉称国手。太医院闻其名荐之，授职太医院医训。

戴正杰 明·浦江人，字仲俊，号仰南。元魁之子，精心研读《伤寒论》《脉经》数载，为人治病多奇中。曾出游吴、楚、鲁、赵等地，投访名师益友，术大进。至京考授太医院判，在京求医者恒众，诊余以诗文自娱。

傅子凤 明·浦江人。乡贤柔之裔也。醇谨而孝于亲，母得危疾，广延医者罔效，乃自取仲景、叔和诸书，夙夜精思其理，侍寝调剂四年得瘳，母获寿考。因其术胜，四方人咸以疾请疗，授药有奇验。不计贫富贵贱，志在救济，不以其术为利也。人称岐山先生。

胡忠（1406—1459 年） 明·汤溪人，字彦信。年二十四，犯佝偻病乃发愤精研医学。为人治病常不受酬，尝出粟米济贫。病人愈后，每植桃李于其门前琳湖滨，乃蔚然成林，故晚年自号"琳湖渔乐"。著有《卧云集》。今胡德济得其传。

伊蕙（1476—1545 年） 明·汤溪人，字惟馨，号子溪。明嘉靖间以贡生入太学。授福建永春知县兼署同安。通诗文，精医理，遇灾疫，下乡诊治，闽人德之。

伊祝 明·汤溪人，字东泽。祖、父皆业医，咸称良医。伊祝克承祖业，复有创进。著有《医学正论》《汤液衍传》各若干卷。孙天叙，曾授汤溪医学训科。

伊廷玉 明·汤溪人。淡于名利，雅尚诗文，有小圃艺菊千本，名曰菊庄。自种药材，行医于世。

洪宽 明·汤溪青阳人。精于医道，著有《医方指要》。金华知府赠匾"医宗"。

五、清代医家

傅维翰 清·金华人。诊疗奇验，且孝友敦义，人多称之。

傅为学 清·金华傅村人，字效如。世善医，人称"金一贴"。世功为作《世世生传》。

傅为格 清·金华傅村人。清朝御医，精治麻痘，首建皇室种痘制度。康熙间召以治疾劳，官武昌同知，历官工部员外郎，赐一品。

周镐、阮鉴、梁遇清 清·金华人。周镐，字汉峰。治疾视脉神为主，往往舍证从脉。其后有阮鉴、梁遇清，亦知名。著《舍从一得录》佚。

金万兴　清·金华人，精于医术，善治麻痘。清道光年间金华知府赐匾褒扬。

陈应熊　清·金华人，号明川，深通义理，精明方药，救人不计利。

孙士能　清·徽州人，字湄仙。随父商于湖州，来游金华，教授生徒，兼以医自给。著有《婺邸诗草》《梅雪吟》。八十余卒。

陈怀新　清·东阳人。精于医，著有《保赤全生集》，已佚。

赵焕文、朱奕章、葛知瑞　清·东阳人。赵焕文，巍山人，号敬斋，廪生。天性厚重，喜读程朱书。幼多病，博观《灵枢》《素问》，能通其意。远近求者踵至，益讲求研索。著有《医问》，已佚。朱奕章、葛知瑞亦解脉法，人皆传之。

陈圣玉、陈若文　清·东阳人。陈圣玉秉性诚笃，幼习医，治目疾尤精。享年八十余。子陈若文，世其业，阅历既久，名亦远闻。

韦建章　清·东阳人。著有《伤寒提要》《痘疹摘要录》，已佚。

杜启蘅　清·东阳人。著《疹证金针》，已佚。

吴应玑　清·东阳人。著《本草分经》，已佚。

周显江、周显岱　清·东阳人，玉山人。与兄显训受诗于叶蔡沃洲，杨特器之，以女妻焉。博览医书，尤精幼科。年四十卒。弟显岱辑其遗诗若干卷及《痘疹自得编》，已佚。

程明璜　清·东阳人，字渭玉，庠生。以医济人，其门如市。有偻者、躄者、折股者、呻吟不绝口者，一举手间其病若失，或更予之丸散，不索值。

徐朝宗　清·东阳人，字纳川，又字虚舟。邑诸生，工诗，精岐黄学，著有《内经脉法》《四十九类证治》等书，已佚。

陈几贤、陈爱莲　清代医家。陈几贤，号屏麓，千祥人。父允翔，孝友好施。陈几贤以忠厚世其家，尝从王崇炳游。习岐黄术，活人无算，乡邻德之。尤精幼科。门人陈爱莲为之传。

吕铭　清·东阳人，字永昼，号新甫。举孝廉，精医术，道德、文章为世景仰。著有《治疹全书》（已佚）《麻疹汇要》。兼工书法。

谢天祺、谢继周　清·义乌人。谢天祺，号毓林，恺斋孙，习举子业不售，遂攻医，取《丹溪心法》等书读之，以药自随，贫者辄施之。起死者无算。年至九十四卒。子谢继周承其业。

楼一品、楼守志 清代医家。楼一品，字朝之，号绿浜，居东江。先世自宋咸淳间得异人传，以医名家。少研经史，不屑穷《素》《难》。慨然吾邑丹溪子，儒者也。博及方书，积十余年，出无不中，授医学官。父楼守志，尝作丸施人，不取值。

王毓秀 清·义乌人。字兰谷，号惺惺斋，精眼科。著有《惺惺斋文稿》《圣学传书》《四书礼基堂合纂》。

金学超 清·义乌人。好读《素问》，临证多奇验。乾隆间聘为医学训科。嘉庆元年年届七旬，太上皇特恩赐九品顶戴。

方启英 清·义乌人，字遇春，一字特千，号狮山。以营母养学医，得神解，其术奇验。

郭东昂 清·义乌人。自幼专心习医，对虚劳证悉心研究，深得要旨。著《玉环集》二十四卷，未刊。

郭居易、郭德昌 清·兰溪人。郭居易，字维恒，时芳之裔也。业医甚著名，为人平易，存心济人。子郭德昌，字日生，人邑庠，克承先业，人多称之。

倪一位 清·兰溪人，字光远。家世业儒，兼精医术。性复慷慨，好施赈药，当道咸嘉奖。

郭望林 清·兰溪人。时芳九世孙，以医名。

阮樟清 清·兰溪人，字瑞铭，终年73岁。祖传业医，擅长儿科，善疗麻痘、风痰、食积，名闻城乡，求诊者甚众。

阎廷瑛 清·兰溪人，字尹孚。宗姓郭，精于方脉，不计酬谢，活人甚众。江浙间游踪殆遍。著有《玉环集证治要诀》若干卷，藏于家。惜已佚。

姜师彦、姜师范 清·兰溪人。姜师彦，西姜人；弟姜师范，并习岐黄术，时称为良医。

吴国勋 清·兰溪人。著《诸家医案经验录》，已佚。

陈琼 清·兰溪人，字景辉。世传医术。

祝石 清·兰溪人，字子坚。性本倜傥，精通文学，又擅医术，浪游江湖，所交多名士。著书不止一种，唯存《希燕说》。

叶晋安、叶在选 清代医家。叶晋安，号海南，派堰头村人。世承祖业，精于岐黄之术。弱冠悬壶，善治鼓胀，时誉神医。后返乡里，重振家业，以诊伤寒、杂病、小儿麻痘为著。民间尊称老海。子叶在选，号渭荣，承其业。

徐鸣皋、徐炳扬　清代医家。徐鸣皋，横山乡人，人称"皋皋先生"。博学多才，尤擅妇科，经带胎产证治别具一格，名闻邻县。有手抄《经验方》六本，《医案》一册，均佚。子毓康，孙炳扬，承其业，时称横山先生。

徐毓康　清·兰溪人。继父业，擅女科。

徐福康、徐润生　清·兰溪人。徐福康，字费卿，号赞君，大塘下人。秀才，精岐黄术，时以治伤寒著称。子润生，承其业。

徐应显　清·永康人，字子祐。性慷慨，人德之。且精医，多所全活，晚年益精。著有《医方积验》，已佚。年八十余卒。

应岐山　清·永康人，名昌仪，治病多奇验。人皆称国手。

黄永松　清·武义人。精医理，尤长痘科，活人甚多。知县皮树棠于光绪戊寅购匾嘉奖。

陈伯辉　清·武义人。流寓宣邑，善岐黄，尤精伤寒，授徒不倦不吝。著有《伤寒秘诀》《一贯指南》等，均佚。

赵友洸、戴望峰　清·浦江人，字愚亭。贡生。幼读书即明训诂，长从戴望峰游，称一门。兼通医术，医承世业。

朱家佐　清·浦江人。幼颖异，好读书。家贫，母病目，力究岐黄术，精医，施治多效。长子朱能宷，邑诸生。性孝友，承父业，各家之言，无不潜心贯彻。以医行世，多起沉疴。一生谦恭和蔼，卒年七十五。

朱能宷　清·浦江人，字庭和，号慎斋。幼承父训，攻读医典，对刘、李、朱、张颇有研究，每治疑难重症，多起沉疴。

朱绍浩、朱承骅　清代医家。朱绍浩，字文广，号书田。承骅之子，任县医学训科。承祖业，精内科，工书法。

朱宗熙　清·浦江人，字有德，号心田，绍浩之子。医传五世，学验俱富，任县医学训科。人赠"家世良医"匾额。

朱绍珂　清·浦江人，又名锡和，字尚洁，号玉鸣。朱家佐第四代孙，对温病有较高造诣。1929年赴沪参加全国医药团体代表大会，极力维护中医事业。创办贫民诊疗所。抗日时期，浦江大疫流行，朱氏日夜奔波，活人无数，声誉日隆。著有《产科要言》。临床医案因战乱散失。

倪枝维　清代医家，字佩玉，号凤宾，浦江人。著有《产宝》一卷，流传极广。

楼鸿杰 清·浦江人，字俊卿，号学前。同治乙丑选教谕。精内科，精研医经，通变成方，不落窠臼，享有盛誉。时人颂为卢医，亦称学前楼先生。博雅工诗，藏书甚多。

张绥之 清·浦江人，廪贡。精通医理，著有《医学撮要》。

张舟 清·浦江人，字济川。通儒精医，长儿科。著有《济川麻书》，已佚。

王有益、王志仑 清代医家。王有益，曾祖自义乌迁居浦江，悬壶深溪王郑宅，专诊妇人科。父王志仑承世业，治妇人疾，名重当时。至王有益，深溪王老店声誉日隆，病者盈门，名震当时。

孙艺华 清·浦江人，字凤林。有志好学，生平不计利。著有《医学纂要》。

周镜 清·浦江（长兴）人，字子和。对奇经八脉学说有所创见，著有《奇经琐言》《厥阴证（经）发明》。

施垂青 清·浦江人，字绶珊。以勤学苦读著名，推崇养生保精，却病延年。著有《却病小草》。

施亦兰 清·浦江人。起疾如神，颇负时誉，著有《医辨》。

王世珍 清·金华汤溪处北上王人。县学生员，深究医术。

汪凤舍 清·汤溪下汪人，字稼轩。幼时家贫，艰苦学习，为村塾师。清咸丰八年（1858年）举人。颇通医术，病人有请即行。病情紧急，虽深夜风雨无阻，不计报酬厚薄。

叶维清 清代医家。汤溪中州庄下叶村人，精通医术，病人有请即治，不计报酬。咸丰中知县严某赐匾额褒扬。

六、近现代医家

洪继凭（1832—1898年） 浦江人，字克依。"新宅洪氏伤科"创始人。道光年间师从名医马骥学伤科，尽得马氏真传，越十年还乡，不较锱铢，药到春回。著有伤科外科医经各两册。辨论精通，与凡书迥别，越、婺二州称得扁鹊、华佗诸公之术。世人皆赞。读书种子菩萨心肠，炼丹济世立疗金疮，更精脉学，手著奇方。

夏少华（1851—1929 年）　清末民初永康人，别名三狗，弟兄三人均习医，术以夏少华为胜。夏少华中年专医业，坐堂于芝英、古山等地。著有《医学撮要》四卷，已佚。

胡绍昌（1854—1948 年）　清末民初永康人。擅长伤外科，著有《胡绍昌祖传医书》。享年94 岁。

姜柯祥（1864—1924 年）　清末民初兰溪人，字廷杰，号燮臣，又号选卿。荫袭祖业，先后在衢县、龙游开发设天瑞堂药店。酷爱医学、草药，学有所成。边经营药店边行医救人，每每辄效，时称良医。有子承其业。

方永清（1867—1946 年）　汤溪人，字立坦。清末武秀才，精医术，著名外科中医，专治跌打损伤。为人慷慨仗义，济贫救急。抗日战争时期，年已古稀，仍屡用"千斤拔"等为中弹者拔除体内弹头、弹片；用中草药治伤治病，为群众排难解忧。

黄勇林（1868—1944 年）　金华县官田乡金南山村人。少年从师学医，刻苦攻读医书，悉心钻研河间医说。而立之年，医名大噪，百姓尊称"勇林仙"。擅长中医内科，尤精诊治伤寒。对妇科亦颇有研究，治妇女难产尤有独特方法。医术精湛，医德高尚。凡求医者不仅不收红包，还让其在面摊用餐。

夏国宝（1870—1963 年）　永康人，先教后医，自学成才，精内科，医不索酬。常坐堂于古山，出诊于邻县。

赵霭堂（1871—1934 年）　金华城区人。清秀才。从小随祖父文隆学习中医。曾任温州中学语文、历史教员，后回城区开业行医。尤精小儿科，每药到病除。不久，医名大噪，金华府属八县乃至沪、杭、湖州等地多有慕名求医者。

朱勋通（1871—1959 年）　永康人，字寿康，又名弗庭。医不图报，贫而病者诊医送药，晚年身病亦为人医。于西溪、古山等地坐堂，以麻科享名。

张山雷（1873—1934 年）　原籍江苏嘉定，定居兰溪。又名张寿祥，字颐征，后改名寿颐，字山雷，一字芝苏。晚清庠生，因母病风痹，经常迎医问药，遂弃儒学医。先后投师于当地老中医俞德琇、侯春林及吴门黄醴泉诸先生门下。为求深造，负笈于同邑黄墙村名医朱阆仙之门。朱氏医传五代，精通各科，对疡科尤为专长。朱氏悉以生平经验授教。朱氏筹设中医学校于黄墙家塾。1920 年夏，应浙江兰溪中医专门学校之聘，任教务主任之职，所用教材除采用黄墙中医学校部分原稿加以补正外，多由张氏夜编日教而成。临床传教，医名卓著，求诊者遍及邻省。擅长内、妇科，对外科证治亦别具卓见。在兰溪任教15年，受业学生556人，遍布江、浙、皖、赣、沪等省市。张山雷是我国近代中医教育家、著作家、中医药学家，一生著述宏富，留下近30种著作，数以百计的文章。其中以《中风斠诠》《疡科纲要》《脉学正义》三书最具学术价值。在临床各科以及诊断学、药理学等方面都有深厚造诣，与河北省盐山县张锡纯合称南北二张，享誉全国。

郑克荣（1873—1956年）　金华塘雅镇塘雅村人。13岁学徒，16岁拜武艺高强又精通伤科医理的张春林为师。师承医术和武功，吸取少林等学派之专长，对内外伤、骨折、脱臼，以及毒虫、毒蛇、猛兽等所伤有一整套诊疗方法，尤对骨折、脱臼等治疗有特效。采用手法复位，医疗器物就地取材，利用杉树板、马粪纸等将患处加以固定，外敷接骨如意膏，内服中药，辨证论治。一般分三期用药，药到病除。晚年和门人子弟一起总结张春林师傅和其本人的临床经验，写成《伤科心得》和《四十四穴损伤诊治》两手稿传世。其所传之骨伤科内治法，为义子黄乃聪发扬光大，并得到浙江中医界肯定。外用软膏由其徒孙、浙江中医学院（现浙江中医药大学）沈敦道教授收入《中国中医骨伤科百家方技精华》。

参加张恭领导的"张恭小组"和"张恭小班"两个剧团，作为联络机关，为辛亥革命做了有益工作。

金嘉兰（1873—1949年）　东阳人。1938年，金嘉兰与吕宝章在四十四都乡夏溪滩村创办博济医院，同时还担任湖溪中学校长，亦儒亦医，白天教书，晚上看病。闻名于横店、湖溪一带，人称"嘉兰先生"。

赵庭庸（1877—1942年）　清末民初金华人。五世业医，家学渊源，少年时随父源奕学医。研读《内经》《外科正宗》《外科心法》《疡医大成》《本草丛新》等医学著作，并将师承家学与书本知识、临床心得紧密结合。精通内、妇、儿诸科，尤擅长外科。口腔、发疽、疔疮和咽喉等疑难病证疗效尤为显著，人称"华佗"再世。

吴荫堂（1881—1938年）　兰溪诸葛镇回回塘村人，名森（时森），原名廷柏，号荫堂，自号补阙山人。吴氏家族诗礼传家，为清末府庠生（秀才），因长年居于回回塘，故人称"回回塘先生""森森先生"。初习举子业，既好诗文，又工于书。1902年春，吴荫堂患肺结核，多方医治未果，遂抛弃科举功名之心，开始研究血证，钻研各家经典，对自己的病情进行辨证施治，经治病渐愈。病愈后，请益于兰溪九代儒医派堰头名医叶渭荣（其岳父）学习时病、杂病，尤推唐容川《血证论》、王清任《医林改错》及《十药全书》《理虚元鉴》等，钻研极深，并有发挥。取诸家之长，妙悟医理，融会贯通，其医学日精。业成之后，设"守恒"医室。善治内伤杂病，对血证专长，时人奉为"血证圣手"。所遗《医学初津》一书。晚年欲著《血证九九问答》，惜未完稿，后由门人叶永清整理完成《血证问答》。留存有《吴荫堂血证脉案》《吴荫堂杂病脉案》十余册。

朱文才（1883—1962年） 清末民初永康人，幼时聪颖，后研习岐黄之术，以医为业，擅长内科，内服外治并用，善治热疾、积食、疟疾等症，闻名乡里。其子朱唐照、侄孙朱寿长亦业医。

黄学龙（1878—1962年） 东阳人，号慈哉。五十岁始与其弟云龙共研针灸，与针灸名家承淡安为友，往来鸿雁，医论数千言。曾任中国针灸学研究社副社长，晚年在浙江中医研究所任职，在杭、绍各医学校讲授针灸课程。创穴位注射法，著有《针灸疗法与生理作用》《十四经疏解》等。

陈无咎（1884—1948年） 原名瑞梯，字揽登。庠名绿绣，字兰澄，号汪如；又名淳白，字易简，字茂弘，号无垢居士。义乌黄溪人。辛亥革命后更名白，字无咎，号凤雏。因祖上世居义乌黄山，村旁有黄山溪流过，故行医以"黄溪"为号。出身医药世家，是义乌黄山八面厅主人伯寅公的六世孙。曾祖父陈正均，郡庠生，除切脉看病还善诗词。祖父大章，注重医学，通岐黄之术。父汝森，弱冠以府试第一补县博士，未弃祖业，仍为乡亲看病。

陈无咎3岁能识字读句，5岁丧父，7岁受教于私塾，15岁开始研读《黄帝内经》《难经》等中医经典，但自觉未能入门。1906年入丹溪学社，师从周外翰（字香泉）、龚茂才（字春泉）两位老师，后承丹溪学社第十九代总教周外翰厚爱，传以衣钵。

1908年，陈无咎25岁以浙江省试一等第四名的优良成绩进入浙江官立两级师范学堂，读优级师范选科（兼习法科）。喜欢研究博物、解剖、生理、心理、理化诸科。1911年师范毕业，获师范科贡生，部选巡检升用教谕。除向周外翰、龚茂才请教外，还问学于永嘉徐侍御（徐定超，字班侯）。

他青年时期忧国忧民，孙中山在东京成立同盟会后不久即入会。1913年初，主持报馆工作，不久追随孙中山参加辛亥革命。"二次革命"失败后遭通缉，隐居停留上海。次子光炬因患蛾疹夭折，故投身军政的同时，不忘深研岐黄之道。此后几年，间或为人处方诊治，名震沪杭。1915年冬受邀到上海行医。

1916年，陈无咎弃医从戎，投身护法运动，在"护国军"中任咨询顾问。1919年奉孙中山之召入广东，先后任浙江省长公署咨询顾问、护法军浙江军总司令行营机要秘书、鄂东靖国军参赞军务兼秘书长、驻粤代表，其才能得到充分展现。

1921年，他辞去官职，到上海行医。1922年1月受聘于浙江国民自治会《杭州快信》总编辑。1923年应孙中山之命任浙江招抚使，在浙江招兵，讨伐孙传芳。工作之余潜心医学，8月任丹溪学社（临时附设于上海医馆）第二十代总教，兼任神州医药总会月刊主笔、中华博医学会编审主裁。1925年创办汉医学院，1926年以上海丹溪大学之名招收学生。1927年春季辞去浙江招抚使职务。

1929年，他团结张赞臣等中医药界同仁，参加抗争"废止中医案"。1931年3月，任中央国医馆理事，起草成立宣言书。1933年任中央国医馆编审委员会主席，负责中医临床各科病名表式的起草工作。1937年，上海中医专科学校成立，陈无咎任校长。1946年，要求对医界春秋社复社。1947年春夏，回义乌黄山故里暂住，为家乡父老治病。7月1日受聘上海市文献委员会委员。10月，上海中医师学术研究会会员大会推选其为监事。1948年3月1日在上海病逝。著有《医量》《医学通论》《医轧》《脏腑通论》《妇科难题》《明教方》《伤寒论蜕》《黄溪大案》《内经辨惑提纲》等。

韦阜　清末民初东阳人。廪生。医宗子和，善用奇方峻剂，名重江左。在兴福寺创办医学补习学堂，为东阳之有医学堂之始，兼善诗。

王利恒　清末民初东阳人，号泽春。廪生，精研艾灸术，擅治痨瘵，负有盛誉。

张松林　清末民初东阳人，号谞轩，东阳人。精眼科。

叶宝珍（1887—1956年）　兰溪派堰头村人，人称"派堰头先生"，字映辉。世承祖业，精于岐黄之术，兼采明清温病医家之长，向以"伤寒派"著称。通晓儿科，治麻经验独特。为人重医德，诊务繁忙，不辞辛苦，不计报酬，每以愈病为己任。子叶永清、叶建寅、叶永寿，孙叶德铭、叶敏瑞，重孙叶航继其业。

徐菊轩（1887—1956 年）　字振中，永康人。初执教于上封寺僧民小学，旁习医道，私淑仲景。因诊治有效，声名日上，远近求医者络绎不绝，遂辍教为医。菊轩博闻强记，精研医典，善用六经辨证。性温厚，重德行，每年赠金予贫病乡人。晚年曾任中医公会负责人。著有《菊轩验方录》一卷。

吴玉修（1887—1955 年）　金华人。少时家境清寒，未能拜师学艺，是自学成才的医生，擅长内、妇、儿科的疾病诊治。

医术高明，20 世纪 20 年代初，金华发生时疫，雅畈、琅琊一带疫情尤重，其常深入疫区为百姓治病，获得诸多赠送的银盾、银杯。曾被聘为《国医周刊》顾问，经常为读者、病家解答疑难杂症。

中华人民共和国成立后，率先与金华市几位著名中医于西市街创办第一个联合诊所。

陈小牛（1888—1960 年）　又名享军，永康人。三十岁拜在下柏石开中药铺的朱支山为师学医，继则勤奋自学，专精痘疹，医不论价。

郭季樵（1889—1959 年）　名瑞桓，号季樵，字应圭，金华城区后街人。出身于世医之家，始祖冯氏太太婆乃明朝御医。父郭锡祉，号阿祉先，清朝名医。传至他已十八代。年轻时，郭季樵在拦路井（今八咏路）元德堂药号学徒。4 年期满后，借款赁屋，到横店创办恒德堂，步上医途。因笃志创业，钻研医术，造诣颇深，精通内科、妇科，对瘟病、内伤杂症等尤有心得。治病起死回生，人授"世授青囊"巨匾。世人皆称季樵先、阿华先、活神仙。行医半个世纪，诊治上万人，积成药方千卷。在三女婿林同舟的帮助下成书一册，名《时病论著》，惜"文革"中被焚。长子郭树（木炎），毕业于兰溪中医专门学校，世称"郭一贴"。著名中医许锡珍也是郭季樵高徒之一。

沈周连（1890—1954 年）　号子溪，永康人。父正起，家境清贫，武艺非凡，偶得伤科医书乃自学并传之于沈周连。沈周连毕业于金华县立简易师范学校，后任教于金华市第七中学。晚年回永康，精于伤科、外科、兼善书法。术时施用中药麻醉，诸如骨折粉碎、割颈断喉、戳肚肠出等险症均能救治。为人谦让，出诊不坐轿车，医无贵贱，困者不收。故术虽高而家境贫，乃名扬遐迩，誉满松、遂、武、宣。

吕鸿烈（1892—1970 年）　永康人，自幼随父习医，父逝，医名渐起。事母至孝，寝食梳洗，无不亲奉，有"太平孝子"之称。重脉象，决死生，以治痘麻为上技。性情温厚，刚直重德，贫者求医，常馈以金，故家中鲜有田产。

程昌德（1895—1975 年）　永康人。博览群书，熟读经典，方遵古制拟药，按前规严求治效，为人谦虚，治病不图报酬，通治内妇疾病，患者远及闽杭。

蔡济川（1895—1977 年）　浙江兰溪人名元楫，字济川。1919 年考入兰溪中医专门学校，攻读中医，1923 年 6 月正科第一期毕业。因学业优良，留校任助教。1929 年国民政府取缔中医，蔡氏受张山雷及同行委托，前往南京参加全国中医界的请愿盛会。1952 年 4 月在新生路联合诊所任中医内科医师，期间参加金华专区中医进修班学习结业。1955 年 1 月合并组建兰溪县中西医联合医院，任医疗股副股长兼中医内科医师，任兰溪县第二、第三届政协委员。1956 年、1962 年先后两次为联合医院（金华市中医院前身）中医学徒班任教，并负责中医学院实习生带教。从医、任教 50 余年，用药严谨，经方、时方灵活运用，擅长中医内、儿、妇科，善用针灸。1962 年被确定为浙江省著名中医。

何廷良（1895—1981 年）　义乌人。12 岁向冯恒泰（冯汉桂的父亲）学习祖传伤科医术，曾在吉庆堂坐堂（冯恒泰在佛堂横街丁必伦的寿春堂坐堂），后独自行医至 1950 年。1951 年参加佛堂联合诊所，1957 年进佛堂医院工作，任伤科中药师至退休。热心对年轻医师传帮带，1963 年被评为浙江省著名中医，先后当选为义乌市第一至第五届人大代表、第一至第三届政协委员。二儿子何愫德继承父业，成为江湖中医（土郎中），目前其得意弟子王宅人、王小奶仍在行医。

徐凤仪（1896—1956 年）　号羽甫，永康人。忠厚和气，自幼随父习医。先任教于小学，后挂牌开诊。崇张仲景、叶天士、薛生白、吴鞠通、傅青主先贤，专攻内、妇、儿科，抓主症而投重药。常与益友程昌德谈医。年近四旬任杭州《健康医报社》和南京《医药研究月刊》特邀撰稿员，投稿甚勤，刊登医论颇多，著有《诊余笔录》。

骆虞廷（1896—1975年）　义乌人，又名小法。对杂病善集诸家之长，于胃病及温热等更有心得。曾应邀在浙江医学院附属第一医院中医门诊应诊。被当选为县第一、第三届人民代表大会代表和第二、第三届县政协委员。

程藕娟（1898—1989年）　东阳人。祖父程明璜、父亲程更斌皆为中医骨伤科民间医生，医术高明，名震一方。程藕娟聪慧好学，受家庭熏陶，耳提面命，颇得父辈中医骨伤科真传，遂成为程氏骨伤科第三代传人。1918年21岁时，她在东阳县城东街开设首家中医骨伤科诊所，开始单独执业。1951年加盟吴宁中医联合诊所，随后历经数十年的变迁，机构数易其名，至1988年9月更名为东阳市中医院。其间她创建了中医骨伤科，并一直致力于中医骨伤临床和学生带教。

童爱仁（1898—1971年）　永康人。初中毕业，苦读自学，常至三更。后经介绍，得承淡安函授。专内科，尤善针灸、挑治，治疗半身不遂者甚多。虽出身富户，然行医却以贫病为重。

吴心禅（1900—1973年）　金华婺城人，字金发。祖籍安徽绩溪，从小随祖父定居金华，立志学医。肄业于兰溪中医专门学校，1938到上海红十字医院进修西医。抗战期间，在金华后街设吴心禅诊所，兼任金华伪浙江第五监狱医师，专内科，擅治瘟病。1952年参加金华市第一中医联合诊所组建，1958年随诊所并入金华市中医院。行医40余年，屡起沉疴，活人无数。能学贯中西，对瘟病、肝炎治疗经验丰富，对消化系统、神经系统、呼吸系统和泌尿系统等疾病均有一套治疗方法，如用滋肾、清胃生津、清心益阴三联法治疗糖尿病，用甘草泻心汤治疗胃及十二指肠溃疡，用地黄饮子治疗脑卒中后遗症等均有相当疗效。重视医德医风，授徒教学育人，要求严格，培养不少中医人才。晚年终日忙于诊务，仅有《治疗妊娠恶阻经验选》一文发表于《浙江中医杂志》1963年第2期留于后世。弟子王秋月、方樟培、何塘水。

方寿徽（1900—1996年）　金华婺城府上街人。1922年从师习医，满师后在家悬壶开业。1935年考入兰溪中医专门学校。1955年1月参加组建第三中医联合诊所，同年2月赴杭州卫生干部学校第三期中医进修班学习。1958年随诊所并入金华市中医院，兼任将军路住院部负责人。行医50余年，以内科见长，擅治脾胃病。撰有《中医对胃病的辨证施治》《火烙疗法》等文留于后学。弟子洪秀莲、孙振华等。

陈聚庆（1901—1970年） 义乌人，字瑞麟，又名陈红奶，人们尊称"红奶仙"。太祖陈湖胜创"裕和堂"，历经四代。1950年任县中医师协会义北区负责人，后参加后宅联合诊所组建，擅长中医内科、妇科疾病诊治。1963年被评为浙江省著名中医，多次被推选为义乌市人大代表，县第二、三届政协委员。其子陈茂文1964年进后宅卫生院随父亲学医。

汪仲清（1902—1973年） 兰溪人。1919年8月～1923年6月于兰溪中医专门学校正科毕业。1923年6～10月在兰溪县教育局司书兼行医。1927年8月至1937年12月在兰溪中医专门学校任教。1955年进入兰溪县联合医院任中医内科医师，同年至1958年任该院副院长。1960年6月调入金华第一医院。擅长中医内科，对妇科、儿科亦有钻研。中医理论扎实，理法方药合拍，治疗得心应手，在兰溪及周边市县颇有影响。注重脾胃学说，因治愈率较高颇得患者信赖。在兰溪期间，热心公益事业，先后任兰溪县第二、三届人民委员和兰溪县第一、三届政协委员，兰溪县第一、三届人大代表。在金华医院授徒3人。

胡张心（1903—1970年） 原名长森，永康人。初中毕业即随父习医，熟读经典，尤通伤寒，是时改名为张心，以表服膺仲景，励志攻医。三年后独立行医，为探究医门而自开简陋药铺。其方味少量轻。

梅汝金（1903—1970年） 永康人，毕业于兰溪中医专门学校。性情保守孤僻，拒往豪富家医治，出诊步行。善内科、针灸，会气功。

周文穆（1907—1983年） 义乌人。16岁时以优异成绩考入省立第七中学（今金华一中）。1928年3月到金华福音医院半工半读，1934年考入上海中国医学院。抗日战争开始后回家，在佛堂镇开佛慈医院。1945年任县中医师公会候补理事、南区（佛堂）负责人，次年为理事，兼任审查股主任。1950年任义乌县中医师协会执行委员、佛堂区负责人。1952年11月起任县卫生工作者协会副主委，1953年牵头组织个体医生建立佛堂中医联合诊所，任所长。1957年随诊所并入佛堂联合医院（今义乌市第二人民医院）。负责防疫保健工作。先后被选为第一至第五届县人大代表，第三、四届人民委员；浙江省第五届人大代表；县政协第一届委员，第二、三、四届常委，副主席。

叶永清（1907—1986年） 字建帮，兰溪派堰头医派第十一代传人。家学以治疗外感温热病见长。自明清嘉靖年间以来，世代行医，名医辈出，誉满浙中西部，时人尊称"派堰头先生"，民间称"伤寒派"。少年时随祖父叶谓荣、父亲叶宝珍学医，后跟从吴荫堂习医3年，尽得其治血证、杂病之真传，且有所发挥。对吴荫堂治血八法进行了系统总结，并结合老师经验活用此法，使其治疗血证范围更广。1962年，被评为浙江省著名中医师，曾任寿昌县人民医院副院长，浙江省第三、四届人民代表，杭州市政协委员，建德县政协副主席。从事中医诊疗68年，著有《血证问答》《临床选录》等。

蒋鸿钧（1907—1979年）　金华净渠头人，又名秉衡。1923年拜当地名医叶泳鞠为师，习内科。1928年1月悬壶于净渠头。后得岳丈、妇科名医郭季樵的悉心传授，师一脉，学业互相有长进。在内、妇、儿诸科方面均颇有经验，并擅治瘟病。1957年7月参加组建第四中医联合诊所，1958年随诊所并入金华市中医院。弟子王建华、俞祖国、吴子静。

冯汉桂（1908—1973年）　义乌义亭杭畴村人。1920年跟随父亲学医，1956年参加上溪联合诊所，后转入义亭医院，任中医伤科医师。冯汉桂的祖父德化公精于岐黄，擅长骨伤科，中年夭折后，妻承夫志，名闻金华八县，民间誉称"德化太婆"。冯汉桂的父亲冯恒泰子承母业，精于伤科，传承至冯汉桂已是第四代。

蒋理书（1908—1975年）　兰溪县姚塘下大丘田村人，字上珍。1929年毕业于兰溪中医专门学校。1932年被该校聘为教员，后任教务主任。因精于医理，临床经验丰富，医、教、研工作成绩突出，在县内外享有较高的知名度和威望。蒋理书学术上渊于先师张山雷，并探得其精微，洞悉其奥旨。他虚怀若谷，甘为人梯，心地坦荡，不计个人得失，学术上精勤不倦，工作上勤勤恳恳，任劳任怨，对学生言传身教，循循诱导，毫不保留。一生救民疾苦，无私奉献，熟悉的人都以他为楷模。

邵宝仁（1909—1988年）　兰溪中州邵家村人，字乐山，又名海春。就学于兰溪中医专门学校第四期，毕业后留校任教8年，是我国近现代著名中医，张山雷的得意门生和女婿。是时鼎力协助张山雷教学，参加编写各科中医讲义。20世纪50年代初，邵宝仁进兰溪游埠三港联合诊所和游埠中心联合诊所工作。1956年3月当选为兰溪县第一届政协常委，后先后在金华市第一医院、金华市第三中医诊所和金华市中医院从事中医临床工作。50年代末，到浙江医科大学中医学院中医师资班进修，后留校任伤寒温病教研组组长，长期承担《伤寒论》经典医著的教学。在岳父兼导师张山雷身旁工作、学习多年，是张山雷学术思想的继承人。

黄乃聪（1909—1971年）　金华塘雅镇塘雅村人。9岁进贫民习艺所半工半读，16岁结业后跟随义父、著名伤科医师郑克荣习医。义父悉心传授，黄乃聪虚心求教，并努力钻研伤科经典，积极学习西医骨科知识，认为骨折愈合需中西医互补。擅长治疗骨折、脱臼、跌打损伤、破伤风和气性坏疽等疑难险症，金华火车站职工送他"接骨神手"匾额。1962～1965年受聘于浙江中医学院（现浙江中医药大学），兼教伤科。所著《伤科心传》为该校教材。《腰闪扭伤》《破伤风》《气性坏疽》《脊柱骨折》等论文被收入《医林荟萃》《浙江省名老中医学术经验选编第七辑》等。与其他名老中医一起，先后组建了第一、第二、第三、第四中医联合诊所。1958年在联合诊所的基础上组建了金华市中医院，任副院长，并任市、县政协副主席，金华市中医协会主任。先后带徒5人，均为金华地区伤科骨干；钱子洪、洪时清等为其弟子；女儿黄引红、孙女黄立毅均承祖业。

张兆智（1910—1989年）　金华婺城区罗店人。1915年就读于当地私塾，学习甚为用功。1924年（15岁）随父亲张癸生学习中医，17岁随父佐诊。20岁经金华县中医协会考试合格，领取浙江省卫生厅颁发的中医证书和开业许可证，悬壶于金华县罗店村。36岁父亲病故，举家返回罗店村。当时已有名望，求诊者日增。1951年参加金华地区医院举办的中西医班进修1年。1955年编著《中医妇科经验录》。1956年率先发起组织成立金华县狮岩乡中医联合诊所，任主任。同年6月加入中国农工民主党。1958年中医联合诊所并入金华县双龙人民公社卫生院（后改为罗店医院），任副院长。1954年当选为金华县人民委员会委员，先后多次当选金华县、市人民代表，为地（市）县中医学会分会理事，1954年被推选出席浙江省中医代表大会。1961年被金华专署评为金华地区著名中医。1964年7月当选农工民主党金华市第五届委员会委员。1956～1987年连任七届县、市政协委员。张兆智为声名远扬的妇科专家，被称为"北山神仙"。儿子张丹山、侄子张华山、孙子张科进、张科发传承其衣钵。

许永茂（1910—1994年）　金华市人，金华市中医院建院元老，后调入金华市人民医院中医科，任中医科主任。师承金华名老中医赵琴。1961 年毕业于浙江医科大学中医学院函授班。擅长中医儿科。曾当选为金华市人大代表、政协委员、常委、中国农工民主党金华市委常委，浙江中医学会金华分会副会长、金华市人民医院院务委员。1962 年评为浙江省著名中医师。儿子许继全，继承衣钵。

宋志澄（1910—1989 年） 武义宣平人，迁居金华。书名雄，又名祥云，俗称祥云先。1926 年师承金华项牌赵庭庸（又名项牌三奶）。1934 年在金华小黄村开业行医。1953 年参加第三中医联合诊所，1958 年随诊所并入金华市中医院。1961 ～ 1966 年任金华市中医院院务委员。1980 年选为金华市第五届人大代表。1981 年任金华市中医学会副会长。1984 年任主治中医师。行医50 余年，擅长中医外科，通晓内、妇、儿科，为"以清为贵"学派成员之一。发布《外证内消诊治体会》等论文 10 余篇。弟子有张振金、黄之光等。

翁文教（1911—1989 年） 20 世纪 30 年代初就学于兰溪中医专门学校，师从张山雷，后在南京国医馆进修 1 年。1952 年参加第二中医联合诊所，1958 年随诊所并入金华市中医院，为针灸兼内科医师，以针灸见长。对妇女更年期综合征的治疗颇有研究。《针灸为主配合加味牵正散治愈口眼歪斜22 例》发表于 1964 年《浙江中医杂志》第 6 期。弟子石秉宜、程梦冀等。

朱颜（1913—1972 年） 金华东湖乡王柴头村人，又名云尚。6 岁丧父，初中毕业后学习中医。平时随业师治病处方。32 岁，进国立中正医学院学习西医。中华人民共和国成立后，历任北京中医进修学校教务副主任、中医研究院（现中国中医科学院）中药研究室副主任、内科研究室副主任、西苑医院血液病研究室主任等职。为第三届全国人大代表、卫生部医学科学委员会委员、《中华人民共和国药典》编委等。出版《中药的药理与应用》一书。1962 年在西苑医院血液研究室发现"再障性贫血"，采用中药治疗获得较好疗效。提倡小方小药治病，用药普通价廉。甘草干姜汤治病经验发表于《中医杂志》。

宗敦义（1913—1994 年） 义乌稠城街道宗宅村人。祖父宗昆珽因妻病自学中医妇科坐堂行医，父亲宗有志自小随父行医，宗敦义传承家传"仙芝堂"行医治病。

吴士元（1913—1994 年） 兰溪诸葛镇回回塘村人，字正绥，号秋光，自喻云山痴人。初学于兰溪中医专门学校预科，毕业后随吴荫堂学医三年，尊称其为"亚父"。从事中医临床 65 年，擅长心血管疾病、肝病、胃病、肾病、妇科疾病，以及老年病诊治，首次提出"同步衰老"的观点，先后研制出治疗感冒的芙朴冲剂、治疗消化性溃疡的胃灵糖浆和降脂的血脂灵胶囊等中成药。为兰溪县中西医联合医院（兰溪市中医院前身）首任院长，浙江省中医院首任中医科主任，浙江医院副院长。1980 年晋升为浙江省首批中医高级职称专家。1983 年遴选为浙江省著名中医，为第一批全国老中医药专家学术经验继承工作指导老师，享受国务院政府特殊津贴专家，曾任浙江省政协委员。1985 年 3 月被浙江中医学院（现浙江中医药大学）聘为特邀顾问，任《浙江中医杂志》顾问。发表《桂枝龙骨牡蛎汤的临床应用》《中医中药治疗消化性溃疡 47 例疗效总结》《中医中药治疗慢性气管炎的体会》等学术论文十余篇。

陈良仁（1915—1989 年） 义乌佛堂镇人。陈家为佛堂镇中医世家，祖父在佛堂开设中草药房，亲自坐诊。父亲陈拜荣为佛堂镇名医，陈良仁 16 岁考取金华高级学校，毕业考入上海法学院法律系，后转学至浙江中医专门学校，深得时任校长的前清名士、书法家范效文赏识。淞沪会战暴发后，学业中断，回佛堂镇亦教亦医，在多所小学任教。1943 年被丽水县聘为浙江省社会处战地服务队中医诊所主任兼主治医师，3 个月后回家乡行医。1948 年第二届任县中医师公会总务股主任佐理，1957 年加入佛堂区中心联合诊所，任中医内科主治医师，1963 年被评为浙江省著名中医。1971 年后一边养病一边从事医疗活动。有两位得意门生，一姓施，一姓何，何氏曾写《陈良仁先生二三事》一文。弟子何一新在中心医院行医。

何鸿飞（1915—1990 年） 江苏省常州市人。1942 年跟师习医于兰溪。1940 年在金华后街开设何鸿飞伤科诊所。1956 年参加第四中医联合诊所。1958 年随诊所并入金华市中医院，为后街门诊部负责人。行医 40 余年，擅长中医伤科，通晓针灸、推拿，认为陈伤宿疾缠绵难治，非金石之药所能及，配以针术、伤科手法方能奏效。发表《拔火罐推拿治疗闪腰、落枕及肩关节痹痛》等论文。儿子何德林继承祖业。

金希聪（1916—2010 年） 东阳人。早年毕业于杭州湘湖师范，执教一年后随祖父金嘉兰学医。1950 年组建湖溪中西医联合诊所，次年改名为湖溪中医联事诊所。"文革"后回东阳市东阳江镇卫生院工作。金希聪一生专注生南星、生半夏、滴水珠等南星科药物的理论与临床研究。

冯成金 清末民初义乌人，号点石。学宗仲景，善决疑危，名噪一时。善用经方，对热病初愈、血耗津伤而足痿者，重用芍药甘草汤取效。尝用柴胡汤而有发挥，人称柴胡先生，医名远播。子孙世其业。

王赞纶（1916—2013 年） 兰溪黄店镇都心村人。1933 年于兰溪中医专门学校正科毕业，1957 年参加甘溪乡中西医联合诊所，继调入女埠大公社医院（后更名为女埠区卫生院）工作。曾任兰溪中医学会理事、浙江省中医学会会员。1980 年 4 月至 1981 年 6 月参加《张山雷专辑》的编辑工作（人民卫生出版社出版，获金华市科技二等奖）。1991 年被浙江省中医管理局《张山雷医集》编委会聘为顾问。连续当选为兰溪市第七、第八届人民代表。行医 40 多年，临床经验丰富，在内、外、妇、儿各科均有建树，尤擅长中医内科。

孙樟斌（1917—1980 年） 金华人，中国农工民主党党员。早年跟师兰溪徐学究研习中医眼科，师满后在金华开眼科诊所。1954 年参加第三中医联合诊所，1958 年 7 月随诊所并入金华市中医院。对各种眼病的诊治经验丰富，尤对角膜病和球后视神经炎有独到之处。发表《眼疳散》《明目珠黄散治疗球后视神经的临床观察》《沙眼经验方束》等论文十余篇。弟子于佩珍、蒋光耀、闫爱民。儿子孙民权继承祖业。

叶建寅（1920—1985 年） 兰溪诸葛派堰头村人，字永春。叶氏乃中医世家，自明代嘉靖年间代有相传，名医辈出，传至叶建寅已十一代，绵延四百余年。誉驰浙中西部，病家尊称为"派堰头先生"，民间称"伤寒派"。

幼承家训，启蒙受教于清代太学生吴时涛（吴士元之父）门下。诗书以外，随父亲习医。少年时，随吴荫堂见习抄方。16 岁考入兰溪中医专门学校，得张山雷教诲，课余时间仍赴吴荫堂诊室见习抄方。

抗战爆发，兰溪中医专门学校停办，随父悬壶乡里。1945 年在兰溪挂牌行医，中华人民共和国成立后任兰溪永昌联合诊所、诸葛联合诊所所长，1955 年调兰溪人民医院中医科工作。业医四十余年，学验俱丰，擅治时病、杂病、妇科病，以温病见长，对乙型脑炎的治疗有独到之处。兼任金华卫生学校中医班、兰溪中医班课程教学，为浙江中医学院（现浙江中医药大学）带教老师，为浙江医科大学西学中提高班及金华、衢州等地区西学中班讲学。

发表医学论文 20 余篇。曾任第一、第五届兰溪县政协委员，科协委会，中医学会理事。1962 年被评为浙江省著名中医。

孙凤山 清末民初医家。字望霓，号益斋，浦江人。23 岁举秀才，任教，兼攻医书，间治疾，颇有效。中年后专攻医学，擅长内科，蜚声浦、建、桐三县。

赵琴 清末民初浦江人，字蔼堂，小名瑞华。世代业医，承家学，擅长儿科，兼长内、妇科，颇有医名。

张琨 字春江，浦江人。初任教，兼习医学，奋读十载，考入南京中央国医馆特别研究班深造，毕业后留南京任《大道日报》医刊主编。学识精湛，笃于深求。著有《急证须知》。

成玉林 清末民初兰溪人，殿山成村人。少壮从师业医，长于伤外科，自制丸散膏丹，善用雷火神针。

叶寿庭、叶阿根 清末民初医家。叶寿庭，诸葛派堰头村人，承祖业，精于岐黄，当地颇负盛名。子叶阿根继承其业，声誉与"回回塘先生"齐名。

唐萃锵、唐炽昌 清末民初医家。唐萃锵，字子中，号夔卿，乳名乌苟，纯孝乡人。幼承父炽昌业，攻岐黄之术。擅长内科，尤以热病为专。用药轻清，主张寒凉。家设仁德堂药店，并有济人之德，于寿昌、严州、兰城有声誉。存有手抄《舌镜大全》，已佚。子孙承其业。

诸葛韵笙、诸葛棠斋 清末民初医家。诸葛韵笙，名泰，号源生，诸葛镇人。其父诸葛棠斋，长于鉴别药材。咸丰年间在兰城开设天一堂药店，继在香港、上海、广州设祥源药号。诸葛韵笙初习举子业，为庠生。光绪末弃儒经商，继承父业。先在城内扩充天一堂为药行，又增设同庆药行，经营中药批发业务。后在上海、广州设祥泰药号，与祥源并列。在杭州设同丰泰运输行，互相呼应。天一堂不仅在批发业务上为全城药行之冠，所制丸散膏丹以选料道地、制作精细、疗效显著而赢得声誉。如百补全鹿丸尤具特色。药行有鹿园，分设在城内园石洞与诸葛，每地均有梅花鹿数十头。除自用外，还远销杭州、上海、台湾。诸葛韵笙经商有道，亦热心地方公益，受其父在诸葛办义学的影响，曾兴办诸葛宗高小学，后又接办兰溪中医专门学校，任校长。一生致力于发展兰溪医药业，颇有贡献。

徐国香 清末民初江山人，迁居兰溪。以医为业，与诸葛缉甫齐名。

罗斌、罗鹤龄　清末民初歙县人，迁居兰溪。罗斌，字霓仙，徽州歙县人。初习举子业，乡试三次第一。光绪年废科举，始从事医学，医理、经验俱丰。获"存心济世"金匾。

其子罗鹤龄，字幼仙，幼承父志，精研岐黄。长于内科，善用经方，颇有声誉。1932 年参加开业考试，列为第一。1933 年实验县期间聘为县医。与张山雷乃莫逆之交。家中藏书甚富，惜动乱火焚殆尽。

吴绍康　清末民初医家。号御妹先生，殿山芷芳岗前刘人。继祖业，长于儿科，擅治麻痘，兼通妇科。

范筱香　清末民初兰溪人，字玉芝。世居县城，为邑庠生。爱好书画，又精医理，承家传儿科，治蛔食、麻疹、时病、痉厥灵验，求治者甚众。素有济世之心，贫病不计报，人称铁行先生。

章炳衡　清末民初医家。章德权，讳炳衡，字旭初，号少洲，洞源乡人。自幼聪颖，少时随父经营药店，弱冠之年涉医。先世通医而藏岐黄书，故读之如若天授。治病多有应验，声誉渐噪。医技精湛，医德高尚，受百姓赞誉。1919 年被选为本邑中医联络会会长。同年协同创办兰溪中医专门学校，并任校长。悬壶于兰城东门外，求诊者众，留有《灵源医隐》脉案四卷。

胡为益（1923—1993 年）　安徽省绩溪县宅坦村人，迁居金华。中国农工民主党党员，祖传四代中医，自祖父开始行医于兰溪。10 岁随父边读书边习医。专外科，并学会自制丸、散、膏、丹等技术。1944 年在皖南屯溪开设外科诊所。1945 年到金华开设一元堂膏药店，内设胡为益诊所。1951 年当选为金华县中医协会主席。1952 年 6 月组建金华市第一联合诊所，任负责人。1953 年到卫生部主办的中医进修学校学习半年。1958 年随诊所并入金华市中医院。儿子胡匡骏继承祖业，弟子戴蕾。

徐坤（1923—2011 年）　浙江宁波人，后迁居金华。"孟河医派"传人，师从程门雪。用药精简，特点鲜明，开创性地使用一病一方与辨证加减相结合，执简驭繁。1949 年 9 月任金华医院副院长，后任院长。曾任金华卫生学校校长，创办金华中医大专班。

胡岩江（1924—1968 年）　永康人，义乌高中毕业后即随父习医。未几父亡，乃博览群书，熟读经典，精内科，善针灸，尤以治疗肝肾难症而名播县外。既重古制，又纳时方，抓主症而投猛药。用"三七"有重达四两者，立使患者转危为安。

许锡珍（1931—1993年）　金华婺城区人，丹溪学派名医，历任中国中医协会理事、中国农工民主党金华市委员会组织部长、浙江省中医协会理事、浙江省人大代表、金华市人大代表、金华市中医院副院长、金华医疗事故鉴定委员会委员等。5岁可读《三国》，因体弱在家休养，机缘巧合拜于丹溪学派传承人郭季樵门下。1952年，联合同仁在金华醋岭坊组建金华第一联合诊所，1958年并入金华市中医院，并入院供职。行医足迹遍及曹宅大佛寺肝炎疗养病院、武义萤石矿等，学验俱丰，擅长科、妇、儿科疾病诊治。弟子查发源、魏晓萍、傅晓骏。

范庆铨（1942—2002年）　浙江兰溪人。浙江省兰溪市中医院骨伤科主任，主任中医师，浙江省名中医，1989年授予兰溪市中医骨伤科专家，1994年1月起享受国务院政府特殊津贴，1998年被评为浙江省名中医。范庆铨师从其父，在兰溪市黄店医院工作20余年，1983年调入兰溪市中医院，创建骨科病区并任科主任。长于中医骨伤，有丰富的临床经验，总结出"推压旋转法""解脱法"等新的整骨手法，对经皮穿针、撬拔整复、固定骨折进行了深入探索。《推压旋转法治疗肱骨外髁翻转移位骨折》发表于1989年第五卷五期《中国中医骨伤科杂志》，获金华市科技优秀论文三等奖、兰溪市科协优秀论文一等奖。在兰溪、建德一带享有极高声誉，子范晓菁继其业。

七、当代省级以上名中医

范永升（1955—）　浙江金华人。首届全国名中医，全国第四批老中医药专家学术经验继承工作指导老师，国家"973"项目首席科学家，中医药高等学校教学名师，岐黄学者，国务院政府特殊津贴获得者，教育部第二届高等学校中医学类专业教学指导委员会副主任委员，浙江省特级专家，浙江省国医名师，浙江省名中医。

擅长中医内科疾病诊治，尤对系统性红斑狼疮、类风湿性关节炎、痛风、干燥综合征、皮肌炎、白塞综合征、结节性红斑、皮炎、荨麻疹等风湿免疫类疾病多有研究，为国家重点学科中医风湿病学术带头人。任中国中西医结合学会风湿病专委会主任委员，第五届中华中医药学会常务理事，世界中医药学会联合会风湿病专业委员会第一届理事会副会长，全国高等教育学会研究生教育分会理事，浙江省中医药学会副会长，浙江省科协常委，浙江省中西医结合学会风湿病专业委员会主任委员，《浙江中医药大学学报》副主编，浙江省中医药学会副会长。

先后主持科技部等国家级课题 6 项，国家中医药管理局等省部级课题 5 项，发表学术论文 60 余篇，出版著作、教材 10 余种。作为第一完成人获 2011 年国家科技进步二等奖、2009 年国家教学成果二等奖各一项，获浙江省科学技术一等奖两项，立行业标准 1 项、发明专利 5 项。培养博士研究生和硕士研究生 100 余名。

李鼎（1929—）　浙江永康人，全国老中医药专家学术经验继承工作指导老师、第五批国家级非物质文化遗产"针灸"项目代表性传承人，上海市名中医，上海中医药大学终身教授，中国针灸学会理事，针灸文献专业委员会副理事长，全国高等中医药教材编审委员会委员，普通高等教育中医药类规划教材编审委员会委员，中国国际针灸考试委员会委员，上海中医药大学专家委员会委员，《经络学》教材主编；研究生规划教材《针灸甲乙经》主编；国际针灸水平考试参考书《针灸学》主编；国际针灸学教材《中国针灸学》统稿及主审。

从事针灸医、教、研 70 余年，国家经穴标准主要制定者。校注出版针灸珍本医书数十种，其著作被译成英文、日文版。李鼎教授为高等中医药院校针灸专业创始人之一，2005 年上海中医药大学成立"李鼎名师工作室"。2011 年李老被评为"上海市名中医"，2014 年起担任国家中医药管理局全国名老中医药专家传承工作室导师，2018 年入选国家级非物质文化遗产针灸代表性传承人。

徐珊（1956—）　浙江金华人。教授，主任中医师，中医内科学博士研究生导师。浙江省名中医，第四批全国老中医药专家学术经验继承工作指导老师，浙江省名中医研究院研究员，上海中医药大学、美国加州中医药大学博士研究生指导老师，新西兰中医学院客座教授。

1973 年 5 月拜浙江省金华市名中医张兆智为师，3 年满师后，于 1976 年 11 月在金华市竹马卫生院任中医师。1977 年考入浙江中医学院（现浙江中医药大学），在校期间师承蒋文照教授等名医（蒋文照承传晚清御医陈莲舫的学术思想与医术专长）。1981～1984 年攻读蒋文照的硕士学位，1984 年研究生毕业后留校任教。1991～1994年为全国第一批老中医药专家学术经验继承工作指导老师蒋文照的学术经验继承人。1998年晋升为教授。2001年被评为浙江省名中医，2003年被评为浙江省首届高校教学名师，2002～2006年指导带教2名第二批浙江省名中医学术经验继承人；2007年被授予浙江省有突出贡献的中青年专家称号。2008～2011年被遴选为全国第四批老中医药专家学术经验继承工作指导老师，指导两名继承人。2006～2009年指导浙江省中青年临床名中医培养对象1人，培养对象获浙江省中青年临床名中医称号。指导博士研究生29名，硕士研究生30名。2005年4月作为负责人的《蒋文照、葛琳仪学术思想及临证经验研究》项目列入国家"十五"科技攻关计划，2007年4月通过项目验收，2008年8月项目成果获浙江省中医药科学技术创新二等奖。2010年11月任国家中医药管理局首批全国名老中医药专家传承工作室建设项目——"蒋文照名老中医药专家传承工作室"负责人。

主持或参加国家级和省部级等科研课题30多项，获国家级、省级等各项奖励20多项。发表学术论文130多篇，出版《临床基本操作技术》《蒋文照医学丛书》等30多部，其中获华东地区优秀科技图书二等奖1部。从事中医临床近50年，擅长内科等常见病、多发病及疑难杂症的诊疗，尤对急慢性胃炎、胃与十二指肠溃疡、反流性食管炎、慢性结肠炎、肠易激综合征等消化系统疾病以及胃黏膜肠上皮化生、异型增生等癌前病变等有独到之处。

胡义扬（1962—） 浙江武义人。医学博士，二级教授，博士研究生导师，上海市名中医。1984年于浙江中医学院（现浙江中医药大学）本科毕业。1988年9月考入上海中医学院（现上海中医药大学）硕士研究生。曾任上海中医药大学肝病研究所副所长、上海中医药大学附属曙光医院副院长，现任上海中医药大学附属曙光医院临床研究中心主任和临床药理研究所所长。先后获上海市优秀曙光学者，享受国务院政府特殊津贴的专家，上海市优秀学科带头人，上海领军人才，新世纪百千万人才工程国家级人选，卫生部有突出贡献的中青年专家。

主要从事中医药防治慢性肝病的临床诊疗与研究。早年作为核心骨干，成功研发抗肝纤维化国家新药扶正化瘀胶囊于2002年上市，获国家科技进步二等奖。2003年回国后，以酒精性和非酒精性脂肪肝以及肝病证候生物学基础研究为主攻方向。临床擅长脂肪肝、慢性乙型肝炎、肝硬化、肝癌等中医药治疗。承担国家科技重大专项 3 项，承担国家自然科学基金 8 项（其中重点项目 1 项）。以第 1 作者和通讯作者发表近 300 篇，其中 SCI 收录论文 42 篇，主编《肝病常用中药药理与临床》《脂肪肝的中西医结合治疗》《肝病患者必读》（《中医肝脏病学》在编），副主编《系统生物学在中医研究中的应用》等。曾获国家科技进步二等奖 1 项，部省级科技成果一等奖 2 项、二等奖 11 项（其中第一完成人 4 项）。获授权专利 9 项。培养博士、硕士研究生 48 名，博士后 1 名。

兼任中国中西医结合学会第八届肝病分会主任委员、第十届肝病分会候补主任委员，世界中医药学会联合会肝病分会副会长，中国中西医结合学会理事，上海市中西医结合学会理事，上海市欧美同学会上海市留学人员联合会理事，《中国中西医结合杂志》等 11 本杂志的编委，上海中医药大学讲习教授，国家中医药管理局中医肝胆病重点学科带头人等。

曹毅（1965 年 5 月—） 浙江永康人。医学博士，教授，主任中医师，博士研究生导师，浙江省名中医。1987 年于浙江中医学院（现浙江中医药大学）中医专业本科毕业，1999 年获浙江大学医学院皮肤性病学硕士学位，2009 年于浙江中医药大学博士毕业。师承名老中医吉良晨和鲁贤昌，主要从事过敏性、感染性、损容性皮肤病的中西医结合防治研究，擅长湿疹、荨麻疹、痤疮、黄褐斑、激素依赖性皮炎、跖疣、鸡眼、胼胝等皮肤病的治疗。创建脚病专科门诊，形成了具有中医特色的系列外治疗法，制定的跖疣诊疗规范在国家中医药管理局《24 个专业 104 个病种中医诊疗方案》中发布推广。研制的治疗异位性皮炎的中药新药"皮炎净颗粒"获取国家发明专利。

主持和参与国家级、省部级等研究课题 20 余项，发表学术论文和科普文章近百篇，SCI 收录 3 篇，主编或参编教材两部、专著多部。

现任浙江中医药学会副会长，中华中医药学会皮肤美容分会主任委员，中华中医药学会皮肤病分会常务理事，中国民族医药学会皮肤病分会副会长，浙江省中医药学会皮肤病分会、浙江省医学会皮肤病分会、浙江省医师协会皮肤病学分会副主任委员，浙江省性学会皮肤性病防治分会主任委员，《中国皮肤性病学杂志》《世界中医药杂志》《浙江临床医学杂志》《环球中医杂志》编委。

谢恬（1961—） 浙江武义人。1990 年获医学博士，为二级教授，博士研究生导师，享受国务院特殊津贴专家，浙江省有突出贡献中青年专家，浙江省"151"人才导师，杭州市"131"第一层次优秀人才，任杭州师范大学整合药学院院长、整合肿瘤学研究院院长、中西医整合肿瘤防治中心主任、浙江省榄香烯类抗癌中药研究重点实验室主任、浙江省中药资源开发与利用工程技术中心主任。

从事中西医结合、中药学、脂质体纳米制剂、绿色化学等研究、教学、产业化工作30多年，创新性提出中西医药整合"分子配伍"和"祛邪扶正"理论治疗癌症及研发抗癌新药。

带领团队研究出以浙八味温郁金提取物 β – 榄香烯为君药的脂质体纳米粒子系统，研发成功具有多分子、多靶点发挥"祛邪扶正（双向抗癌）"作用的榄香烯乳状注射液、榄香烯口服乳等脂质体纳米制剂系列抗癌新药，开创了中药倍半萜烯类化合物治疗癌症的先河。

获国家科技进步二等奖两项，教育部高等学校科学研究优秀成果奖一等奖两项，中国中西医结合学会科技一等奖 1 项，中国优秀发明专利优秀奖 1 项、金奖 1 项，获吴阶平医学奖（医药创新奖）1 项，何梁何利科学技术创新奖 1 项，杭州市科技创新特别贡献奖 1 项，并获国家自然科学基金重点项目。获美国、欧盟和中国授权发明专利 40 余件。在各类国际杂志发表 SCr 论文 60 余篇，任国家自然科学基金和浙江省自然科学基金同行评审专家，任《中国中西医结合杂志》、Medicinal Research Reviews、Cancer Letters、Scientific Reports、Spandidos Publications、Translational Medicine 和 Journal of Gastroenterology and Hepatology 等杂志特约审稿专家。

兼任中国抗癌协会中西医整合肿痛专业委员会主任委员，中国中西医结合学会常务理事及中药学专委会副主任，中华中医药学会常务理事及肿瘤分会副主任，中国医药生物技术协会常务理事，中国医师协会中西医结合肿瘤病学专业委员会副主任委员，浙江省抗癌协会整合肿瘤专业委员会主任委员。

胡斌（1939—）　浙江省金华市婺城区罗埠镇黄稍村人。1966 年 7 月毕业于浙江中医学院（现浙江中医药大学）中医系，学制六年。毕业后在西安市东郊第二职工医院中医科工作，1980 年 2 月调入浙江省金华卫生学校中医教研组任教，1986 年 8 月调入金华市中医医院工作。曾任金华市中医医院中医科主任、大内科主任、党委副书记和医院学术委员会主任，1992 年晋升为主任中医师。从事中医内科临床、教学和科研工作 50 多年，学验俱丰，在脾胃肠疾病及风湿病的中医诊治方面颇有造诣。1995 年被评为金华市名中医，1997 年被评为浙江省名中医，2002 年被人事部、卫生部、国家中医药管理局联合遴选为第三批全国老中医药专家学术经验继承工作指导老师。现任金华市中医医院主任中医师、浙江中医药大学兼职教授，为金华市中医脾胃病专科学术带头人。曾任浙江省中医药学会理事，金华市中医药学会副会长，浙江省中医药学会脾胃病专业委员会委员，浙江省中医药学会基础理论专业委员会委员，浙江省中医药学会医古文研究会理事，浙江省中西医结合学会老年病首届专业委员会委员，《浙江中医杂志》编委，《浙江中医药大学学报》编委，《金华医学》编委等；发表学术论文 30 余篇，任《金华名医经验集》副主编。获浙江省中医药科学技术创新奖三等奖 1 项。1988 年获金华市中医医院"最佳医师"称号。

张昌禧（1938—）　福建省闽侯县人。毕业于浙江医科大学临床医学系，高级讲师、副主任中医师、浙江省名中医。浙江省名中医研究院研究员、省中医学会理事、金华第一届中青年专业技术拔尖人才。金华职业技术学院医学院（原金华卫校）中药专业主要创始人，曾任金华市中药研究中心主任、金华市中医学会副会长兼秘书长、金华卫校中药教研室主任、浙江省卫生系列高评委专业组成员多年。

60 年代开始多次西医脱产学习中医，从事中医药临床、教学及科研 50 余年，是浙江省内为数不多的医药兼通的老专家。多次参加全国中药资源普查，参与《浙江药用植物志》编写，1997 年被授予"浙江省名中药师"称号。擅长治疗各种肿瘤，对老年病、神经衰弱、脾胃病等治疗有独到经验，形成了特有的"中西结合、问医辨药"的学术思想。参与编写专著 6 部，包括全国中等中医专业教材《中药鉴定学》《中华人民共和国药典 1977 年版》《浙江省中药炮制规范 1986 年版》和《浙江省中药炮制规范 1994 年版》。发表论文 30 余篇，获省、市级科技进步奖及优秀论文奖多项。

王瑞根（1936—）　浙江省东阳市人。东阳市人民医院主任中医师。1956 年毕业于杭州市卫生学校医士专业，分配在磐安县，创建磐安县第一卫生所，后任副所长。1967 年 12 月在浙江中医学院（现浙江中医药大学）医学系（学制六年）毕业后被分配在东阳市人民医院中医科，工作至今。擅长治疗内、妇、儿科疾病，在肝胆、脾胃病及肿瘤方面有独到见解。1987 年被评为东阳市名中医，1998 年被评为浙江省名中医。曾任东阳市人民医院中医科主任，金华市首届人大代表，东阳市政协第六、七、八届政协委员，第七届东阳市政协常委，浙江省第一届中医学会理事，东阳市中医药学会副会长、名誉会长。发表论文 12 篇。

胡章如（1948—） 浙江省永康市人，主任中医师，浙江省名中医，浙江省名中医研究院研究员，曾任永康市中医医院书记，永康卫生学校副校长，永康市中医药学会副理事长，浙江省中医学会妇科分会副主任委员。

1977 年考入浙江中医学院（现浙江中医药大学），拜全国名中医、享誉中外的杭州市何氏妇科第三代掌门人何子淮为师，学习中医妇科，被第四代掌门人何嘉琳称为何氏妇科异姓弟子。

大学毕业后，到永康第一人民医院工作。第二年受命创办永康市中医医院，1996 年主持创办永康卫生学校附属医院。创造助阳安胎法治疗习惯性流产，成功率达 90% 以上，经验方麃巴仙汤被《中国中医秘方大全》收录。1992 年被永康县人民政府授予"科技进步二等奖。"

提出"不孕者皆有郁"理论，总结出"妇科调肝八法""妇科温阳十则""闭经调治六法""温肾涤痰汤"治疗多囊卵巢综合，"红酱山甲汤"治疗输卵管阻塞，"芪防红酱汤"治疗卵巢囊肿，"参附丹地汤"治疗更年期功血等一整套调经经验。发表论文 20 余篇。其中《人生也可分四时》论文获 2017 年全国中医学会"网络人气大奖"。协助何子淮整理出版《各家女科述评》，任《名中医验方集》编委，治疗经验《送子》在撰写中。

傅晓骏（1960—） 女，又名楚涵。浙江金华傅村镇人，主任中医师，正高二级。浙江中医药大学兼职教授，硕士研究生导师。全国第六批老中医药专家学术经验继承工作指导老师。浙江省名中医，浙江省优秀医生，金华市科技创新领军人才，金华市拔尖人才，金华市劳动模范，金华市女职工巾帼爱岗标兵。浙江省中医药重点学科——中西医结合肾病学、金华市优先发展医学重点学科带头人。金华市名中医馆馆长。

毕业于浙江中医学院（现浙江中医药大学）中医专业，从事中医工作 42 年，擅治各种肾脏疾病、风湿痹病、中医内科疑难杂病，以及亚健康调理。提出慢性肾脏病为脾肾气（阳）虚、浊瘀互结的本虚标实证，研制开发了一系列治疗早、中期慢性肾衰竭的口服和外用制剂；强调健脾法在慢性肾脏病中的地位；采用中医"治未病"理论开展各种慢性病、亚健康人群的冬病夏治、冬令调补。目前有 5 位继承人，指导硕士研究生 13 名。先后承担浙江省自然基金、浙江省科技厅、浙江省中医管理管局、金华市科技局项目 25 项；参与中医药行业项目、浙江省重大平台项目研究；获浙江省科技进步奖、浙江省中医药科技创新奖、金华市科技奖等 10 项。发表论文 70 余篇，以第一作者及通讯作者发表论文 52 篇，SCI 论文 1 篇，著书 1 本，获国家发明专利授权两项。

任中华中医药学会肾病分会常委，中华中医药学会内科分会委员；浙江省中医药学会常务理事，浙江省中医药学会肾病分会副主任委员，浙江省中医药学会名老中医经验与学术流派传承分会副主任委员，浙江省中医药学会经典与传承研究分会副主任委员，浙江省中医药学会医史文献分会副主任委员，浙江省中医药学会内科分会常务委员，浙江省中医药学会丹溪研究分会常务委员，浙江省生物工程学会移植与透析分会委员，浙江省康复医学会肾脏康复委员会委员；金华市科技协会常务委员，金华市中医药学会副会长、秘书长，金华市中医药文化研究所常务副所长、研究员。

郭兰中（1965—）　浙江省东阳市人。东阳市妇幼保健院院长（东阳市妇幼保健计划生育服务中心、东阳市妇女儿童医院），主任中医师，浙江省名中医，浙江中医药大学兼职教授。

1987 年毕业于浙江中医学院（现浙江中医药大学），从事临床 30 多年，擅长中西医结合治疗内科疾病，尤其是肾脏病的治疗。任全国重点专科（专病）肾脏病专业学科带头人，省级重点专科小儿推拿学专业学科带头人。从 2011 年开始，倡导和创建"无中医不保健"的中医药＋妇幼健康"东阳模式"。

兼任中国妇幼保健协会中医与中西医结合分会专家委员会副主任委员、县级工作委员会副主任委员，世界中医药学会联合会小儿推拿专业委员会常委兼副秘书长，浙江省中西医结合肾病专业委员会副主任委员，浙江省中医养生保健与康复专业委员会副主任委员等。曾获浙江省优秀医师提名奖、金华市"最美科普人"、东阳市优秀拔尖人才、东阳市劳动模范等。

附　金华市第 1 ～ 6 批名中医名录

第一批金华市名中医（1995 年）　钱子洪　张华山　蒋光耀　胡斌　金关文
于佩珍　王秋月　胡惠智　周醒之　张福明　郑海文　胡纪明　楼献奎　何懋生
蔡幼清　朱巧霞　胡章如　陈靖　俞大毛　史敏儿　劳文斌　王瑞根　张咸才
赵水生　舒灯红

第二批金华市名中医（1998 年）　王建华　吴子静　方樟培　王锡林
张丹山　卢樟文　徐细维　朱文仙　陈汉雄　陈康德

第三批金华市名中医（2001 年）　黄之光　邵建萍　陈旭虹　方秀兰
汪定华　黄曙昭

第四批金华市名中医（2004 年）　徐斌　冯祯根　傅晓骏　童支援　郑宏飞
潘兴成　洪时清　姜黎平　郭兰中　鲍丽霞　叶云生

第五批金华市名中医（2010 年）　林军梅　蔡萍　曹樟全　贾素庆　楼建国
方弘伟　黄池清　孙尚见　洪妙兰　胡素英　包茂德　季向荣　赵钢生　宋大桥
陈慧　张庆天　王宏献　贝新法　宣建大　贾浙西　郑卫方　程志源

第六批金华市名中医（2016 年）　应瑛　俞虹　赵云珍　林俊宏　吴文通
孙永忠　刘冬梅　陈德兴　卢振中　蒋晶飞　朱近人　卢巧英　韦莉莉
朱健儿　黄良民

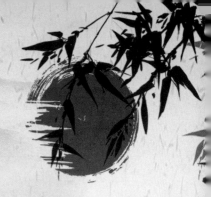

第三章
医学流派

  著名中医医史文献学家范行准曾对中国医学发展演变做过归纳，他说："中国医学在历史上有三变：一为五朝（东晋、陈、齐、梁、宋）之变，一为金元之变，一为清季之变……清季医学一变以前守旧复古之医学而成融合中西之医学，其变之因以有外来医学也。"医学流派的分化发展又以金元为开端，所以《四库全书总目》医家类云："儒之门户分于宋，医之门户分于金元。"

  八婺中医学术流派的形成在南宋以后，这与南宋时期金华学派的发展密切相关。金华学派又称婺学、吕学，是以吕祖谦为代表，属浙东学派。其主张"不名一师，不私一说"，博纳兼容。同时主张明理躬行，反对空谈心性，贵专家之学，富创新精神，倡导"经世致用"，主张学术研究要为社会服务。这些思想以务实主义为特点，使八婺医家对医学知识由被动接受转变为主动兼收并勇于创新。正是金华学派兼收并蓄、融汇创新、经世致用的精神促进了八婺中医药文化的不断创新与发展，推动了八婺学术流派的形成。其中以丹溪学派、八婺汇通学派为典型代表。

  金元时期，少数民族入主中原后，对传统的华夷观念产生强烈冲击。程朱理学大师们对原有的儒家哲学进行反思，倡导"新儒学"。朱丹溪曾跟随婺学"金华四先生"（亦称"北山四先生"）之一的许谦学习，传承了金华学派的理学思想，并深受"新儒学"影响。他批判《局方》用药之偏，认为"操古方以治今病，其势不能尽合"。同时结合临床实际，大胆创新，撰写了《局方发挥》《格致余论》《本草衍义补遗》等，并提出特色鲜明的"崇古而不泥古""阴常不足，阳常有余"的思想观点。他的学术思想成为金元时期著名的四大医学学术流派之一，影响深远，从者如云。

清朝末年，"西学东渐"，在西医与中医的接触与交流过程中，中医学家在对西医的接受与抵拒、反思与内省、汇通与交融等复杂问题的交织思索中产生了陈无咎、张山雷、范行准等一批八婺医家。他们对中西交融的新认识，促进了八婺汇通学派的形成与发展。他们重视中医教育，注重中医人才传统文化底蕴的培养，重视理论与实践结合，使婺州医学发展达到了一个新的高度。

八婺汇通学派中，不少医家传承于丹溪学派，如陈无咎就曾于1923年在上海重建丹溪学社，自任学社第二十代总教，并云："丹溪学社创于明代，丹溪高足戴元礼实主之，传之下走，计系二十。然下走不敢以世医罔俗者，因医学自有进化之量，且昭代之规，罔崇于社身，非下走个人所得而私也。"他希望将丹溪学说发扬光大。从中可以发现，八婺学派既源远流长、一脉相承，又融汇创新、代有发展。

第一节　丹溪学派

丹溪之学上承罗知悌，又有家学渊源，曾祖朱杓、朱锷，祖父朱叔麒精究理学，兼通医学，对丹溪之学影响巨大。丹溪子孙眷戚之从医者有子朱玉汝、侄朱嗣汜、孙朱宗善、孙婿冯彦章等。入门弟子有赵道震、赵良本、赵良仁、戴士垚、戴思恭、戴思温、戴思乐、贾思诚、王顺、楼英、楼厘、徐彦纯、虞诚斋、张翼、程常、王履、刘叔渊，再传、三传乃至四传、五传者及私淑弟子不可胜数。上溯学派先驱及家学渊源者，以丹溪本人为中心，下及子孙宗戚及入室弟子，而戴、赵、楼三系为丹溪学派主干，作为具有全国影响力的学派，外省学人向往丹溪之学者众多，既有入室弟子，也有私淑其学者，亦有几代传承者，为丹溪学说的传播作出了突出贡献。丹溪学派极早地影响了日本的汉方医家，使得日本在公元14世纪即成立了传其学说的"丹溪学社"。

朱丹溪吸纳罗知悌医术之精髓，并融汇刘完素、张子和、李东垣诸家之学，在对传统诸家兼收并蓄的基础上，勇于实践，融汇创新，提出了"相火论"及"阳有余阴不足"等新理论。朱丹溪还受到理学疑经辨伪、富于创新思想的影响,对《局方》"制方以俟病"进行批评,推崇仲景因病以制方的圆机活法,扭转了当时社会不研求医理、墨守《局方》、滥用成药的风气。此后,朱丹溪在长期的医疗实践中又毫无保留地把自己的理学和医术倾囊相授,培养了众多弟子,成就了许多医学名家,并勤于著述,在中国医学史上产生了深远影响。

据不完全统计,造就丹溪学派的先驱和先人有6人,传丹溪之学的子孙宗亲有8人,丹溪入室弟子有14人,丹溪私淑弟子有11人,丹溪外省传人有11人。丹溪学派骨干戴氏医学世家有11人,戴氏外省传人有30人;世代传承与发扬丹溪之学的赵氏医学世家有10人,赵氏外省传人有5人;楼氏医学世家有13人。

一、奠基丹溪学派的两位先驱

(一)许谦

许谦(1270—1337年),元代教育家。字益之,号白云山人,婺州金华(今属浙江)人。其先祖京兆人,九世祖延寿,宋刑部尚书。八世祖仲容,太子洗马。仲容之子曰泂、洸洞。洸洞由进士起家,以文章政事知名于时。由平江徙婺之金华,至许谦五世,为金华人。延祐初,许谦居东阳八华山,学者翕然从之,远而幽、冀、齐、鲁,近而荆、扬、吴、越,皆来受业。其教人至诚谆悉,尝曰"己有知,使人亦知之,岂不快哉!"著有《读书丛说》《诗集传名物钞》《白云集》等。

许谦是朱丹溪的儒学老师,朱丹溪师事许谦是其人生的转折点。许谦为之"开明天命人心之秘,内圣外王之微",朱丹溪苦读默察,见诸实践,"如是者数年,而其学坚定矣"。朱丹溪援理入医,理学亦成为丹溪学术思想的中心内容之一。朱丹溪听从许谦言,弃举子业而致力于医。许谦虽非医学人物,但对朱丹溪的影响是全面的,朱丹溪从思想、方法到道德、行为无不受许谦或说理学的深刻影响。

(二)罗知悌

罗知悌(约1243—1327年),宋末元初医学家,字子敬(一说字敬夫),

号太无，钱塘人（今浙江省杭州市）。刘完素之学传于荆山浮屠，荆山浮屠来到江南，方始传罗氏于杭城。罗知悌既得刘完素之再传，又旁通于张子和、李东垣两家学说。宋宝祐年间，以医术侍奉宋理宗赵昀，甚得宠厚。宋恭宗德祐二年三月，元兵攻破宋都临安，罗知悌随三宫入元都。泰定二年，返杭定居。夏，丹溪登门拜师，收为弟子，尽传其术。

罗知悌的主要贡献在于传北方刘完素、张从正、李东垣三家之学于南方，从而成为北学南渐的中心人物，开创了"医之门户分于金元"的新时代。这一成就得力于其高足朱丹溪及丹溪学派。朱丹溪传罗知悌之学而发扬光大，成为一代大师；罗知悌赖朱丹溪继承发扬，不仅其道不泯，且得不朽。罗知悌著有《罗太无先生口授三法》一卷。

二、底蕴深厚的家学熏陶

朱氏诗书传家，簪缨相望，为当地望族。自宋以来，尤崇尚理学和医学。丹溪世家中以儒理之学著名的有朱杓、朱锷、朱环、朱叔麒。

（一）朱杓

朱杓（1202—1274 年），字毅甫，号敬斋，赤岸人。朱丹溪堂曾祖，其理学和医学造诣对朱丹溪的学术思想形成有着深刻影响。其天性刚直，平生一语不妄，博览群书，不应科举，从学徐侨，上承晦庵之绪，精究理学，著《太极演说》《经世补遗》等书。对道与体、知与行、常与变等哲学问题均有自己的看法。

（二）朱锷

朱锷，朱丹溪曾祖，深研理学，兼通医学，所著《自省篇》多为以理言医。其理学和医学造诣对朱丹溪的医学思想尤其养生观的形成有着深刻影响。朱丹溪援理入医，用理学阐述医学问题，家族的影响不可忽视。

（三）朱环

朱环（1232—1317 年），字君玉，号存斋，朱丹溪祖父，宋宝祐戊午乡试第二十八名。

（四）朱叔麒

朱叔麒（1243—1313 年），元婺州路义乌人，字廷祥，号遯山。朱丹溪堂祖父，宋咸淳四年进士，累迁国子监书库官。世祖至元二十二年荐授定海县尹，转黄岩州同知，调仙居县尹，升浮梁州同知。谢世时，朱丹溪年三十三岁，耳濡目染，深受感动，可谓一脉相承。

三、一代宗师朱震亨

朱丹溪（1281—1358 年），名震亨，字彦修，元代著名医学家，一代医宗。婺州义乌（今浙江义乌市）赤岸人，因其故居有条美丽的小溪，名"丹溪"，学者遂尊之为"丹溪翁"或"丹溪先生"。

朱丹溪诗书传家，崇尚理学、医学，祖上都是一方名医。因母病而习医，后跟师罗知悌。朱丹溪医术高明，临证治疗效如桴鼓，多有服药即愈不必复诊之例，故时人又誉之为"朱一贴""朱半仙"。倡导"阳常有余，阴常不足"说，创阴虚相火病机学说，善用滋阴降火的方药，为"滋阴派"（又称"丹溪学派"）的创始人，与刘完素、张从正、李东垣并列为"金元四大家"在中国医学史上占有重要地位。著有《格致余论》《局方发挥》《丹溪心法》《金匮钩玄》《本草衍义补遗》《伤寒论辨》《外科精要发挥》等。其故里浙江义乌有墓园、纪念堂、纪念亭、丹溪街等。

四、传承丹溪学术的子孙宗戚

朱玉汝 元·义乌人，朱丹溪之子，与从弟嗣泚俱以医名。子文永，授医学训科。

朱嗣泚（1323—1397 年） 明·义乌人，朱丹溪之子。

朱文永（1376—1447 年） 明·义乌人，字克升，朱丹溪之孙，承家学，授医学训科。

朱燧（1396—1453 年） 明·义乌人，字宗善，朱丹溪曾孙。

朱思贞 明·义乌人，朱丹溪族人。

朱锡标 清·义乌人，字开仕，号绣川，朱丹溪十五世孙。精医，著有《伤寒要诀》《脉案卮言》，均未梓行。

朱钤、朱锟 清·金山人，业医术精。朱钤，字朗山，自称朱丹溪后人，著有《增订达生编》一卷。弟朱锟，字棠溪，参校。

冯彦章（1393—1435年） 明·义乌人，朱丹溪孙婿。于书无所不读，尤工于岐黄之术，得朱丹溪之传，宣德间以良医召入太医院。

五、丹溪弟子

（一）戴氏世家弟子

1. 戴思恭（1324—1405年） 字原礼，号肃斋，先祖戴清、戴泳生与丹溪同时。戴士垚为其侄孙，亦受其影响。戴思恭之父系朱丹溪弟子。戴思恭亦受学于朱丹溪，尽得其术。医术精深，为太医院院判，位高权重，影响极大，为丹溪学派中坚。戴氏在理论上颇有建树，学术上继承了丹溪学派"阳常有余，阴常不足"的观点，并有所发挥，提出"阳易亢，血易亏"的气血盛衰理论，强调顾护胃气，辨证精到，施治圆活。著有《证治要诀》《证治要诀类方》《推求师意》等，校补丹溪《金匮钩玄》。

戴思温，戴思恭之弟，亦受业于朱丹溪，而以医名。从弟戴思乐，洪武间任本县医学训科，长子戴宗儒得家传，亦以医名。戴氏父子叔侄五人，出身诗礼人家，儒而习医，除家族中衣钵相传、名医辈出外，还将丹溪学说传播到江苏等地，使其广为流传。戴潜，字起之，明·浙江萧山人。曾师事丹溪，能以医鸣。年二十余，薄游湖海间，缙绅大夫俱称之。晚年回归故里。萧山戴氏与浦江戴氏虽非同一宗族，然同为丹溪弟子，故列于戴思恭兄弟之后。

2. 祝仲宁 号橘泉，明·四明人。世为医家，永乐初被召来京师。师从戴原礼，亦得丹溪之学。诸案多以湿热相搏、痰火相火为说。

（二）戴氏世医外省传人

李东阳《刘益斋传》曰："苏之医，多出丹溪朱氏。朱氏之门有王仲光氏、韩复阳氏，二氏之传为盛启东氏。"由此可见，丹溪之学是明代苏州医学的主干，且影响深远。传播丹溪之学的主要医家是戴原礼。戴原礼元至正年间来到吴中，传其术于王宾。明洪武、永乐年间任太医院使，传于盛寅、蒋用文及刘毓、韩、王等，弟子众多，为丹溪二传、三传，亦为丹溪学派中坚。

1. 王宾（1340—1409年） 明·苏州府长洲县人（今江苏省苏州市）人。

初名国宾，字仲光，号光庵。王宾为丹溪之学在吴传播的关键人物，其医精绝，传之盛寅。盛寅传诸子孙及太医院，使丹溪之学发扬光大；又传侄王宽，王宽传其子王敏、王政，于民间发扬光大。

2. **王彦昭** 字文仲，明·武进人。《武进县志》载："父王思明，以荐侍文皇于潜邸，时彦昭犹未冠，尝被召，应对如老成人。上奇之，命从金华戴元礼学医，得其禁方脉书，以精慎称，每制上所用药必与焉。上欲验其精良，凡藩府旧臣病疾必遣诊视。时太子少师姚广孝病头风，他医莫疗，饮彦昭药辄愈。"

3. **盛寅（1375—1441 年）** 明·吴江人，字启东，号退庵。受业于王宾。初王宾与戴原礼游，冀得其医术。盛寅受王宾之书，为戴原礼再传弟子，丹溪三传弟子。其弟盛宏，子盛㒟、盛俌，侄盛伦，孙盛暟、盛旷俱以医世其家，又有刘毓、李思勉，亦俱传其术者。诸人当属盛寅弟子，则为丹溪四传矣。著有《医经秘旨》两卷，现存；《六经证辨》，已佚。

4. **王观（1448—1521 年）** 明·吴江人，字惟颙，初号杏圃。家世业医吴中，与父亲王敏皆以医道名世。成化二十二年（1486 年），征入太医院。不久，父丧守制不复出。有子二，长子王谷祯，娶祝允明女；次子王谷祥。

5. **刘益斋（1417—1488 年）** 名毓，字德美，明长洲人。其先金陵人，有曰定夫者，徙苏之长洲，传五世，至益斋，医名于苏。刘益斋学于盛启东，盛启东之医出王仲光，王仲光为戴原礼弟子，故刘毓为丹溪四传弟子。

6. **盛俌（1441—1523 年）** 明·吴江人，盛寅第十一子。

7. **李懋** 字思勉，明·吴江人。与刘毓同受学于盛寅，得其传。成化间征为御医。为丹溪四传。

（三）赵氏世家弟子

1. **赵良本（1304—1373 年）** 元·婺州路浦江人，字立道，号太初子。少时受学于吴莱，后从朱震亨学医，能传其术。夫人戴如玉为戴良之姐，故赵良本为戴良姐夫、赵原礼姑父。赵良本之子赵友亨，亦业医，为丹溪再传弟子。

2. **赵良仁（1315—1401 年）** 元·浦江人，字以德，号云居。幼时尝侍大儒柳贯，亦与戴良、宋濂为同门。至正二年，柳贯被征为翰林侍制。次年，与戴氏父子一起受学于丹溪，尽得丹溪之传。医术精良，治多奇效，沉疴悉起，名动浙东西。著有《医学宗旨》《丹溪药要或问》《金匮方衍义》。《丹溪药要或问》明抄本有赵良仁序，书末附有其从丹溪就学经过及丹溪语录。

3. 赵友同（1364—1418 年）　明·浦江人，字彦如，号存斋。赵良仁之子，医承家学，为丹溪再传弟子。自少笃学，尝从宋濂游，以伯父赵良本与戴氏的姻戚关系亦得从戴良问业。洪武末，任华亭县学训导。永乐初，考满当迁，会姚广孝，言其深于医，遂授太医院御医。著有《存轩集》。

4. 赵叔文　明·浦江人，居苏州，字季敷。为赵良仁之孙，赵友同之子。著有《救急易方》八卷。

5. 李肃　明·江苏委县人，字彦昭，号杏林。童年丧父，曾从金华名医赵良仁游，赵氏乃朱丹溪之门人，李肃尽得其传，遂以医名。后被荐为松江府医学正科，为丹溪再传弟子。

6. 赵锵然（1822—1914 年）　清·浦江人，通儒精医，乐于医术济世。子师献亦有声于当时。

7. 赵云斋（1829—1869 年）　清·浦江人，字学殷，号听泉居士。赵锵然堂弟，学医于堂兄赵锵然，通儒精医，亦有医名。

（四）楼氏世家弟子

楼英（1320—1389 年），明代医家，字全善，一名公爽，浙江萧山人，为楼氏医学世家集大成者。楼英与戴原礼为姻表兄弟，同师事朱丹溪。其父楼友贤与朱丹溪交谊颇深，常酬唱往来，晚年尝与讲明《内经》之旨。有楼鳌、楼仁者，未明籍贯，亦不明与楼英的关系。惜无著作流传。其与戴原礼关系密切，师法丹溪之学无异。

（五）其他弟子

1. 贾思诚　明·义乌人。宋濂之外弟，丹溪弟子。性醇介，有士君子之行，尝同濂师事城南闻先生学治经。久之，复去受医说于朱丹溪之门。诸医家所著，无所不窥，出而治疾，往往有奇验。

3. 徐用诚　明·会稽人，字彦纯。早年师事朱丹溪，尽得其传。时人称传丹溪之学者，辄与戴思恭并举。亦不废儒业，精通《春秋》，后为吴学教谕，以《春秋》教授吴中俊彦。时时出其技以活人，多获奇效。著有《医经辨证图》已佚；《医学折衷》后经刘纯增补，为《玉机微义》，存；《本草发挥》四卷，存。

4. 张翼 丹溪门人，籍贯、字号、平生事迹无考，亦无著述传世以供研究。

5. 程常 元·东阳人，号石香居士。丹溪高弟，精于外科。著有《疮疡集验》。

6. 管元德 元末明初金华人。得朱丹溪之传，采药金华山，遇异人授，当为丹溪弟子。

7. 楼汝樟（？—1423 年） 明·义乌人，字有源，图南十世孙。雅好读书，因母多疾乃研读丹溪书，与戴原礼兄弟讨论医学，遂精医术，为丹溪弟子。

8. 程本立（？—1402 年） 明·嘉兴崇德人，字原道。少读书，不务章句。寓金华最久，为丹溪儒学弟子，受丹溪之熏陶至深。虽非医学人物，列此以见丹溪学派另一侧面。

9. 罗成之 元·崇明人。罗氏之于丹溪，始则疑，继则服，终则学，改弦易辙，全法丹溪，为丹溪弟子。后居崇明，虽非浙人，亦附列于此。

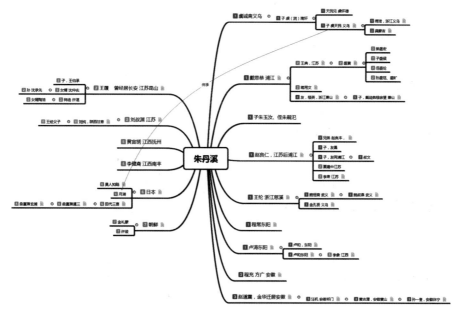

朱丹溪学派传承图

（六）丹溪私淑弟子

所谓私淑弟子是指没有经过拜师、无明确师徒关系，自己学习研究某家学说并努力传承和发扬光大者。有明一代三百年间，私淑丹溪之学者遍布全国，大体有两种情形：一是如程充、杨楚玉、卢和、方广、高子正等私淑丹溪之学，编纂修订丹溪著作而取得成就，虽述而不作，然影响深远，是传播丹溪之学的功臣；二是如虞抟、王纶、汪机等私淑丹溪之学，发扬光大丹溪学说并参以己见，形成自己的学术思想，从而取得成就，也产生深远影响。

1. **虞崇真**　元代医家。字诚斋，义乌人。受业丹溪之门，医道最精。

2. **虞润**　明代医家。字南轩，义乌人。虞抟之父。私淑丹溪，深究岐黄之秘，溯先哲所传，尽得丹溪之术。

3. **虞抟（1438—1517年）**　明代医家。字天民，自号花溪恒德老人，义乌人。虞氏家传之学皆宗丹溪，其先虞诚斋曾列丹溪门墙，至虞抟已历四世。著有《医学正传》《方脉发蒙》《苍生司命》《医学真诠》。

4. **傅滋**　明代医家。字时泽，号浚川，义乌人。聪敏博学，下问谦恭。医术甚精，活人无数。虞抟弟子，主丹溪之学，著《医学集成》《医学权舆》，现存。

5. **龚蒙吉**　明代医家。字仲修，号观州，义乌人。邑廪生，精于医，通《易经》。著有《医方指要总括》《节要直讲》《医验元扣》，均佚。

6. **卢涛**　明代医家。字安泽，东阳（今属浙江）人，因母病而留心医药，后遂成名医。著有《尝药录》，未见行世。

7. **卢和（1440—1515年）**　字廉夫，号易庵，明·东阳人。本业儒，志在济世，因父病疟误于医，痛亲伤感，遂致力于医。私淑丹溪之学，对《丹溪心法》研究深入。著有《丹溪纂要》《食物本草》两书。

8. **王纶（1453—1510年）**　明代医家。字汝言，号节斋，慈溪人。举进士，官至右副都御史。因父病而学医。精于医，所治疾患，无不立效。著有《本草集要》《名医杂著》。

9. **鲍进、鲍叔鼎**　明·武义人。鲍进，字恒斋。积学有声，充邑庠，屡举不第，遂业医。时兵多病疫，所饮药辄效，活者甚众。鲍叔鼎，字汝和，生卒不详，是一名儒医。鲍氏父子为王纶弟子，鲍叔鼎著《医方约说》《脉证类拟》。

10. 金孔贤　明·义乌人，字希范。性好学，尤精于针。曾跟随王纶学习。著有《丹山心术》《经络发明》。

11. 叶廷器　字子玉，号慕通，义乌人，明嘉靖年间名医。叶荣实得丹溪之学以授叶文逊，叶文逊又授叶廷器，故叶廷器亦为丹溪学派传人。著有《世医通变要法》。

12. 汪机（1463—1539 年）　字省之，别号石山居士，明·祁门城内朴墅人。汪家世代行医，祖父汪轮、父亲汪渭均为名医。汪机少时勤攻经史，后因母亲长期患病，父亲多方医治无效，遂抛弃科举功名之心，随父学医。他努力钻研诸家医学经典，取各家之长，医术日精，不仅治愈了母亲头痛、呕吐之病，且"行医数十年，活人数万计"。汪机著作甚丰，有《医学原理》《本草会编》《读素问钞》《脉诀刊误》《外科理例》《痘治理辨》《针灸问对》《伤寒选录》《运气易览》《医读》《内经补注》。汪机弟子黄古潭，再传其学于孙一奎。

13. 孙一奎　字文垣，号东宿，别号生生子。安徽休宁人，生于明代嘉靖、万历间，为温补学派的著名医家，著有《赤水玄珠》《医旨绪余》《医案》。

14. 程充（1433—1489 年）　明·休宁人，字用光，号后庵居士、复春居士。世业儒而好医，其读《素》《难》之书甚稔，最喜朱氏之说。凡朱氏之方有别见者，则以类入之，所校订的《丹溪心法》为现存丹溪诸书流传最广者。

15. 方广　明·休宁人，字约之，号古庵。著有《丹溪心法附余》。

16. 高叔宗　明·江阴人，字子正，别号石山。能诗善书，通和扁术。著《资珍方》。

（七）丹溪省外传人

丹溪弟子众多，遍及江南，众弟子由于任职、迁居而遍布全国，如赵道震徙居安徽，刘叔渊迁移陕西，王履任职秦王府而旅居西安，戴原礼、蒋用文父子、赵友同等人先后任职太医院而居京师，戴思温虽无迁居而活动广泛。通过他们的医疗实践，著书授徒，丹溪学派的影响范围逐渐扩大。陕西王天荫、王经父子即是由刘纯而得丹溪之学的。《丹溪心法》的版本有陕本、蜀本、闽本和徽本等多种，也从另一侧面反映出丹溪学术思想影响之广泛。

丹溪省外传人，入室弟子有王履、刘叔渊，及其二传、三传乃至四传、五传者。师从戴氏、赵氏者，丹溪省外私淑弟子上已述。

1. 王履（1332—1391年） 字安道，号畸叟，又号奇翁、抱独山人，明·江苏昆山人。王履笃志问学，博通群籍，教授乡里，为后进楷模。能诗文，工绘事，精于医药，尽得丹溪之传。著有《医经溯洄集》《百病钩玄》《医韵统》《标题原病式》等，已佚。子伯承，承其业。

2. 沈仲实、沈承先 沈仲实，号松岩。王履传丹溪之学于子伯承，伯承传婿仲实，仲实传孙承先（字引仁），丹溪之学传承之线明显。

3. 许湛 字元孚，明·苏州人。其先鎏江人，南渡来居娄东。少从王履游，深造医道，自号娄愚。婿陶浩，字巨源，传其业，亦有名。

4. 陶浩 明代医家。字巨源，世居太仓，读书有识。许湛、陶浩翁婿二人为丹溪再传和三传弟子。

5. 刘叔渊 明·吴陵人，字橘泉。受业于朱丹溪，领其心授，为朱丹溪之高弟，其学传于子刘纯。

6. 刘纯（1340—1412年） 字宗厚，明·吴陵人。世为吴陵望族，以诗礼相传。刘纯承家学，为丹溪再传。著《医经小学》《伤寒治例》。

7. 王经、王道合、王天荫、王尚义 王经（1462—1531年），字秉常，号西林，明·长安人。业医有名。其父王天荫，业益精。时吴人刘宗厚，上医也，王天荫与之从游。王道合、王天荫、王经、王尚义四代为医，关中之医刘王并称。王天荫与刘纯地位相若，王天荫从刘纯处得丹溪之学。王经继之，亦属丹溪一派。

8. 杨珣 明·长安（今陕西西安）人，字楚玉，号恒斋。曾任职太医院，著有《针灸详说》《丹溪心法类集》《伤寒摘玄》。

（八）丹溪当代传承人

1. 王宏献 1985年进入浙江中医学院（现浙江中医药大学，下同）中医学专业本科学习，在校期间开始学习丹溪学说。1991年8月到义乌市中医医院工作后，深入研究朱丹溪中医药文化。1999年9月在浙江中医学院攻读硕士研究生，2001 年 6 月取得硕士学位。2010 年 9 月至 2013 年 6 月在浙江中医药大学攻读医学博士研究生，取得博士学位。历任义乌市中医医院内科主任、副院长、党委副书记、院长等职，现任义乌市中医医院党委书记。

自学习中医以来，王宏献坚持学习朱丹溪学说并用于临床实践，深得朱丹溪滋阴学说和气血痰郁"四伤"学说之精髓，对内科杂病的诊治尤为擅长，为浙江省"中风病单病种诊疗规范"技术指导者，先后承担浙江省中医药科研课题 1 项，金华市科研课题两项、义乌市科研课题两项；获义乌市科技进步二等奖 1 项。任全国高等中医药院校教材《中西医结合传染病学》副主编；主持国家级、省级继续教育项目多项；在各级杂志发表论文数十篇，多篇论文获金华市、义乌市自然科学优秀论文奖。

2. 朱锐明　朱丹溪第二十三世孙，少时传承家学，研习丹溪医学。1979年考入浙江医科大学金华分校临床医学专业，系统学习西医学和中医学。历任丽水地区第二人民医院院长兼书记、义乌市中医医院正院级副书记、义乌市妇幼保健院党总支书记兼副院长、义乌市中医医院院长兼副书记等职。深受朱丹溪中医药文化影响，参加浙江省"西医学习中医"高级研修班，开展朱丹溪中医药文化非物质文化遗产申报工作。

朱锐明以"衷中参西"为旨，主张"师古而不泥古，以现代医学补中医之不足"，从事神经精神病学、神志病学、脑病学和医院管理工作 40 年，对朱丹溪气血痰郁"四伤学说"颇有研究。擅长采用中西医手法治疗神经精神科疑难杂症及各类心理疾病，对失眠、焦虑、抑郁、惊恐、强迫症、抽动症、多动症、不安腿综合征、更年期综合征、考前紧张综合征、眩晕、帕金森、癫痫等病证的中西医诊治尤有心得。主持完成国家标准化委员会治未病项目——焦虑状态、抑郁状态两项诊疗指南的制定，主持完成义乌市科研项目《滋阴益智方治疗儿童多动症临床观察》及《梅核气中医诊疗的文献研究》两项，参与国家中医药科研基金项目课题 1 项，省科技厅重大疾病防控项目课题 1 项；获浙江省科技进步三等奖 1 项，浙江省中医药科技进步二等奖 1 项，地市级科技进步奖 3 项，在各级杂志发表论文近 40 篇，参编专著 6 部。

3. 朱近人　朱丹溪第二十一世孙，少时传承家学，又与上一代代表性传承人比邻而居，受其熏陶，研习丹溪文化。1983 年进入浙江中医学院系统研习丹溪学派理论，1988 年到义乌市中医医院工作后，虚心向前辈学习，深入研究朱丹溪中医药文化，历任义乌市中医医院达标办公室主任、中风科主任、院办主任、副院长等职，承担朱丹溪中医药文化申报非物质文化遗产项目相关工作。

从事中西医结合治疗内科疾病 30 余年，一直致力于朱丹溪滋阴学说及养生寿老学说研究。擅长运用朱丹溪滋阴学说和养生寿老理论对亚健康人群进行中医药调理，指导中老年人养生保健，对高血压、中风等疾病的防治尤有心得。参编《朱丹溪医药文化研究》《近代浙西浙南名医学术经验集》等，撰写《略论朱丹溪"阳有余，阴不足"》《朱丹溪"倒仓法"探析》《朱丹溪学术思想对中风病防治的启示》等论文近十篇。

第二节　八婺汇通派

清朝末期，"西医东渐"，中西医发生了正面碰撞。针对西医的冲击，张山雷主张"融洽中西"，认为"中西两说，俱有至理，止可合参，而必不可废者矣"。陈无咎提出"西医是侧重生理解剖的，中医是偏在心理哲学方面的"。"不主于一家也，中善于西则执中，西善于中则从西"，主张对中西医进行比较，分其优劣而有取舍。张山雷和陈无咎都是中医教育的先驱，他们的中西汇通思想通过兰溪中医专门学校和上海中医专科学校在江南地区产生深远影响，八婺后世医家如黄学龙、陈无咎、吴心禅、方寿徽、范行准、黄乃聪、翁文教、许锡珍、吴士元等均受其影响，成为近代以来八婺医家的中坚力量。

张山雷针对"西医东渐"，"生理解剖必须中西合参，借征西化，欲阐病源，须明生理、骨骸之枢机，气血之循行，脏腑之体用。吾邦医籍，但不详其理……融洽中西，务求详实（《合信氏全体新论疏正》）"，客观分析了中西医各自的长处，编写解剖生理学教材，引用英国医生合信氏《全体新论》逐段加以疏证，编成《合信氏全体新论疏证》，引导学生向中西医结合方向努力进取。他认为，"当挹取他族之精华，藉以纠正旧学之未逮，庶可折衷一是"。

黄学龙 1899 年考取秀才，在私塾执教一段时间后进入杭州高等简易师范传习所读书。宣统年间考入浙江省立两级师范学堂优级博物科学习。1909 年毕业后，任教于临海六中、金华七中、处州中学。1923 年回东阳中学任教，又出任校长。1931 年黄学龙阅《申报》"金针疗病奇书"顿生学医之心，50

岁始与其弟黄云龙共研针灸，与针灸名家承淡安为友。后入江苏无锡"中国针灸研究社"为社员。黄学龙潜心研究针灸理论，广泛阅读西医学书籍，先后写就《屠龙之术》《针灸疗法与生理作用》《新解十四经发挥》等书。1949年初，被推选为中国针灸学研究社副社长。1954年，被卫生厅聘为杭州医院（浙江省中医院前身）特约医师，为各级针灸学习班主讲教师。1954年被聘为浙江省中医研究所研究员，次年7月任浙江省中医进修学校（浙江中医药大学前身）针灸教师兼《浙江中医杂志》编审人员。首创药物穴位注射法。

陈无咎曾就读于两浙高级师范，具有扎实的西学基础。他主张学习吸取西学知识为我所用，并将西医血液循环理论运用于中医论说，在参合中西学说的基础上，创制"一循环饮""二循环饮"。他认为，中西医学各有偏重，宜取长补短。"天文、地文、历史、教育、伦理和心理等，皆有一部分与医学有关；至化学、博物、生理和解剖直接间接为中国医学之脚注者，更不待赘矣"。最终目的在于令中医药迅速发展，屹立于世界医学之林。这也正是陈无咎任校长的上海中医专科学校的办学主张。

张山雷和陈无咎的中西汇通思想在江南地区产生深远影响，当时兰溪中医专门学校受业学生达556人，上海中医专科学校共招收学生约200人。他们学成后主要分布于江、浙、皖、赣、沪各处，不仅很多人为当地著名医家，且为近代中医学术和教育事业骨干者大有人在。八婺地区后世的许多医家亦受其影响，形成了八婺汇通学派。其中较为突出的有中华人民共和国成立之初深受金华民间青睐的中医院十三太保。

1958年金华市中医院创建，七个联合诊所的黄乃聪、许永茂、孙樟斌、宋志澄、吴心禅、翁文教、许锡珍、胡为益、方寿徵、蒋鸿均、诸葛少安、曹增升、林秀春等十三位元老均参与了创建。他们中很多人曾就学于兰溪中医专门学校，是近代以来八婺医家的中坚力量。其务实的治学思想对现代婺州医家影响深远。

吴心禅1938年赴泸进修西医，后在金华后街开设吴心禅诊所，专内科，擅治瘟病。吴心禅学贯中西，善用中西医结合方法治疗各种疾病，尤擅瘟病、肝炎及消化系统、神经系统、呼吸系统和泌尿系统等疾病的治疗。

方寿徵于兰溪中医专门学校后，曾赴杭州卫生学校进修班学习。行医50余年，学贯中西，以内科见长，擅治脾胃病。

范行准（1906—1998 年），浙江汤溪人。1930 年考入上海国医学院，因家贫免缴学费。与同学共同创办《医铎》杂志，并发表《中国医学史大纲》一文。与校友周桂庭创办《国医评论》杂志。后加入上海中西医药研究社。中西医药研究社成立于 1935 年，社址在上海，为全国性的医药学术团体，助推中国医学。范行准当选为理事，承担《中西医药》编辑工作，同时负责图书馆规划及图书搜求工作。他独辟蹊径，通过医史学研究中医，研究中西汇通，发表了《汉唐以来外药输入的史料》《古代中西医药之关系》《胡方考》《外族医家考》等中外医学交流汇通的论文。出版《明季西洋传人之医学》一书，被中外交通史家方豪认为"用功颇深，收获亦丰"，为专门性的中西交通史著述中难得之作。陆渊雷认为，"且以范之材质造诣，使从事于国学文学，当不让郭沫若、鲁迅之流。"范行准后专心收集与研究中医药古籍，为闻名海内外的中医药古籍收藏大家，后受聘为中医研究院（现中国中医科学院）特约研究员，将毕生所藏古籍献给该院图书馆。

黄乃聪 1945 年在金华开诊所行医，在骨折、脱位、金疮、破伤风、狂犬病、气性坏疽等疑难症治疗方面经验丰富。接触西医后，积极推动中西医结合。1962 ~ 1965 年在浙江中医学院（现浙江中医药大学）教授伤科，要求学生不仅要学好伤科知识，还要学习解剖、生理、病理、药理、生化等西医知识。

吴士元着力于中医现代化研究，先后研发出呼吸系统、消化系统和心血管系统行之有效的经验方，如治疗感冒的芙朴冲剂、治疗消化性溃疡的胃灵糖浆和降低血脂的血脂灵胶囊，均为临床普遍应用的著名中成药。

翁文教 20 世纪 30 年代初就学于兰溪中医专门学校，后在南京国医馆进修 1 年，1952 年参加第二中医联合诊所，1958 年并入金华市中医院，以针灸见长。

许锡珍自幼聪颖，因体弱习医，师从丹溪学派传承人郭季樵。受陈无咎影响，于西医有所涉猎。1952 年联合同仁创建金华第一联合诊所，后入金华市中医院就职。

第三节 回回塘血证派

回回塘血证派为兰溪医家吴荫堂所创。吴荫堂（1881—1938年），兰溪回回塘村（现建德市）人，因长年居于回回塘，故人称回回塘先生、森森先生。1902年春，吴荫堂患肺结核，多方医治无效，遂弃科举而习医，精研各家经典，以身试药，经过年余调治，病竟痊愈。此后随岳父兰溪名医叶渭荣学习时病、杂病。业成之后悬壶乡里，头角峥嵘，数年间声名大噪，求治者接踵不绝，门庭若市，被奉之为"血证圣手"，誉驰浙江中西部及江西、安徽等地。

1929年，吴荫堂应邀赴兰溪行医，受好友兰溪中医专门学校诸葛泰校长之聘，客授《血证论》《医林改错》等书，并传授血证治验。1937年，因抗日战争爆发，避难回乡行医。晚年欲著《血证九九问答》，惜未完稿，后由门人叶永清整理完成《血证问答》。

吴荫堂总结《黄帝内经》《伤寒论》有关血证辨证，汲取《十药神书》《理虚元鉴》《医林改错》《血证论》的血证辨证用药经验，一改前人血证初期治肝的固见，丰富和发展了血证理论。对血证病的深浅、寒热、邪正的消长归纳为疾病发展的四个阶段，创建咯血病四阶段分类法和血证八法治疗体系，为其医派特色。其后通过后世弟子不断发挥，在血证病机和辨证治疗方面得到了进一步发展。

百余年来，传其学者代有其人，著名的有叶永清、吴士元、叶建寅等，学术特色鲜明，传承方兴未艾。

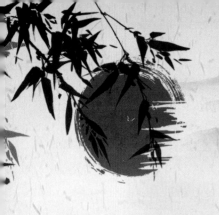

第四章

历代医籍

　　据不完全统计，历代八婺医家所著医籍近 200 种，现存医籍 65 种，其中元代 10 种，明代 11 种，清代 3 种，民国 41 种。这些医籍是众多医家毕生经验感悟的积淀，不少影响广泛，是八婺中医药文化的瑰宝。见表 4-1。

表 4-1　历代八婺医家医著汇总

书籍	朝代	著者（籍贯）	留存情况
《疮疹证治》一卷	宋	谢天锡（金华）	已佚。光绪二十年《金华县志》载录
《婴孩宝书》二十卷	宋	汤衡（东阳）	已佚
《汤民望婴孩妙诀论》两卷	宋	汤衡（东阳）	已佚
《卫生普济方》	宋	朱杓（义乌）	已佚
《自省篇》	宋	朱锷（义乌）	已佚
《疮疡集验》	元	程常（东阳）	已佚
《局方发挥》一卷	元	朱震亨（义乌）	现存
《格致余论》一卷	元	朱震亨（义乌）	现存
《本草衍义补遗》一卷	元	朱震亨（义乌）	现存
《丹溪医按》两卷	元	朱震亨（义乌）	现存
《素问纠略》一卷	元	朱震亨（义乌）	已佚。《中国医籍考》有载
《外科精要发挥》	元	朱震亨（义乌）	已佚。宋濂《故丹溪先生朱公石表辞》、康熙三十一年《义乌县志》载录

续表

书籍	朝代	著者（籍贯）	留存情况
《伤寒摘疑》一卷	元	朱震亨（义乌）	已佚
《古简方》十二卷	元	吴奂（兰溪）	已佚
《诸集方》四十余卷	元	吴奂（兰溪）	已佚
《重注标幽赋》一卷	元	王镜潭（兰溪）	《扁鹊神应针灸玉龙经》载录
《王镜潭针灸全书》一卷	元	王镜潭（兰溪）	已佚。《医藏目录》载录
《古简方》十二卷	元	吴奂（兰溪）	已佚
《诸集方》四十余卷	元	吴奂（兰溪）	已佚
《增注医镜密语》一卷	元	王镜潭（兰溪）	已佚。光绪十三年《兰溪县志》载录
《扁鹊神应针灸玉龙经》一卷	元	王国瑞（兰溪）	现存《四库全书珍本初集》本
《秘方》	元	杨进（武义）	已佚。嘉庆九年《武义县志》载录
《医学宗旨》	元	赵良仁（浦江）	已佚
《金匮方衍义》	元	赵良仁（浦江）	经补注为《金匮玉函经二注》而刊行
《丹溪药要或问》两卷	元	赵良仁（浦江）	现存
《九灵山房集》	元	戴良（浦江）	现存
《吕复医案》	元	戴良（浦江）	现存
《金华药物镜》三卷	明	商大辂（金华）	已佚。康熙三十四年《金华县志书·杂志类》载录
《医略阐秘》	明	倪元恢（金华）	已佚
《痘疹解疑》	明	倪有美（金华）	现存抄本，藏于上海中医药大学图书馆
《伤寒类证》	明	赵道震（金华）	已佚。乾隆元年《江南通志·人物志》载录
《医学大成》	明	孙橹（东阳）	已佚。道光八年《东阳县志·艺文外编》载录

续表

书籍	朝代	著者（籍贯）	留存情况
《脉经采要》	明	孙櫖（东阳）	已佚。道光八年《东阳县志·艺文外编》载录
《活命秘诀》	明	孙櫖（东阳）	已佚。道光八年《东阳县志·艺文外编》载录
《手经脉诀》两卷	明	张心良（东阳）	已佚。道光八年《东阳县志·广闻志》载录
《儒门本草》	明	卢和（东阳）	已佚。道光八年《东阳县志·艺文外编》著录
《食物本草》两卷	明	卢和（东阳）	现存
《丹溪纂要》四卷	明	卢和（东阳）	现存
《指要》	明	葛思寅（东阳）	已佚。道光八年《东阳县志》载录
《医学须知》	明	卢洪春（东阳）	已佚。道光八年《东阳县志》载录
《小儿启予录》	明	韦佩珩（东阳）	已佚。道光八年《东阳县志》载录
《尝药录》	明	卢涛（东阳）	已佚。道光八年《东阳县志》载录
《医学正传》八卷	明	虞抟（义乌）	现存
《证治真诠》	明	虞抟（义乌）	抗战期间被毁，现留残篇
《医学源流肯綮大成》十六卷	明	虞抟（义乌）	现存
《方脉发蒙》六卷	明	虞抟（义乌）	已佚
《苍生司命》八卷	明	虞抟（义乌）	现存
《医案正宗》	明	虞抟（义乌）	已佚。嘉庆七年《义乌县志·艺文》载录
《医方指要总括》	明	龚蒙吉（义乌）	已佚
《节要直讲》	明	龚蒙吉（义乌）	已佚
《医验元扣》	明	龚蒙吉（义乌）	已佚

续表

书籍	朝代	著者（籍贯）	留存情况
《群医纂集》	明	陈樵（义乌）	已佚
《脉经直指》	明	徐行（义乌）	已佚。康熙三十一年《义乌县志》载录。乾隆元年《浙江通志·经籍》作《脉经直指碎集》
《碎金集》	明	徐行（义乌）	已佚。康熙三十一年《义乌县志》载录。乾隆元年《浙江通志·经籍》作《脉经直指碎集》
《丹山心术》	明	金孔贤（义乌）	已佚。康熙三十一年《义乌县志·人物志》载录
《经络发明》	明	金孔贤（义乌）	已佚。康熙三十一年《义乌县志·人物志》载录
《世医通变要法》两卷	明	叶廷器（义乌）	已佚
《石舟医案》	明	王子英（兰溪）	已佚
《医学薪传》	明	王师文（兰溪）	已佚
《橘井元珠》	明	王章祖（兰溪）	已佚
《拾遗方》	明	童文（兰溪）	已佚
《医案》	明	张柏（兰溪）	已佚。康熙十一年《兰溪县志》载录
《医案》	明	王之英（兰溪）	已佚
《医经备览》	明	王之英（兰溪）	已佚
《脉证类拟》两卷	明	鲍叔鼎（武义）	已佚。嘉庆九年《武义县志·艺文》载录
《医方约说》两卷	明	鲍叔鼎（武义）	现存。嘉庆九年《武义县志·艺文》载录作《医方说约》
《证治要诀》十二卷	明	戴思恭（浦江）	现存。被合为《秘传证治要诀及类方》

书籍	朝代	著者（籍贯）	留存情况
《证治类方》四卷	明	戴思恭（浦江）	现存。被合为《秘传证治要诀及类方》
《金匮钩玄》三卷	明	戴思恭（浦江）	现存
《推求师意》两卷	明	戴思恭（浦江）	现存
《本草摘抄》	明	戴思恭（浦江）	已佚。曹昌《明奉政大夫太医院使戴显一府君墓志铭》著录
《存轩集》	明	赵友同（浦江）	已佚
《救急易方》八卷	明	赵叔文（浦江）	现存
《本草发微》	明	金时望（汤溪）	已佚。乾隆四十八年《汤溪县志·人物志》载录
《金丹参悟》	明	金时望（汤溪）	已佚。乾隆四十八年《汤溪县志·人物志》载录
《医学正论》	明	伊东泽（汤溪）	已佚。1931年《汤溪县志·人物志》载录
《汤液衍传》	明	伊东泽（汤溪）	已佚。1931年《汤溪县志·人物志》载录
《医学纂要》	明	洪光贲（汤溪）	已佚。1931年《汤溪县志·人物志》载录
《岐黄口诀》	明	洪基（汤溪）	已佚。1931年《汤溪县志·艺文》载录
《医方指要》	明	洪宽（汤溪）	已佚。1931年《汤溪县志·人物》载录
《舍从一得录》	清	周镐（金华）	已佚。道光三年《金华县志》载录
《医问》	清	赵焕文（东阳）	已佚。道光八年《东阳县志》载录
《伤寒提要》	清	韦建章（东阳）	已佚。道光八年《东阳县志·广闻志》载录
《痘疹摘要录》	清	韦建章（东阳）	已佚。道光八年《东阳县志·广闻志》载录

续表

书籍	朝代	著者（籍贯）	留存情况
《疹证金针》	清	杜启蘅（东阳）	已佚。道光八年《东阳县志·广闻志》载录
《本草分经》	清	吴应玑（东阳）	已佚。道光八年《东阳县志·艺文外编》载录
《痘疹自得编》	清	周显江（东阳）	已佚。道光八年《东阳县志·艺文外编》载录
《内经脉法》	清	徐朝宗（东阳）	已佚。道光八年《东阳县志·人物志》载录
《四十九类证治》	清	徐朝宗（东阳）	已佚。道光八年《东阳县志·人物志》载录
《保赤全生集》	清	陈怀新（东阳）	已佚。《浙江历代医林人物》载录
《治疹全书》	清	吕铭（东阳）	已佚。《浙江历代医林人物》载录
《麻疹汇要》	清	吕铭（东阳）	现存光绪二十六年初刻本
《医问》	清	陈心贤（东阳）	已佚
《伤寒补遗》	清	虞嘉熊（东阳）	已佚
《妇科症治辑要》	清	虞嘉熊（东阳）	已佚
《医学分类汇钞》	清	杜道周（东阳）	已佚
《麻疹全书》	清	杜道周（东阳）	已佚
《伤寒补遗》	清	虞嘉熊（东阳）	已佚
《妇科症治辑要》	清	虞嘉熊（东阳）	已佚
《医学分类汇钞》	清	杜道周（东阳）	已佚
《麻疹全书》	清	杜道周（东阳）	已佚
《班录》	清	方启英（义乌）	已佚。道光十九年《婺志粹·技艺志》载录
《玉环集》	清	郭东昂（义乌）	已佚。《义乌县卫生志》载录
《伤寒要诀》	清	朱锡标（义乌）	已佚
《脉案厄言》	清	朱锡标（义乌）	已佚

书籍	朝代	著者（籍贯）	留存情况
《增订达生编》	清	朱钤（义乌）	现存道光十四年刻本，藏于长春中医药大学
《伤寒辨误》	清	徐大振（兰溪）	已佚。光绪十三年《兰溪县志·人物志》载录
《金匮辨误》	清	徐大振（兰溪）	已佚。民国《重修浙江通志稿·著述》载录
《玉环集证治要诀》	清	阎廷瑛（兰溪）	已佚。光绪十三年《兰溪县志·艺术志》载录
《诸家医案经验录》	清	吴国勋（兰溪）	已佚
《经验方》	清	徐鸣皋（兰溪）	已佚。《兰溪市医学史略》载录
《医案》	清	徐鸣皋（兰溪）	已佚。《兰溪市医学史略》载录
《吴荫堂血证脉案》	清	吴荫堂（兰溪）	已佚。《兰溪市医学史略》载录
《舌镜大全》	清	唐萃锵（兰溪）	已佚。《兰溪市医学史略》载录
《验方集》	清	吴佩龄（兰溪）	已佚。《兰溪市医学史略》载录
《采录封轩》	清	吴佩龄（兰溪）	已佚。《兰溪市医学史略》载录
《秘传家藏幼科》	清	吴佩龄（兰溪）	已佚。《兰溪市医学史略》载录
《病机赋》	清	吴佩龄（兰溪）	已佚。《兰溪市医学史略》载录
《痘麻症歌》	清	吴佩龄（兰溪）	已佚。《兰溪市医学史略》载录
《医方积验》	清	徐应显（永康）	已佚。光绪十八年《永康县志·人物志》载录
《医学撮要》四卷	清	夏少华（永康）	已佚。《浙江历代医林人物》载录

书籍	朝代	著者（籍贯）	留存情况
《伤寒秘诀》	清	陈伯辉（武义）	已佚。《浙江历代医林人物》载录
《医贯指南》	清	陈伯辉（武义）	已佚。《浙江历代医林人物》载录
《济川麻书》	清	张舟（浦江）	已佚。《浙江历代医林人物》载录
《医学撮要》	清	张绥之（浦江）	已佚。《浙江历代医林人物》载录
《产宝》一卷	清	倪枝维（浦江）	现存
《产科要言》	清	朱绍珂（浦江）	已佚。《浙江历代医林人物》载录
《奇经琐言》	清	周镜（浦江）	已佚
《厥阴证发明》	清	周镜（浦江）	已佚
《却病小草》	清	施垂青（浦江）	已佚
《医辨》	清	施亦兰（浦江）	已佚
《医学纂要》	清	孙艺华（浦江）	已佚。《浙江历代医林人物》载录
《千金方翼注》	清	魏祖清（汤溪）	已佚
《村居急救方》	清	魏祖清（汤溪）	已佚
《卫生编》	清	魏祖清（汤溪）	已佚
《树蕙编》	清	魏祖清（汤溪）	现存光绪五年丹阳魏树蕙堂刻本
《临证医案》	清末民初	金嘉兰（东阳）	已佚
《屠龙之术》	清末民初	黄学龙（东阳）	现存
《针灸疗法与生理作用》	清末民初	黄学龙（东阳）	现存
《十四经疏解》	清末民初	黄学龙（东阳）	现存
《韦氏眼科金针歌诀》	清末民初	韦文轩（东阳）	现存
《医量》	清末民初	陈无咎（义乌）	现存

续表

书籍	朝代	著者（籍贯）	留存情况
《医学通论》	清末民初	陈无咎（义乌）	现存
《医轨》	清末民初	陈无咎（义乌）	现存
《脏腑通论》	清末民初	陈无咎（义乌）	现存
《妇科难题》	清末民初	陈无咎（义乌）	现存
《明教方》	清末民初	陈无咎（义乌）	现存
《伤寒论蜕》	清末民初	陈无咎（义乌）	现存
《黄溪大案》	清末民初	陈无咎（义乌）	现存
《内经辨惑提纲》	清末民初	陈无咎（义乌）	现存
《灵源医隐》四卷	清末民初	章炳衡（兰溪）	已佚。《兰溪市医学史略》载录
《难经汇注笺正》	清末民初	张山雷（兰溪）	现存
《脏腑药式补正》	清末民初	张山雷（兰溪）	现存。兰溪中医专门学校教本
《中风斠诠》	清末民初	张山雷（兰溪）	现存。
《疡科纲要》	清末民初	张山雷（兰溪）	现存。兰溪中医专门学校教本
《沈氏女科辑要笺正》	清末民初	张山雷（兰溪）	现存
《医事蒙求》	清末民初	张山雷（兰溪）	现存
《脉学正义》	清末民初	张山雷（兰溪）	现存。兰溪中医专门学校教本
《本草正义》	清末民初	张山雷（兰溪）	现存
《小儿药证直诀笺正》	清末民初	张山雷（兰溪）	现存
《医论稿》	清末民初	张山雷（兰溪）	现存
《医经汇注笺正》	清末民初	张山雷（兰溪）	现存
《病理学读本》	清末民初	张山雷（兰溪）	现存
《白喉决疑集》	清末民初	张山雷（兰溪）	现存。兰溪中医专门学校教本
《经脉俞穴新考正》	清末民初	张山雷（兰溪）	现存。兰溪中医专门学校教本
《古今医案评议》	清末民初	张山雷（兰溪）	现存。兰溪中医专门学校教本
《疡科医案评议》	清末民初	张山雷（兰溪）	现存。兰溪中医专门学校教本
《合信氏全体新论疏正》	清末民初	张山雷（兰溪）	现存。兰溪中医专门学校教本

续表

书籍	朝代	著者（籍贯）	留存情况
《箍筱医话》	清末民初	张山雷（兰溪）	现存
《谈医考正集》	清末民初	张山雷（兰溪）	现存
《读素问识小录》	清末民初	张山雷（兰溪）	现存
《读俞德珏师＜医学及门＞书后暨原评》	清末民初	张山雷（兰溪）	现存
《谈医鸿要》	清末民初	张山雷（兰溪）	现存
《正统道藏本＜寇氏本草衍义＞校勘记》	清末民初	张山雷（兰溪）	现存
《晦明轩政和本草总目》	清末民初	张山雷（兰溪）	现存
《黄汉医学评议》	清末民初	张山雷（兰溪）	现存
《疡医治案心诠》	清末民初	张山雷（兰溪）	现存
《胡绍昌祖传医书》一卷	清末民初	胡绍昌（永康）	现存
《急证须知》	清末民初	张琨（浦江）	现存
《中医妇科经验录》	民国	张兆智（金华）	已佚
《神农本草经集注》	民国	杜莳南（东阳）	已佚
《名医别录注解》	民国	杜莳南（东阳）	已佚
《养贻堂方录》	民国	胡绍棠（兰溪）	已佚
《外科效方集》	民国	诸葛禹奠（兰溪）	已佚
《素轩医语》	民国	邵餐芝（兰溪）	已佚
《伤寒论新诠》	民国	邵餐芝（兰溪）	已佚

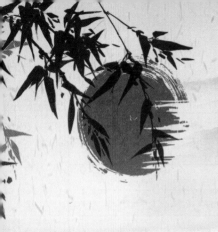

第五章

医疗机构

第一节　中医医疗机构概况

　　金华八婺地区在南宋时期开始出现官方医疗机构，即南宋绍兴二十一年（1151年）兰溪设立的惠民药局。此后，明代在永康、义乌、金华等地亦设惠民药局，主要工作是"命医制药疗疾"。伴随中医药的日益发展，逐渐出现中医专科。民国时期，由于中医教育的兴起及受西方医学的影响，现代诊所日渐增多。如清同治九年（1876年），武义岩坑设伤科。1912年5月，永康设立施医所。1921年4月在汤溪县城东门建立义门医院。1930年，金华县各界捐资在城区东岳殿、玉泉庵、李皇殿3处设施医处，在城区稚堂道、横街、兰溪门、净渠头、酒坊巷、文昌巷、小码头等地段设中医诊所，1930年又在仓茅育婴堂设施医所，1932年春，武义县救济院设施医所。1930年，浦江县中医师朱绍珂创建贫民诊所。1936年，义乌国医馆建立，地址在稠城镇西门育婴堂，为民义务看病。中华人民共和国成立后，各地相继成立中西医联合诊所，进而建立了中医医院。

第二节　现代公立中医医院

一、金华市中医医院

　　金华市中医医院建院于1958年7月，由当时金华市区七家联合诊所和一家牙科诊所组建而成。经过60年的发展，如今已成为一家集医疗、科研、教学、预防、保健、康复为一体的三级甲等中医医院，其为浙江中医药大学附属金华中医医院；首批国家、省级中医住院医师规范化培训基地，中医类别全科医生规范化培养基地；国家中医药管理局基层常见病、多发病中医药适宜技术推广基地，浙江省"名院"建设单位及浙江省健康促进医院。医院先后荣获全国卫生文明建设先进集体、全国卫生系统先进集体、全国卫生文化建设先进单位、浙江省卫生先进单位、浙江省文明中医院、浙江省思想政治工作先进集体，以及浙江省、金华市双优活动先进集体等荣誉称号。

医院占地面积 60 亩，建筑面积 6.75 万㎡，实际开放床位 1080 张，病区 24 个。现有在职职工 1193 人，其中卫技人员 1054 人，高级职称 198 人，中级职称 414 人；拥有国家中医药管理局"十二五"重点专科建设项目 1 个，中医治未病服务能力建设项目 1 个，第三批浙江省中医药重点学科 1 个、重点专科 3 个，浙江省"十三五"重点专科建设项目 6 个，金华市优先发展医学重点学科 6 个、建设项目两个。设有石学敏院士专家工作站、国医大师工作室，胡斌全国、省名老中医药专家传承工作室，傅晓骏省级名老中医药专家传承工作室。现有全国老中医药专家学术经验继承指导老师两名，浙江省级名中医两名，金华市级名医 37 名，金华市级医界新秀 20 名，全国优秀中医临床人才两名，全国中药特色技术传承人才培训项目培养对象 3 名，全国中医护理骨干人才两名，浙江省医坛新秀培养对象 3 名，浙江省中青年名中医培养对象两名，浙江省中医药传承与创新"十百千"人才工程（杏林工程）中医护理优秀人才 3 名，金华市拔尖人才 4 名，金华市科技创新领军人才 1 名，金华市"321"专业技术人才第二层次培养对象 4 名，金华市基层中医药骨干 11 名，浙江中医药大学硕士研究生导师 5 名、博士 6 名。

配备 1.5T 磁共振成像仪，64 排（128 层）、16 排 CT，DR、CR、DSA、移动 DR、C 臂、数字胃肠造影机，彩色多普勒，全自动生化分析仪，全自动血气分析仪，人工肾，高压氧舱，关节镜，腹腔镜，电子胃镜，电子肠镜，超声刀，离子电刀等先进的检查治疗设备。2013 年，医院与上海复旦大学附属中山医院成立医疗合作中心，引进高端医疗资源，惠及广大患者。

重点学科（专科）与特色科室

金华市名中医馆 汇聚了国家级、省级、市级名中医 30 余名，开展中医内科、妇科、肿瘤、心血管、肝、脾、胃、眼等疑难杂症的诊疗和中医养生保健工作，为本地区中医文化传承提供了固定的交流园地。

治未病中心　成立于 2007 年，是国家中医药管理局中医治未病服务能力建设单位。2015 年，由金华市卫计委授牌增挂"金华市中医治未病中心"。中心根据人体个性化差异开展了音乐疗法、热疗、电疗、磁疗、针刺、灸疗等在内的多种中医特色干预技术以及养生功能示范指导、中医调养咨询指导等保健咨询类服务。

神志病科　为国家重点专科建设单位。科室采用中西医结合方法治疗心身障碍疾病、睡眠障碍、认知障碍、焦虑、抑郁、脑血管病的记忆损害及伴有的精神障碍、帕金森病、癫痫和相关内科疾病导致的精神神经疾病，疗效明显。

肾病科　为浙江省中医药重点学科，金华市第一批优先发展医学重点学科，金华市慈善总会血液净化定点单位，全国五一巾帼标兵岗，浙江省巾帼文明岗，金华市青年文明岗。科室实施中西医结合治疗肾脏疾病，将慢性肾衰竭、慢性肾炎、糖尿病肾病列为重点病种及主攻方向，自行研制了芪蛭合剂、肾毒宁制剂、肾炎Ⅰ号方、尿毒症灌肠方、肾俞离子导入方等中药制剂，充分发挥中医药对肾脏疾病个体化整体治疗的优势。科室现设有病区、专科及专家门诊、血液净化中心、腹膜透析室、中医特色治疗室、肾病实验室、肾病资料信息室等。全科有主任中医师 1 人，教授、硕士生导师 1 人，全国老中医药专家学术经验继承工作指导老师 1 人，浙江省名中医 1 人，全国老中医药专家学术经验继承人 1 人，金华市中医医院名中医 1 人，金华市医界新秀 1 人，副主任中医师 3 人，副主任医师 1 人，主治医师 4 人，住院医师 3 人。硕士研究生 6 人，研究生结业 3 人。担任中华中医药学会肾病分会常委 1 人，浙江省中医药学会肾病分会副主任委员 1 人，浙江省中医药学会肾病分会青年委员会副主任委员 1 人，浙江省中西医结合学会肾病专业委员会委员 1 人，金华市医学会肾病分会副主任委员 1 人，金华市中西医结合学会肾病专业委员会主任委员 1 人，省级各专业委员会委员 4 人，青年委员 2 人。

近几年来，科室团队先后获得浙江省科技厅项目、浙江省中医药科技项目、金华市科研项目立项 20 余项；获浙江省科技进步奖、浙江省中医药科技创新奖、金华市科技奖等 10 余项，发表论文 90 余篇，获国家发明专利授权 2

项、国家实用新型专利 1 项。

骨伤中心 目前设有创伤外科、脊柱外科、关节外科、手足显微外科等 5 个病区，250 张床位，其中脊柱病专科为浙江省中医药重点专科。骨伤中心为金华市目前规模最大的骨病中心，不但有较强的骨病现代医学诊治能力，同时传承了中医正骨、夹板固定等传统诊治手段，多项科研、高难手术居浙江省、金华市领先水平，部分项目跨入国内先进行列，病人辐射浙中西部四市三县及周边省市。

中西医结合脊柱专科 为浙江省中医药重点专科。采用中医传统疗法与现代科学手术相结合，继承简单、有效的中医脊柱疾病特色治疗，采用手法整复、固定，中药内服、外敷治疗脊柱疾病。同时紧盯西医学前沿，全面开展全脊柱前、后路减压、内固定术、椎管内肿瘤摘除术等高难度手术，较早开展了经皮椎体成形术、经皮腰椎椎弓根内固定术、经皮椎间孔镜腰椎间盘髓核摘除术及经扩张通道行腰椎后路减压＋椎间融合术、侧入路腰椎体间融合术等脊柱微创手术，目前常见且处在省市前沿的脊柱微创手术已在该科开展。近 5 年来主持完成厅局级课题 5 项，获金华市优秀科技论文一等奖 1 篇、二等奖 1 篇，省、市科技进步三等奖 4 项。与六家县市医院进行合作，开展技术帮扶，带动基层医院的技术提升。

眼科 为金华市中西医结合眼科诊疗中心，全国重点专科青盲协作组成员单位，2012 年成为浙江省中医药重点专科及金华市优先发展学科，为长三角眼科专科联盟单位。

科室与浙江大学附属第一医院眼科、邵逸夫医院眼科等有长期的交流合作，并聘请北京中医药大学东方医院眼科韦企平主任医师指导坐诊。科室配备德国高端手术显微镜、美国博士伦白内障超声乳化玻切仪、眼前段裂隙灯数码照相机、眼底荧光照影系统、眼底彩色照相系统、光学相干断层扫描仪、眼表综合分析仪、A/B 型超声波仪、眼底激光治疗仪、综合验光仪、眼电生理及自动视野计等现代设备。科室中医特色明显，除辨证施治中药内服外，采用韦氏近眼三针等针刺疗法、中药穴位注射和贴敷、中药眼部熏蒸、中药穴位离子导入等特色疗法，针对视神经萎缩、黄斑变性、视网膜静脉阻塞及糖尿病视网膜病变等引起的眼底出血、复视、干眼症、难治性的角膜炎等疾病进行诊疗，获得较好疗效。

康复医学科 为浙江省"十三五"重点专科，金华市优先发展重点学科，金华市二类医学重点学科，金华市定点工伤康复中心。与杭州师范大学认知与脑疾病研究中心（浙江省认知障碍技术评估重点实验室）签订正式合作协议，联合培养神经功能影像应用于脑疾病康复的临床研究型人才。与澳门大学中华医院研究院联合培养科研型研究生。在神经康复、骨和关节病变康复、老年康复等方面具有较强的专业诊治能力，其中神经重症康复和疼痛康复是科室优势项目。科室有床位 82 张，拥有 $800m^2$ 的康复治疗部，内设运动训练区、职能训练区、工伤康复评估区、物理因子治疗区、超声治疗区、生物力学实验室等功能区块，配备"智能手"等先进的设施设备。科室主要开展神经 / 重症康复、骨关节疾病 & 运动损伤康复、心肺康复、辅具制作等康复医学服务，相关服务不仅走在金华市前列，也是浙江省为数不多的能独立开展神经功能影像学评估、肌肉骨骼超声下诊断和可视化治疗（含肉毒素）、运动心肺生理测试、神经电生理测试、尿动力力学测试、球囊鼓肺及呼吸机肺康复治疗的科室。擅长处置神经重症各种功能障碍、吞咽构音障碍（含流涎治疗）、偏瘫后肩痛、各种肌张力障碍（包括肌源性磨牙、异常运动）、胃肠功能障碍等。康复治疗部拥有较为完整的 PT/OT/ST 治疗体系，吞咽 & 言语治疗、手功能障碍治疗在金华市处于领先地位，在浙中地区享有盛誉。目前在研课题 8 项，其中主持浙江省科技厅课题两项，获浙江省医药卫生科技奖二等奖、三等奖各一项，获国家实用新型专利 1 项。

中医护理学科 为浙江省"十三五"重点专科，自 2008 年开始在全院范围内开展临床中医护理技术，坚持"以病人为中心、人性化服务、个性化护理"的理念，不断进行传承与创新。年中医护理工作量逐年上升，目前全院26 个护理单元 46 个病种实施中医护理方案，开展了 44 项中医护理技术项目，年服务量超 100 万人次。开展省市级中医护理科研课题 26 项，多次在全国范围内推广中医护理技术临床应用和服务管理模式。为金华市中医护理骨干人才培训基地，圆满完成两批 76 名中医护理骨干人才培养，向基层医院推广中医护理适宜技术 10 余项，在区域内具有一定的影响力。

肺病科（呼吸内科） 为金华市中西医结合呼吸病学重点学科，是医院重点建设专科。有病床 49 张，4 台无创呼吸机，3 台支气管镜，1 台肺功能检测仪。广泛开展纤维支气管镜应用，肺功能检查，开展肺泡灌洗术、经皮肺穿术。擅长运用多种中医手段并综合西医方法治疗支气管哮喘、慢性支气管炎、肺气肿、肺心病、肺部肿瘤及各种原因的顽固性咳嗽。能开展经皮肺活检术及经支气管肺活检术诊断肺部肿瘤、弥漫性肺疾病。多学科合作治疗肺癌，对肺部炎症性疾病、弥漫性疾病有较丰富的经验。联合针灸科铺灸、穴位埋药及西医治疗慢性阻塞性肺病、支气管哮喘取得较好疗效。熟悉急、慢性呼吸衰竭的诊治，合理使用无创呼吸机抢救呼吸衰竭危重患者。对原因不明发热及难治性感染性疾病的诊疗有较丰富的经验，善用冬令膏方、冬病夏治等中西医结合方法治疗呼吸系统疾病。完成浙江省中医药管理局课题 3 项，市级课题两项，市级适宜技术 1 项。浙江省中医药科学技术奖三等奖两项。

脑病科（神经内科）　为金华市优先发展重点学科、浙江省脑卒中医疗质量控制中心哨点医院管理科室，可进行规范的溶栓治疗。承担浙江中医药大学、温州医科大学、金华职业技术学院的临床教学工作。先后荣获"全国模范职工小家""省级青年文明号""全国中医特色护理优秀科室""浙江省优质护理服务先进病区"、金华市直属机关"共产党员示范岗"等荣誉称号。科室对脑血管病（中风）、癫痫、头痛、三叉神经痛、帕金森病、运动神经元疾病、一氧化碳中毒性脑病等神经疾病采用中西医结合疗法取得了较好疗效。2001 年在全市率先建立了综合性多学科"卒中单元"模式。2016 年建立了"卒中中心"，开设绿色通道进行溶栓治疗。

中药临床学科　为金华市优先发展重点学科。有主任药师 1 名，副主任药师 1 名，主管药师 2 名。科室的宗旨是服务于临床，指导患者合理用药。日常开展临床药学工作，积极参与临床查房、会诊、病历讨论，对药物治疗提出建议和意见。定期开展处方点评、抗菌药物处方点评、专项点评、I 类切口点评、病历分析，对用药情况进行调查，实时监测用药合理性。做好药品不良反应报告表的发放、收集、登记、整理分析和上报工作，定期完成全国抗菌药物临床应用监测网、抗菌药物上报系统的抗菌药物信息录入。定期刊出《药品通讯》，接受用药咨询等。

中西医结合关节外科　为金华市优先发展重点学科。采用中西医结合综合治疗体系，以诊疗关节疾病为主，依靠现代医疗设施与先进技术（膝关节镜、肩关节镜等）完成诊疗任务。采用中西医结合方法治疗股骨头坏死、股骨颈骨折、膝骨性关节炎、半月板损伤、韧带损伤、肩袖损伤等，积极开展髋、肩、膝关节置换术，以及肩、膝关节镜手术。以微创理念为先，致力于研究关节外科领域的高难度手术，率先开展 Superpath 微创人工髋关节置换术、微创膝关节单髁置换术，以及自体富血小板血浆治疗骨缺损、骨不连、骨性关节炎、关节软骨缺损、慢性肌腱炎 / 肌腱末端病、半月板撕裂、股骨头坏死等疾病的治疗。在省市立项、结题课题 4 项。

二、义乌市中医医院

医院位于义乌市雪峰西路 266 号，是一所由政府举办的以中医为特色，集医疗、教学、科研、预防、保健、康复为一体的国家三级甲等综合性中医医院，是卫生部国际紧急救援网络医院、国家爱婴医院、浙江省重点建设中医院、浙江省中医名院项目建设单位、浙江省中医中风病治疗中心、浙江省绿色医院、国家基层常见病和多发病基层中医药适宜技术推广基地、浙江省基层中医药适宜技术示范基地、国家中医住院医师规范化培训基地协同基地、浙江省非物质文化遗产项目朱丹溪中医药文化保护单位。义乌市丹溪医学研究所、义乌市基层中医指导办公室、义乌市中医质控中心亦设于本院。

医院的前身是 20 世纪 50 年代初的城阳联合诊所，至今有 68 年的历史。1952 年 10 月 19 日，由 4 家私人诊所联合成立城阳联合诊所，1956 年 3 月 1 日与义城联合诊所和 6 家私人诊所合并，成立城区中心联合诊所。1957 年 8 月与县中医研究室合并，成立稠城中西医联合诊所。1958 年与东河、江湾两个联合诊所和两家药店合并，成立稠城人民公社医院，1962 年更名为城阳区卫生院。1983 年 4 月 1 日，成立义乌县中医医院，属全民所有制单位。1986 年 5 月，医院搬迁至义乌市城中中路 15 号，仍保留南门旧址和车站两个门诊部。1988 年 5 月 25 日撤县设市后改称义乌市中医医院。1996 年 12 月，被浙江省卫生厅列为浙江省重点建设中医医院。1997 年 2 月，医院通过国家二级甲等中医医院评审。2012 年 1 月，医院被浙江省卫生厅确认为三级乙等中医医院。2013 年 1 月，被国家中医药管理局确认为国家三级甲等中医医院。2016 年 12 月 9 日搬迁至现址，12 月 25 日新院开业。

医院占地面积 135 亩，总建筑面积 8.3 万平方米。至 2019 年 12 月 31 日，医院有开放床位 600 张，14 个病区，有职工 778 人（其中正式在编人员 633 人，协议工作人员 145 人，保安、保洁、护工等人员未纳入计算）。有正高职称 36 人，副高职称 95 人，中级职称 182 人。有全国优秀中医临床人才两名，培养对象两名，全国中药特色技术传承人才两名，浙江省基层名中医培养对象两名，浙江省中医临床技术骨干两名，地市级名（中）医 7 名，县市级名中医 5 名，金华市、义乌市技术拔尖人才多名。设有全国基层名老中医传承工作室 1 个，金华市名老中医传承工作室两个，海派名中医传承工作室义乌工作站两个，开展师带徒传承工作。拥有 1.5T 核磁共振，64 排、20 排多层螺旋 CT，各种进口内窥镜、钬激光碎石机等先进诊疗设备。

重点学科（专科）与特色科室

脑病科 国家中医重点专科、浙江省中医中风病治疗中心、国家中医药管理局中风专科协作组成员单位、浙江省中风协作组副组长单位、中国卒中学会认定的卒中中心，采用脑外科手术、急性缺血性脑血管介入取栓术、溶栓治疗各种脑病。有病床 159 张，床位使用率达 100%。

针灸推拿科 为全国农村医疗机构针灸理疗康复特色专科建设单位，临床治疗面瘫、中风病、血管性头痛、失眠、焦虑症、抑郁症、慢性疲劳综合征等有明显的特色与优势。

神志病科 为浙江省中医重点学科，善于采用中西医结合治疗手段与经颅磁刺激、生物反馈和脑波等非药物技术治疗神志病，效果明显。

内分泌科 为浙江省中医重点专科，国家区域中医内分泌诊疗中心临床基地、国家中西医结合重点专科（代谢病单元）义乌中心，在胰岛素强化治疗、整体化管理、纯中医诊疗 2 型糖尿病、中西医结合治疗糖尿病慢性并发症和代谢综合征方面经验丰富。

中医护理学科 为浙江省中医重点专科，善于将中医药知识、中医适宜技术用于中医护理，常规开展穴位贴敷、热罨包等传统中医特色技术30余项，效果明显。

中医内科 为义乌市重点学科，有床位 159 张，肺胀（慢性阻塞性肺疾病）为浙江省基层中医优势病种建设项目。

泌尿外科 为义乌市泌尿碎石中心，广泛开展经尿道前列腺电切、膀胱肿瘤电切、经皮微通道输尿管镜下钬激光碎石等微创手术，以及体外震波碎石、中药排石疗法治疗结石等，效果颇佳。

肛肠科 为中国肛肠学会认定的肛肠中心，善于采用中药口服、熏洗、灌肠等方法，结合吻合器痔上黏膜环切术（PPH）、选择性痔上黏膜吻合术（TST）等治疗痔、裂、瘘、脓肿、结直肠肿瘤、慢性结肠炎、便秘等。

中医骨伤科、中医妇科、儿科等专科具有区域优势。

胸外科、脑外科、肝胆外科、男性科等专科也各具特色。

三、东阳市中医院

东阳市中医院始建于 1954 年，前身为吴宁中医联合诊所，经过 65 年的发展，现已成为一家集医疗、教学、科研、康复、预防保健及社区卫生服务于一体的国家三级乙等综合性中医医院，是浙江省首批中医名院建设单位，浙江省基层中医药适宜技术推广示范基地，浙江省中医住院医师规范化培训基地，浙江省健康促进单位，温州医科大学实习基地，金华职业技术学院实习就业基地。

医院占地面积 60 亩，分设艺海路、吴宁东路和康复分院三个院区，设有 50 余个临床和医技科室，30 个专科专病门诊，8 个病区，核定床位 450 张，开放床位 420 张。

目前，医院拥有国家级中医重点建设专科两个，浙江省重点学科 1 个、重点专科两个。现有职工 700 余人。其中，高级职称 103 人，中级职称 213 人，全国中药特色技术传承人培养对象 2 人，省级名中医 3 人，省级名中医培养对象 2 人，金华市名中医 6 人，金华市医界新秀 1 人，金华市基层中医药骨干 12 人，东阳市名医 2 人，东阳市名中医 7 人，东阳市医界新秀 4 人。

拥有磁共振、CT、彩色多普勒超声诊断仪、腔镜系统、血液透析机、呼吸机、电子内镜、各类生化检测设备、康复诊疗设备，以及光子嫩肤仪、调 Q 机等医疗仪器，有较强的中西医综合诊治能力。

医院始终坚持中医药特色发展道路，在发展冬令补膏、夏令素膏、九味头膏、"三伏贴"和"三九贴"的基础上，推出了雪梨膏、桑葚膏、黄芪膏、健脾消食膏、活血养颜膏等特色膏方，富有中医传统特色的针灸、推拿、拔罐、小针刀、程氏伤膏以及中药香囊等深受百姓青睐。

先后获得全国医院中药理论与技术竞赛全能竞赛一等奖，全国医院中药理论与技术竞赛浙江省代表队团体第一名，金华市中医药健康文化知识大赛医院组一等奖，首届浙江省中医药健康文化知识大赛个人一等奖、二等奖；全国中药材真伪鉴别大赛团体第一名。

东阳市中医院新院区将建成，总占地面积118.3亩，首期将开放床位600张。新院采用园林式建筑风格，功能齐全，配套设施完善，环境舒适宜人，以争创国家三级甲等医院为目标。

重点学科（专科）与特色科室

肾脏病专科 创建于1994年，2001年评为金华市级重点学科，2003年评为浙江省级重点学科，2006年被国家中医药管理局列为农村医疗机构中医特色专科（专病）建设项目。经过20年的发展，现拥有肾病门诊、腹透门诊、肾移植随访门诊、肾病病区、血透中心、肾病实验室等，集医疗、教学、科研于一体。先后与北京大学肾脏病研究所、浙江医科大学附属第一医院肾脏病中心、杭州市中医院、浙江省中医院等开展合作。

现有高级职称6人，中级职称4人，硕士6人。善于采用规范的中医辨证施治与先进的西医诊疗技术相结合，对各类原发性、继发性肾脏疾病进行中西医结合治疗；采用一体化方式治疗各类慢性肾脏病，采用特色中药灌肠法治疗早中期慢性肾衰，采用维持性腹膜透析或维持性血液透析治疗慢性肾衰晚期尿毒症；完成肾穿刺活检1000余例。常规开展右颈内静脉临时（长期）导管置管术、右股内静脉临时导管置管术、动静脉内瘘成形术、内瘘重建术、内瘘球囊扩张术、（腹腔镜下）腹膜透析置管术等手术。拥有各类进口血透机66台，常规开展血液透析、血液滤过、血液透析滤过、血液灌流、血浆置换、连续性肾脏替代治疗等系列血液净化技术，年血透2.6万人次，长期血透患者236人，长期腹透患者240人，肾移植随访100余人。2016年成为全国中医腹膜透析联盟成员单位，2017年12月成为浙江省中西医结合肾脏病专科联盟成员单位。开展多项课题研究，获东阳市科技进步奖3项，在各级杂志发表论文30余篇。研制专科制剂5种。

针灸推拿科 成立于1954年，是最具中医特色的专科。2010年被国家中医药管理局确定为农村医疗机构针灸理疗康复特色专科，2019年被确定为浙江省"十三五"重点专科。现有人员11人，其中主任中医师2人，副主任中医师2人，主治中医师6人，硕士研究生3人。科主任为浙江省针灸学会第五届临床专业委员会委员，金华市中医药学会第六届理事会理事，金华市名中医。科室承担全市多项中医药适宜技术推广。

科室以传统中医针灸疗法与推拿为基础，改良穴位贴敷，弘扬灸法，对多种急慢性疾病的治疗均有显著疗效。开展痛证、神经系统疾病、针灸减肥等诸多研究，善于治疗颈肩腰腿疼痛、面瘫、眩晕、失眠、头痛、中风、风湿性疾病、强直性脊柱炎、月经病、更年期综合征、慢性盆腔炎、慢性支气管炎、哮喘、慢性咽炎、慢性荨麻疹、痤疮、黄褐斑、肥胖等。近年来推拿治疗小儿斜颈、小儿发育迟缓、消化不良、小儿近视等取得显著疗效。

坚持以中医传统疗法为主，继承与创新相结合，不断开发新的治疗项目，现有针灸、成人推拿、小儿推拿、艾灸、拔罐、刮痧、放血疗法、穴位注射、穴位贴敷、穴位埋线、头针、耳针、耳穴贴敷、皮内针、梅花针、腹针、火针、浮针、小针刀、微针刀、牵引、理疗、手法整复等20余种治疗项目。其中三伏穴位贴敷、铺灸、脐疗、针刺，以及穴位埋线减肥、小儿生长贴、小儿推拿等为特色项目。

坚持临床、科研、教学相互结合，相互促进，开展省级科研项目1项——《火针治疗肩关节周围炎技术推广》，金华市级3项。在各类杂志发表论文40余篇。

呼吸内科 为"十三五"浙江省中医药（中西医结合）重点学科，东阳市重点学科。现有主任医师2名，副主任医师2名，主治医师1名，住院医师3名，其中硕士4名。科室开展慢性支气管炎、慢性阻塞性肺疾病、肺源性心脏病、支气管哮喘、肺恶性肿瘤维持化疗及靶向治疗、重症肺炎、胸腔积液、肺不张、肺脓疡、间质性肺炎、肺纤维化、阻塞性睡眠呼吸暂停低通气综合征等疾病的诊治。现有固定床位45张，拥有电子支气管镜、美国伟康多导睡眠呼吸监测仪、美国伟康肺功能检测仪、Vivo无创呼吸机等设备。善于采用中药膏方治疗慢阻肺、哮喘等疾病。科内有慢支Ⅰ号、慢支Ⅱ号、慢支Ⅲ号、哮喘1号、哮喘2号、肺炎Ⅰ号、支扩方和咽炎方等多个协定处方，疗效显著。

参与及主持省级、金华市级课题3项，"中西医结合治疗慢阻肺急性加重期疗效观察获东阳市科技进步二等奖。连续举办省级继续教育项目两次，金华市级继续教育项目3次。

中医护理学科　为浙江省"十三五"重点建设专科，长三角一体化中西医结合联盟学会会员，中西医结合联盟成员单位和李氏（虎符铜砭）刮痧联盟单位。

自 2009 年应用中医护理技术以来，至今已开展 30 余项中医护理技术，37 个病种实施了中医护理方案，开展省市级中医护理科研课题 8 项。与浙江中医药大学合作开办护士西学中班，培养全国中医护理骨干人才 1 名，省级中西医结合专科护士 1 名，省级中医护理人才骨干 1 名，金华市级中医护理骨干人才 4 名，东阳市中医护理骨干 25 名。举办中医技术推广活动，如八段锦培训、中医护理技术创新比赛、中医护理科普演讲比赛、中药版画制作比赛、"药食同源　天使有爱"药膳制作比赛等。重新梳理并汇编《中医护理方案（2019 年）》《中医护理技术操作手册（2019 年）》，指引临床护士为患者提供同质化中医护理。每年举办中医护理继续教育学习班，向基层医院推广中医护理适宜技术，在区域内具有一定的影响力。

四、永康市中医院

永康市中医院建于 1983 年，是一家集医疗、教学、科研、康复、预防、保健于一体的二级甲等公立中西医结合医院。医院占地 78 亩，建设床位 850 张，核定床位 600 张。现有职工 600 余名，其中高级职称 91 名，中级职称 148 名，硕士研究生 49 名。

2019 年 4 月，永康市中医院医共体挂牌成立，以永康市中医院为牵头单位，下设江南分院、西城分院、城西新区分院、象珠分院、唐先分院、花街分院 6 个成员单位。各分院共有职工近 500 名，开展医疗、预防、保健、康复、健康教育、计划生育指导工作，为辖区居民提供安全、便利、综合的公共卫生及医疗服务。

医院环境优美，交通便利，科室齐全，技术力量雄厚，开设急诊、ICU、内科、外科、妇科、产科、儿科、康复科、骨伤科、中医科、皮肤美容科、肛肠科、针灸科、推拿科、五官科等科室。医院现有 64 排螺旋 CT、16 排螺旋 CT、1.5T 核磁共振、数字减影血管造影（DSA）、数字胃肠机、数字乳腺钼靶机、超声诊断仪、高清电子腹腔镜、等离子宫腔镜、电子膀胱软镜、椎间孔镜、关节镜等进口高档仪器设备，检查、化验项目齐全。

　　医院中西医并重，通过加强医院急救水平，提升胸痛、卒中、创伤、危重孕产妇救治、危重儿童和新生儿救治五大中心的建设能力，通过加强优势学科建设，重点建设中西医结合肿瘤诊疗专科、皮肤性病诊疗专科、中西医结合肾病诊疗专科、中风康复治疗专科、胃肠外科诊疗专科、脊柱外科诊疗专科六大专科，以优势专科带动全院发展。同时，不断加强中医药服务基本建设，其中中医内科、中医皮肤科、中医康复科、中医肿瘤科、中医针推科为永康市级重点学科，康复科被国家中医药管理局确定为"农村医疗机构针灸理疗康复特色专科建设单位"，中医肿瘤学科被确立为"十三五"浙江省中医药重点学科建设项目。

　　2014 年成为永康卫生学校教学基地，2015 年成为江西中医药大学教学实习医院。2013 年成为浙江省杭州市第一人民医院集团永康分院。2015 年成为浙江省中医药学会共建单位，浙江省中医药学会名中医工作室落户我院。2016 年成为浙江省中医院医疗联合体成员单位。2017 年浙江省中医院王坤根全国名中医工作室、程向东名医团队工作室（胃肠肿瘤外科）、曹毅名中医工作室（皮肤科）落户我院。2018 年与上海中医药大学合作，国家非物质文化遗产针灸代表性传承人李鼎教授工作室、李鼎医家中医针灸永康传承基地落户我院。

　　医院秉承"团结、奉献、守正、创新"精神，坚持社会效益为最高准则，走质量办院、特色办院、和谐办院、勤俭办院方针，始终以病人为中心，不断提高核心竞争力，提升服务品质，以"树名医、创名科、建名院，努力打造技术、服务、管理三大品牌"为核心目标，更好地服务人民群众，为永康健康事业做出更大贡献。

重点学科（专科）与特色科室

　　中风康复科　2005 年被确定为永康市级重点专科，2008 年被国家中医药管理局批准为国家级针灸理疗康复特色专科，2015 年成为中国卒中联盟成员单位、浙江省康复专科联盟成员单位、金华市康复团体会员。设有康复一科、二科病区、神经内科及康复功能训练中心，共配备床位 150 张，有临床医师 16 名，康复治疗师 13 人，针灸医师 2 人。其中浙江基层名中医 1 人，永康市名中医 1 人，中高级职称 10 人，硕士研究生 4 名，是目前永康市最大的中风康复中心。

中风康复科是中西医结合特色专科，开展以脑血管病（眩晕、头痛、脑梗死、脑出血及后遗症等）和神经系统（帕金森病、面瘫、痴呆、心身疾病导致的各类抑郁、焦虑、失眠、头痛等）两大类常见疾病的中医、中西医结合诊治，以及中风康复、骨科康复及产科康复功能训练。始终坚持"急性期治疗不亚于西医、恢复期治疗优于西医"的原则，积极开展脑梗死超急性期的溶栓治疗，并在急性期早期进行针灸、中药及康复手段介入，配合耳穴埋豆、中药外敷等中医特色疗法，有效缓解了并发症，缩短了病程，减轻了病残程度。后遗症期病人注重神经及心理功能康复为切入点，针对脑卒中后神经功能的严重缺损，综合、全程、系统应用系列中医药针灸等中医特色诊疗项目，结合现代康复技术对中风患者神经功能损伤进行康复训练。已开展金华及永康市级以上科研课题 8 项，获市级科技成果及奖励 1 项，金华市适宜技术 1 项。

肿瘤血液科　浙江省中医药重点学科、永康市重点学科，由永康市肿瘤学科带头人吕章春主持。科室现有专科医师 8 名，其中高级职称 5 名，中级职称 3 名；硕士研究生 4 名，金华市名医 1 名，永康市名中医 1 名。2018 年10 月创建癌痛规范化示范病房。主持省级课题两项，金华市级课题 1 项，永康市级课题 6 项。

拥有肿瘤深部热疗仪、体腔灌注热疗仪及微波治疗仪。常规开展肿瘤筛查、癌痛规范治疗、恶性肿瘤化疗、靶向治疗、内分泌治疗、中医药治疗、肿瘤深部热疗、腹腔灌注治疗等，拟进一步开展射频消融术等肿瘤治疗技术。晚期肿瘤采用中西医结合疗法，在延长生存期、提高生活质量、带瘤生存方面优势明显。临床联合化疗、中医药、热疗等方法，在肿瘤康复、预防复发转移、减毒增效、提高免疫功能及临终关怀方面显示出独特优势。熟练应用中药汤剂、贴敷、耳穴埋豆、温熨、针灸、穴位按摩、艾灸、化疗泵、镇痛泵、PICC、颈内静脉穿刺、胸腔、腹腔置管技术、超声或 CT 引导下肿块穿刺术等，治疗常见肿瘤、血液病、恶性胸腹水、恶性肠梗阻、癌痛、恶病质、癌症相关性腹泻等，疗效满意。

中医内科　永康市重点学科，设有名中医馆、中医内科、治未病中心，是永康市最大的中医诊疗中心。有高级职称医师 6 名，中级职称医师 2 名。

浙江省基层名中医 1 名，金华市名中医 1 名，金华市医界新秀 1 名，永康市名中医 3 名。由永康市中医内科学带头人朱杭溢主持及参与各类课题多项，其中厅局级以上课题 8 项；并获浙江省科技进步三等奖 1 项（合作单位），浙江省中医药科学技术一等奖两项。设有肝病、胃病、慢性支气管炎、失眠、风湿病、冠心病、糖尿病等中医专科门诊，以及中医治未病门诊；拥有先进的九种体质辨识仪，每年春季开展健脾防暑汤预防中暑，冬季开展中医膏方调理。

与上级医院开展紧密型合作，每月邀请浙江省中医药学会的国家级或省级名老中医专家定期坐诊。2017 年，王坤根全国名中医工作室落户我院，工作室对内科常见病、多发病、疑难杂症的治疗经验丰富，尤擅诊治消化系统、心血管系统疾病及肿瘤。

皮肤美容科 是永康市最大的皮肤病、性病治疗中心，为永康市重点学科。2012 年永康市疾控中心皮肤病性病诊疗工作并入医院皮肤科，在百姓中形成了"看皮肤病，到市中医院"口碑。科内有医师 9 名，护理人员 3 名。其中中高级医师 6 名，研究生 2 名。举办省级继续教育项目两项，开展金华及永康市级科研课题 4 项。

科内开展皮肤病、性病中西医结合特色治疗，以及注射美容等微整形、果酸焕肤、激光祛斑祛痣、光子嫩肤、光动力、光疗、中药熏蒸、中药倒模等治疗。拥有先进的 C10 调 Q 激光、红宝石激光、光子治疗仪、紫外线治疗仪、半导体激光、红蓝光光动力及微波治疗仪，对各种皮肤病的治疗有良好疗效。尤其是婴儿湿疹、带状疱疹神经痛、银屑病、各种色素斑、粉刺等的治疗效果显著。

科室长期与浙江大学附属第一医院、浙江大学附属第二医院，浙江省中医院合作，2017 年浙江省中医院曹毅名中医工作室落户我院，每周有中西医专家来院坐诊，让百姓在家门口就能享受省级知名专家的服务。

针灸推拿科 于 1983 年建院时成立，是永康市重点专科，开展多项传统中医外治疗法，在永康市及周边地区享有较高声誉。目前有医务人员 15 人，门诊面积 200m²，有治疗病床 35 张，年治疗 5 万余人次。开展多项传统中医外治疗法，其中穴位贴敷、针灸埋线减肥、穴位埋线、中药熏蒸、耳压、刺络放血、三九贴、生长贴、冬病夏治、小儿推拿、小针刀、督脉灸等深受欢迎。开展金华级科研课题两项。擅长采用针灸治疗颈肩腰腿痛、周围性面神经瘫痪、脑卒中恢复期及后遗症期等；采用针刀治疗骨关节炎、急慢性软组织损伤、腱鞘炎、腕管综合征、带状疱疹等；采用推拿治疗颈肩腰腿痛、偏瘫、小儿感冒、小儿肌性斜颈等。其中，穴位敷贴疗法（冬病夏治及三九贴）、保健灸法、经络埋线减肥美容、物理治疗等治未病及养生保健项目深受好评。

2018 年与上海中医药大学针灸推拿学院合作，国家非物质文化遗产针灸代表性传承人李鼎教授工作室、李鼎医家中医针灸永康传承基地落户医院，进行学科帮扶共建及专科人才培养。现有 2 名专科人才前往进修，2019 年 5 月 31 日，在上海中医药大学附属曙光医院的指导下，完成永康首例"针刺麻醉下甲状腺肿瘤切除术"。

中西医结合胃肠外科 为永康市重点专科。2017 年，国内著名的胃癌手术专家程向东名医团队工作室落户医院。科内有医生 7 人，高级职称 3 人，中级职称 3 人，床位 30 张。科内建立了疝外科诊治中心，腹腔镜治疗疝气比例达 80%。常规开展胃肠疾病微创手术，如腹腔镜胃癌根治术、腹腔镜结肠癌根治术、腹腔镜腹腔探查、胃及十二指肠穿孔修补术、腹腔镜腹股沟疝修补术等，年手术量近 600 台，腔镜手术已成为科内特色。中西医结合快速康复治疗是科内的又一特色，辨证施治，采用中药外敷、内服及穴位注射、耳穴压豆、艾灸联合拔罐等方法治疗肠梗阻、阑尾周围脓肿等，效果良好。

五、兰溪市中医院

兰溪市中医院创建于 1955 年 1 月，2019 年 2 月成立医共体，下辖云山、上华、香溪、黄店、诸葛、灵洞 6 家卫生院（社区卫生服务中心）和皮肤病防治站共 7 个院区，是一所集医疗、教学、科研、预防、保健、康复为一体的二级甲等中医院，为兰溪市中医药业务技术指导中心，是浙江中医药大学教学医院，浙江省中医院、浙江省中山医院、金华市中心医院协作医院，浙江省立同德医院中西医结合联盟单位。获浙江省"文明中医院"、浙江省"绿色医院"、浙江省"平安医院"、浙江省"健康促进医院"等荣誉称号。

医院占地面积两万平方米，建筑面积 3.3 万平方米，实际开放床位 350 张，设有内一、内二（含针推、康复）、内三、内四、内五、骨一、骨二、外一、重症监护室（ICU）、急诊等 10 个病区，以及麻醉手术室、血液净化中心、腹透室。2020 年拟开工建设兰溪市张山雷中医药文化研究中心，规划床位 600 张，规模达到三级综合中医医院标准。

医院设有一级临床科室 23 个，二级临床科室 22 个，医技科室 10 个。现有在职职工 640 人，其中卫技人员 503 人，高级职称 75 人，中级职称 147 人。肾内科为国家农村医疗机构中医民族医特色专科、浙江省重点专科、金华市重点扶植学科；针灸推拿科为国家农村医疗机构针灸理疗康复特色专科，康复科为浙江省"十三五"中医药重点专科，针灸推拿科、康复医学科、中医骨伤科为兰溪市医学重点学科。医院设有兰溪市肾脏病治疗中心、兰溪市康复医学中心、兰溪市中医诊疗中心、兰溪市中医院国医馆（浙江省名中医馆兰溪分馆）、兰溪市张山雷中医药纪念馆、全国基层名老中医药专家传承工作室、兰溪市人才工作室。医院有中国民族医药学会医养结合分会常务理事 1 名，全国中医药学会肾脏病专业委员会委员 1 名，全国基层名老中医药专家传承工作室指导老师 1 名，浙江省中医临床技术骨干 2 名，浙江省基层名中医 2 名（含在培 1 名），金华市名中医 7 名，兰溪市名医 2 名，兰溪市名院长 1 名，金华市医界新秀 2 名，兰溪市医界新秀 1 名，兰溪市专业技术拔尖人才 7 名，兰溪市青苗计划 4 人。

医院拥有美国 GE 公司 16 排螺旋 CT，全自动 CR、DR、C 臂机，多种进口彩超，进口全自动生化分析仪，全自动血球计数仪，各种电子内窥镜，呼吸机，体外振波碎石机，大型全自动麻醉机，中央监护系统，血液透析机和康复设备等万元以上设备近 500 件。

医院连续 3 年荣登中国中医医院 500 强和全面提升县级医院综合能力 500 家中医院。"仁和、精诚、厚德、创新"是医院的核心价值观，"以人为本、科技兴院、中西并重、协调发展"是医院的目标宗旨，"讲诚信，重管理，创特色，树品牌"是医院的经营思路，"融会中西医学、贯通传统现代"是医院的发展战略，医院将以创建"三乙"为载体，努力为患者提供优质、高效的服务。

重点学科（专科）与特色科室

康复医学中心 由康复科、针灸推拿科、神经内科等组成。2017 年 8 月正式成立，为浙江省中医药"十三五"重点学科建设单位、兰溪市重点学科。其中针灸推拿科为国家中医药管理局农村医疗机构针灸理疗康复特色专科，是医院中医药特色重点学科，为浙江省中医住院医师规范化培训后备基地。2018年荣获"金华市工人先锋号"称号。2018年与浙江省中山医院签订重点合作关系协议，进一步推进康复医学中心的发展，下派康复专家来我科长期交流学习，并在康复专家指导下开展新技术简易膀胱内压测定与V-vst技术。2018年6月起开展Rt-PA在脑梗死超早期的溶栓治疗，2019年加入金华市脑卒中急救溶栓地图医院。在神经康复、骨和关节病变康复、老年康复等方面具有较强的专业诊治能力，其中神经康复和骨和关节病变康复是科室优势项目。

现有门诊治疗床50张，设有中医康复门诊、针灸推拿门诊、针刀门诊、钩活术门诊，开展中医针灸、中药、现代康复技术等专业技术服务。病区开放床位60张，设有康复治疗区、运动治疗区、作业治疗区、物理治疗区、言语治疗区等。采用西医学康复手法、康复专业指导、康复训练器械，以及推拿、拔罐、针灸、中药外敷等治疗脑卒中、脊髓损伤、慢性疼痛、颈腰椎间盘突出症、面神经炎等，涵盖神经内科、骨科、脑外科等相关临床科室。擅长床边早期康复、中风患者肢体偏瘫康复、言语吞咽康复、脊髓损伤康复、骨科术后康复、心肺康复等。目前已开展省级及市级以上科研课题7项。

积极开展中医特色护理，如耳穴埋豆、中药涂搽、穴位贴敷、穴位注射、拔罐、艾灸等，满足了患者需求。

肾脏病治疗中心 为国家中医药管理局农村医疗机构中医特色专科、浙江省中医药重点专科、金华市第四批扶持发展医学重点学科、兰溪市慈善总会指定的协作单位，兰溪市肾脏病诊疗、科研和教学基地。中心设有肾内科病房、血透中心、腹透室、专科门诊、姜黎平全国基层名老中医药专家传承工作室等，其中血透、腹透规模及质量位居浙中地区前列。擅长采用中西医结合方法治疗肾脏疾病，充分发挥中医药对肾脏疾病治疗的独特优势。科研能力不断提升，先后获得金华市中医药科研项目两项，金华市科技局科研项目2项，举办浙江省中医肾病论坛1次、金华市继续教育项目1项。

针灸推拿科 为兰溪市中医院中医特色重点学科，2010年被国家中医药管理局确认为全国农村医疗机构针灸理疗康复特色专科建设单位，2019年被列入兰溪市医学重点学科建设。目前拥有针灸推拿治疗床 50 张,设有针灸推拿门诊、针刀门诊、中医康复门诊。科室开展各类针灸推拿先进技术项目 60 项,如针刺、艾灸、拔罐、电针、火针、梅花针、小针刀、刃针、穴位埋线、穴位注射、穴位敷贴、耳穴贴敷、正骨推拿、牵引、康复治疗等;开展冬病夏治三伏贴、小儿生长贴、三九贴等中医外治疗法;开展中医单病种 5 项,包括中风病、面瘫、腰椎间盘突出症、颈椎病、肩周炎;多项科研课题分别获得兰溪市科学技术进步奖二等奖,兰溪市第四届职工创新成果展一等奖,浙江省中医药科学技术创新奖三等奖,浙江省中医药科学技术二等奖。

骨科 为兰溪市重点学科,设有两个病区,创伤、脊柱、关节、手外四个学组,开放床位 84 张。目前共有医护人员 38 人,高级职称 6 人,其中金华市名医 2 名,兰溪市名医 1 名,中级职称 14 人,初级职称 18 人。床位使用率为 102%。有较强的骨病现代医学诊治能力,并传承中医正骨、夹板固定、中药贴敷熏蒸等传统诊治手段,发挥中医特色,采用手法整复、固定、中药内服外敷治疗各种四肢骨折,肩、髋关节脱位,劳损,疼痛等。紧盯现代医学前沿,开展了四肢、脊柱、骨盆骨折、髋臼骨折内固定术、关节置换术、经皮椎体成形术、经皮腰椎椎弓根内固定术、经皮椎间孔镜腰椎间盘髓核摘除术、经扩张通道行腰椎后路减压术、脊柱结核病灶清除加前路融合术、经皮内固定加病椎骨水泥强化治疗老年性胸腰椎压缩性骨折技术、关节镜下膝关节韧带重建术、关节镜下肩袖修补术、断指再植术、皮瓣修复术、腰椎间盘突出及颈椎病手术等。对多发伤及各种严重创伤的救治有丰富经验,在骨髓炎及各种疑难骨病的治疗上特色明显,在兰溪市及周边地区享有较高声誉。近 5 年来,完成金华市中医药科研课题 1 项,2019 年金华市科技计划拟立项目(公益类)1 项,荣获 2016 ~ 2017 年兰溪市金桥工程二等奖 1 项,发表各类论文 12 篇。

外科 为浙江省中西医结合医联体普外科专科联盟,浙江省中西医结合尿石症防治研究基地联盟,浙江省中西医结合医联体男科专科联盟。设有普通外科、泌尿外科、胸外科、肛肠外科、烧伤科等科室。拥有金华市名医 1 名,金华市医界新秀 1 名,金华市十佳医生 1 名,兰溪市优秀医生 1 名。主任医师 3 名,副主任医师 4 名。科室常规开展各种手术,微创手术比例高,其中泌尿外科为重点专科，在兰溪市享有盛誉。开展经皮肾镜碎石术、腹腔镜前列腺癌根治术等高难手术。2015年1月泌尿外科与浙江省立同德医院泌尿外科长期合作，每周五全天专家来医院门诊、会诊、讲课、手术等，泌尿外科水平得到实质性提高。上海长征医院胸外科专家定期到医院协助开展胸外科微创手术等，胸外科手术量逐年增加。历年来外科获兰溪市科技进步奖及兰溪市金桥工程奖13项。2020年泌尿外科及胸外科各有1项课题在金华市科技局立项。

呼吸内科　广泛开展纤维支气管镜应用、肺功能检查，以及改良式胸腔闭式引流技术、支气管镜检查及镜下活检、取异物和镜下治疗、经皮肺穿刺等，擅长慢性阻塞性肺疾病、支气管哮喘、肺癌等诊治，擅长运用中医内服、外敷法治疗肺系疾病，擅长运用多种中医手段并综合西医方法治疗支气管哮喘、慢性支气管炎、肺气肿、肺心病、肺部肿瘤及各种原因的顽固性咳嗽，以及肺癌、肺部炎症性疾病、弥漫性疾病。有开放床位42张，4台无创呼吸机，1台支气管镜，1台肺功能检测仪，1台睡眠监测仪，1台高氧湿化治疗仪。开展冬病冬治及冬病夏治，善于运用穴位贴敷、耳穴压豆、中药热熨、拔罐、刮痧、埋针、推拿等中医护理技术。

重症医学科　成立于2010年1月25日，目前有床位13张，医护人员28名。其中主任中医师1名，副主任护师1名。抢救设备有呼吸机12台，快速血气分析仪、多功能除颤仪、床边连续性血液净化治疗仪各2台，床边纤支镜、可视喉镜、转院呼吸机各1台。开展的主要项目有多部位深静脉穿刺置管、留置PiCCO管路持续心功能及血管外肺水监测、持续有创动脉压及中心静脉压监测、床边纤维支气管镜检查及灌洗、持续心电监测、床边CRRT治疗、快速动脉血气检测、床边气管插管、床边经皮气管切开、床旁盲插放鼻肠管、内镜下空肠管留置术、持续镇静镇痛及空肠内营养支持技术、心肺复苏技术等。设置中医综合处置室及相关设备，保证24小时提供中药饮片剂；设置紧急煎药室。积极推进重症呼吸、重症肾脏、重症心脏亚专科建设。其中，重症呼吸亚专科重点发展技术有呼吸机支持技术、纤维支气管镜肺泡灌洗技术；重症肾脏亚专科重点发展技术有枸橼酸抗凝技术、重症中毒的床旁血液净化治疗；重症心脏亚专科发展技术有脉波轮廓温度稀释连续心排血量监测技术、床边心脏彩超技术等。

六、武义县中医院

武义县中医院的前身是1955年成立的武义县城关镇第一中西医联合诊所，1982年更名为武义县中医院。2011年6月，医院整体搬迁至武阳东路186号。武义县中医院是国家二级甲等中医医院、上海中医药大学附属曙光医院武义分院、金华市中医医院武义分院。医院先后被评为浙江省文明中医院，浙江省平安医院，浙江省绿色医院，浙江省卫生先进单位，金华市优质服务医院，金华市安全生产管理规范化单位，金华市文明单位，武义县内唯一的职业病健康检查定点单位。

医院占地面积7625m²，建筑面积13677m²，实际开放床位252张。设有7个病区。现有职工349人，其中卫技人员304人，高级专业技术职称56人，中级专业技术职称109人，初级专业技术职称186人。开设专病专科门诊23个。其中，康复科为省级重点专科，骨伤科为县级重点专科；中西医结合皮肤科、肛肠科、肝病、肿瘤、类风湿肾病、糖尿病、冬病夏治等专病专科门诊已初具特色，在当地享有较高声誉。设有名中医馆、傅晓骏省级名老中医药专家传承工作室。拥有全国医药卫生系统先进个人1人，省劳动模范1人，市劳动模范1人，省级基层名中医1人，省基层中医骨干1人，市名中医1人，市级领军人才1名，市青年岗位能手3名，县名医5人。

医院拥有1.5T核磁共振、通用GE16排螺旋CT、史塞克关节镜、史托斯全高清腹腔镜、奥林巴斯胃肠镜、GE9彩色多普勒超声诊断仪、全自动免疫生化流水线等大中型设备，拥有先进的净化手术室，能够开展手指再造、断肢（指）再植、人工全髋关节置换、颈椎前路减压、经尿道前列腺电切、关节镜手术、腹腔镜下微创外科、妇科手术等各类高难度手术。

重点学科（专科）与特色科室

康复科 为省级重点专科。多年来，科室以中医康复技术和现代康复技术有机结合为特色，以功能障碍为诊治核心，结合系统的康复治疗手段，为患者提供重塑人生的康复诊疗活动，开展了康复评定、运动治疗、作业治疗、言语治疗、传统康复（针灸、推拿等）、心理治疗、智能康复、理疗康复及手法治疗等综合康复训练。针对颈肩腰腿痛、外伤骨折后、骨关节病、中风、面瘫、各种老年病、肿瘤等应用中医综合康复技术辨证论治，积累了丰富的经验，疗效突出。全科技术力量雄厚，人才梯队建设合理，现有床位 38 张，医护人员 20 余人，拥有主任医师 1 名，主任中医师 1 人，副主任医师 2 人，主治医师 1 名，主治中医师 3 人，中医师 2 人，康复治疗师 4 名

七、浦江县中医院

浦江县中医院创建于 1954 年，是一所集中医、中西医结合医疗、教学、科研、预防保健、康复为一体的二级甲等医院。医院先后被授予国家爱婴医院、浙江省文明中医院、浙江省诚信医院、市县文明示范单位等荣誉称号。现为浙江省中医院浦江分院，浙江医学高等专科学校、金华职业技术学院医学院实践教学基地，浦江县慈善总会血液透析定点医院，浦江县职业健康检查定点医院。

医院占地面积 9358m^2，总建筑面积 23787.5m^2。医院现有职工 603 人，其中正式在编 457 人，卫生技术人员 509 人，高级职称人员 95 名，中级职称 136 人。核定床位 250 张，实际开放床位 480 张。医院分设内科、外科（肛肠科、儿科）、骨伤科（脑病科、耳鼻咽喉科、口腔科）、妇产科、ICU（推拿科）、康复神内科、综合九病区（含针灸科、中医肿瘤中心、肾病科、感染科）等 8 个病区，可满足不同患者的住院需求，设有消化内科、内分泌科、呼吸内科、心血管内科、神经内科、内科、肾病科、外科、泌尿外科、肿瘤科、疼痛科、骨伤科、妇产科、儿科、针灸科、推拿科、康复科、重症医学科（ICU）、急诊科、肛肠科、感染科、眼科、耳鼻咽喉科、口腔科、皮肤科、麻醉手术科、血透室、高压氧科、治未病科等 29 个科室，以及药剂科、检验科、放射科、超声科、内窥镜室、心电图室、脑电图室、肌电图室、肺功能室、碎石科、病理科、健康体检科、供应室等 13 个医技科室。

医院拥有 1.5T 超导磁共振、16 排螺旋 CT、DR 数字 X 线成像系统、C 型臂 X 射线机、彩超、全自动生化分析仪、全自动电化学发光分析仪、全自动微生物鉴定及药敏分析仪、全自动血液细菌培养仪、全自动酶标仪、全自动血球分析仪、快速免疫分析仪、全自动血凝分析仪、高压氧舱、电子胃镜、电子肠镜、麻醉机、自体回输机、钬激光、腹腔镜、等离子电切镜、呼吸机、血液透析机、M22 光子嫩肤仪、Medlite C6 激光治疗仪等先进医疗设备。

医院始终坚持"以病人为中心、以需求为导向、以质量为根本、以发展为目标"的管理理念,秉承"一切为了人民健康"的服务宗旨,不断提高医疗质量,创新医疗服务,倡导人文关怀,努力为人民群众提供优质、高效、安全和便捷的医疗服务。

重点学科(专科)与特色科室

中医肿瘤中心 为"十三五"浙江省中医药重点学科,金华市第四批医学重点学科,无痛示范病房。科室与浙江省中医院肿瘤科紧密合作,有省级专家常驻科室指导临床及科研工作。与两家县内卫生院进行合作,开展技术帮扶,带动基层医院的技术提升。

科室现设有病区、专科及专家门诊,致力于常见恶性肿瘤的中西医结合诊治,已开展规范化术后辅助化疗、晚期恶性肿瘤化疗、靶向治疗、免疫治疗及对症支持治疗等。在中医药治疗肿瘤方面优势显著,擅长应用中医药减少术后复发、转移,减轻放化疗、靶向治疗及免疫治疗的相关毒副反应,提高患者生活质量,延长晚期恶性肿瘤患者的生存时间。科室已开展中药脐敷、艾盐灸、揿针、中药熏洗等多项中医适宜技术,在辅助治疗癌性腹胀、癌性疼痛、癌因性疲乏、失眠、盗汗等方面成效甚好,在县域内具有一定影响力。开展科研项目3项,举办金华市中医药继续教育项目两次。

妇产科 为浙江省"十三五"中医药重点专科、医院特色专科,拥有床位54张,现有医护人员24人,其中高级职称6人。开设有中医、西医妇科门诊,产科门诊,二胎咨询室,高危妊娠门诊。有特色的中医养胎中心、产后康复(盆底康复)中心。配备有腹腔镜、宫腔镜、电子阴道镜、LEEP刀、胎心电子监护仪等医疗设备。

科室自1999年设病区以来,一直秉持医学传承、技术创新的理念,走中西医结合发展的道路,全力打造温馨优质的就医体验。运用中医与西医相结合、整体与局部相结合、内治与外治相结合、传统制剂与现代药理相结合的综合治疗体系,主治妇产科常见病、疑难病、急危重症等,擅长诊治痛经、盆腔炎、月经不调、多囊卵巢综合征、卵巢早衰、不孕不育、子宫内膜异位症、子宫腺肌症、子宫肌瘤、卵巢囊肿等疾病。开展平产接生、无痛分娩、各种术式剖宫产手术、经腹或腹腔镜下子宫切除术、子宫肌瘤剔除术、宫外孕手术、不孕不育腹腔镜检查术、宫腔镜手术以及引产、无痛人流、放环、取环、输卵管结扎等各类计划生育手术。

近年来，科室与浙江省中医院妇科合作，浙江省中医院派妇科专家长期坐诊我科。推出不孕不育专科门诊，开展各类中医特色疗法，包括中药膏疗、中药穴位敷贴（三九贴、三伏贴等）、中西医结合特色保胎治疗、新生儿药浴等，受到广大患者的好评。

推拿科　为医院传统中医特色科室。门诊设有专家治疗室、推拿针灸理疗区、小儿推拿室、艾灸室、小针刀室等特色治疗室，有住院床位 11 张，病区设有独立治疗室。门诊和病区均配备颈椎牵引器、腰椎牵引器、中频治疗仪、中药熏药仪等设备。

科室特色：以难治性腰突症、颈椎疾病、脊柱相关疾病（颈性眩晕、头痛）及儿科推拿为主攻方向，传承国家级名老中医沈景允主任的学术体系，形成了独具特色的"沈氏推拿"流派，在治疗疑难脊柱病及相关疾病上疗效显著，治疗时间大为缩短。设有颈腰椎间盘突出症专科、颈性眩晕专科、青少年脊柱侧弯专科、肩关节周围疾病专科、儿科推拿等专科专病。目前在研课题 3 项，其中浙江省中医药管理局课题 1 项，县级课题 2 项。

肾病科　为医院的重点科室之一，与浙江省中医院肾病科紧密合作，设立马红珍浙江省名老中医药专家传承工作室浦江站，有专家进行长期指导。科室实施中西医结合治疗肾脏疾病，将慢性肾衰竭、慢性肾炎、糖尿病肾病、痛风性肾病列为重点病种及主攻方向，自主研制了加味四君子汤、肾炎 I 号方、尿毒症灌肠方等中药制剂，充分发挥中医药对肾脏疾病个体化整体治疗的优势。目前设有肾病科病区、专科及专家门诊、血液净化中心、中医特设治疗室、肾病治疗室；开展低、高通量血液透析和血液滤过、深静脉透析导管置管、自体动静脉内瘘成形术、肾脏穿刺活检术等，在区域内具有一定的影响力。

中医皮肤美容中心　为医院的重点学科之一，与浙江省中医院皮肤科长期交流合作，每周均有省中医院专家指导坐诊。科室目前设有中医美容室、皮肤护理室、激光治疗室，配备了赛诺秀 MedliteC6、科医人 m22（王者之冠）、KL 型二氧化碳激光治疗机、308 紫外线光疗仪、窄谱中波紫外线治疗仪、皮肤镜等先进医疗美容和皮肤诊治设施。科室承担县级科研项目 1 项，在国内期刊发表论文多篇。科室中医特色明显,对常见病如皮炎、湿疹、手足甲癣、荨麻疹、带状疱疹、病毒疣、银屑病、斑秃、水痘等采用中西医结合疗法取得较好疗效。激光治疗室擅长面部损容性疾病的治疗,如痤疮、雀斑、老年斑、黄褐斑、面部皮炎等。穴位埋线减肥是科室重要中医特色项目之一,疗效确切。

康复、神经内科 为医院的重点科室之一,与浙江省中医院神经内科建立了紧密的合作关系,设立了裘昌林全国名老中医药专家传承工作室浦江工作站,每周工作室派骨干成员到院指导和坐诊。科室现有医护人员 36 名,其中副高以上职称 6 人,康复治疗师 12 名。有国家级名老中医裘昌林学术经验继承人 1 人,浙江省名老中医范炳华学术经验继承人 1 人,浙江省基层名中医 1 人。近年来获得医疗安全先进科室、医疗服务能力提升年活动先进集体、浦江县工人先锋号等荣誉称号。

现有病床 68 张,康复治疗训练设施先进、齐全,擅长治疗中风、脑外伤后综合征、头痛、眩晕、周围神经病、睡眠障碍、颈肩腰腿痛、痴呆、癫痫、帕金森病等。其中,运用高压氧、中医药、针灸、康复、西医学等多种手段联合治疗中风、脑外伤后综合征是科室的重要特色;以手法复位治疗耳石症引起的眩晕,针灸与中药并用治疗头痛,疗效显著。承担多项县级科研项目,积极开展脑梗死超急性期静脉溶栓新技术。

针灸科 为医院的传统特色科室,能熟练开展针灸、艾灸、中医整复、拔罐(药物罐、走罐、火罐等)、小针刀、穴位埋线、穴位注射、耳穴疗法、局部注射疗法、浮针、头皮针、腕踝针等中医特色疗法。近年引入脐针、腹针疗法,用于面瘫,颈腰腿痛,肩周炎,骨关节炎,风湿、类风湿性关节炎,强直性脊柱炎,中风后遗症,头晕,耳鸣,失眠,小儿秽语-抽动症,老年性痴呆症,痛经等取得较好疗效。

科室有床位 25 张,配备有颈腰牵引器、电脑中频治疗仪等理疗设备。近年来,科室与浙江省中医院合作,每周浙江省中医院有针灸专家到院坐诊,与浙江省中医院合作开展"冬病夏治",受到广大患者的肯定。

八、磐安县中医院

磐安县中医院成立于 1997 年 12 月,前身为安文镇卫生院。2008 年 3 月,安文社区卫生服务中心并入我院，实行一套班子，两块牌子，一个法人主体，一体化管理。2013 年 10 月，与浙江中医药大学第三医院建立紧密合作关系，增挂"浙江中医药大学第三医院磐安分院"牌子，浙江中医药大学附属第三医院专家长期在医院坐诊。经过近 20 年的发展，现已成为一所集医疗、预防、保健、康复、科研、教学、公共卫生为一体的二级乙等中医医院。为浙江中医药大学博士临床实践服务基地，基层常见病多发病中医药适宜技术推广基地，浙江省中医住院医师规范化学科基地中医骨伤科后备基地，浙江省健康促进医院。先后荣获浙江省平安医院、金华市思想政治工作先进单位、金华市创先争优闪光言行之星、金华市五星基层党组织、磐安县文明单位等称号。

医院占地面积 7 亩，建筑面积 5391m^2。医院除总部设在县城壶厅西路 22 号外，在县城壶厅四路一号另设预防医疗中心。医院实际开放床位 100 张，病区 3 个。现有职工 217 名，其中卫技人员 189 人，高级职称 33 人，中级职称 41 人；拥有国家级重点建设糖尿病专科，浙江省"十三五"重点专科培育项目 1 个（针灸科）；有浙江省优秀社区责任医生 1 名，县级医学杰出贡献奖 1 名，县百名创业创新人才 2 名，县级名医 3 名，县级拔尖人才 2 名，县级医界新秀 5 名。配备 GE 昆仑 540 16 排螺旋 CT、西门子 DR、美国豪洛捷克数字乳腺摄影系统等一批先进高端设备。

磐安县中医院新院址在江南药镇古月路，占地 126 亩，建筑面积 6.4 万多平方米，总投资 4.5 亿，按照三级乙等中医医院标准建设，设置床位 450 张，以中医养生、特色疗法、老年病、康复治疗为龙头，以基本医疗、科研教学、公共卫生为重点，是兼具精神卫生、传染病治疗功能的全新的医疗服务综合体。

重点学科（专科）与特色科室

浙江名中医馆磐安分馆　为磐安县唯一的省级名中医馆，汇聚了省级、市级、县级名中医 10 余名，在肿瘤、免疫风湿、肾病、内分泌、心脑血管病、肝胆疾病、妇科病及其他疑难杂症的中医药治疗方面享有盛誉。

针灸科为浙江省"十三五"中医药重点培育专科，与浙江中医药大学第三附属医院协作办院 9 年，长期有专家到院坐诊。在颈椎病、腰腿痛、肩周炎、中风后遗症、三叉神经痛、周围性面神经麻痹、末梢神经病等方面有较强的诊治能力，其中颈肩腰腿痛、中风后遗症、周围性面神经麻痹为优势项目。科室拥有10个治疗床位的治疗部，内设电针治疗仪、中频治疗仪、红外线热疗仪、无烟艾灸治疗仪等。作为中医药适宜技术推广基地，累计培养本院、基层技术骨干、中青年骨干、进修医师50余名，帮扶基层卫生院技术的提升。开展新技术、新项目多项，形成了明显的县级技术特色和专科优势。

推拿科 为磐安县重点学科，浙江省推拿联盟成员单位，长期有专家到我科坐诊。在颈椎病、腰椎间盘突出症、肩周炎等软组织损伤方面有较强的诊治能力，在县内有较高的知名度。其中，颈椎病、腰腿痛病是推拿科的优势项目。科内有颈椎电动牵引椅、腰椎电动牵引床、中频治疗仪、红外线热疗仪等仪器。

康复科 成立于2014年，为县重点特色专科，是集康复医疗、预防保健、教学为一体的综合性科室。现有康复门诊和康复病房，配备有脑循环治疗仪、骨质疏松治疗系统、中低频脉冲电治疗仪、超短波治疗仪、微波治疗仪、手指关节康复器、股四头肌训练椅、电动直立床、磁振热治疗仪、上下肢智能训练器、超声波透药治疗仪、超声波治疗仪、磁疗仪、多功能网架、下肢功率车等。采用传统与现代康复相结合、中西医相结合的方法，运用中药内服、外敷、熏洗，针灸、推拿及康复工程技术，神经肌肉关节阻滞及注射，物理因子治疗，步态分析技术，电诊断技术，吞咽治疗，言语认知治疗，作业治疗，运动治疗等方法，对脑卒中、脑损伤、偏瘫、截瘫、颈肩腰腿痛、神经损伤、骨关节损伤术后、手外伤术后、烧伤后等患者进行综合性康复评定、训练及治疗。科室以"运动重获健康，康复再拾幸福"为愿景，力求使患者的身心功能得到科学、系统、有效的改善和恢复，减少和防止残疾的发生。

骨伤科 为磐安县重点学科，颈肩腰腿痛特色专科。目前开展各种复杂骨折、脊柱疾患、关节疾病、慢性腰腿痛及手外伤的综合治疗。重点开展经皮穿刺椎体成形术、腰椎间盘摘除术、颈前路减压植骨融合术、腰椎管狭窄椎管扩大减压术、人工全髋全膝及肩关节置换术、股骨颈骨折微创内固定、四肢复杂骨折内固定、血管带蒂皮瓣转移术、截肢术、断肢再植术等手术治疗。同时，还开展颈肩腰腿痛的小针刀治疗和射频臭氧消融微创治疗，开展小夹板手法整复治疗骨折脱位，开展光子治疗、红外线理疗、肢体压力波治疗、关节松动手法等特色治疗。其中，小针刀及微创治疗颈肩腰腿痛和骨关节炎是该科特色。

消化内科　为磐安县重点发展专科，目前配备日本原装进口电子胃肠镜、14C-HP 呼气试验仪、爱博高频电刀治疗仪等。特色诊疗技术有无痛胃肠镜、内镜下微创治疗（息肉切除）、内镜下黏膜切除术（EMR），拟开展空肠营养管置入术、内镜下支架置入术，可解除晚期食管癌、贲门癌梗阻。采用中西医结合的方法治疗萎缩性胃炎、消化性溃疡、溃疡性结肠炎、肝病、肝硬化、消化道出血、胆道疾病、早期肝衰竭、脂肪肝、酒精肝等消化系统的常见病、多发病以及疑难危急重症。

老年病科　为浙江医院联盟单位，磐安县重点专科。科室以中医学理论为指导，以中西医结合为特色，以药物、经方、理疗结合传统自然疗法为手段治疗各种老年病，尤擅诊治以呼吸系统和心血管系统为主的多种老年性疾病。现设专科专家门诊和病区，开展中医特色疗法，如耳穴埋豆、中药贴敷、艾盐包、放血疗法、中药足疗等适宜技术治疗老年病，做到医养结合。

肺病科（呼吸内科）　为磐安县重点发展专科。擅长运用多种中医手段并综合西医方法治疗支气管哮喘、慢性支气管炎、肺气肿、肺心病及各种原因引起的顽固性咳嗽。对肺部炎症性疾病、弥漫性疾病有较丰富的经验。联合中医穴位注射、贴敷及西医药治疗慢性阻塞性肺疾病、支气管哮喘疗效较好。熟悉急慢性呼吸衰竭患者的诊治，能够合理使用无创呼吸机，抢救了大量呼吸衰竭的危重患者。广泛应用中西医诊疗技术，如冬令膏方、冬病夏治等。

肛肠外科　为磐安县重点发展专科。科室以"专业技能扎实、临床经验丰富、为患者解除病痛"为己任，凭借"执着意志、诚信医德、精湛医术、严谨医风"致力于专业研究，采用中西医结合方法，包括中药熏洗、灌肠等特色疗法治疗各种肛肠疾病。科室有完备的专科病房，能够进行内痔、外痔、混合痔、肛裂、肛瘘、直肠脱垂等疾病的诊治，开展 RPH 术、PPH 术、TST 等手术。

口腔科　为磐安县重点发展专科，拟筹建磐安县口腔疾病防治中心。现有专业医师 6 名，护士 1 名。拥有口腔 CT 机、种植机等先进设备。主要开展牙体牙髓治疗、牙槽外科及种植、口腔修复、口腔正畸等。主要特色：牙齿美白、牙齿美容修复、全瓷牙、种植牙、无痛拔牙、阻生牙拔除、牙列不齐矫正等，承担本地区儿童六龄牙窝沟封闭工作。

神志病科　为磐安县重点发展专科，拟筹建磐安县精神卫生服务中心，为贫困精神残疾人免费服用抗精神类药品定点医疗机构，省级专家定期到院坐诊。科室开展心境障碍（抑郁症）、焦虑障碍、睡眠障碍、精神分裂症早期干预及各种躯体化患者（如慢性头晕、头痛、功能性胃肠病等）等诊治，为各类人群提供心理咨询、心理测查、精神动力学治疗、认知行为治疗、暗示治疗、家庭治疗及森田治疗。

妇科　为医院重点扶持学科。擅长运用中西医结合方法治疗月经失调、痛经、慢性盆腔炎、不孕不育、围绝经期综合征、产后病、急性乳腺炎等妇科常见病、多发病。常规开展无痛人流、取环放环、输卵管通液等手术。针对产后盆底松弛、尿失禁、子宫脱垂等开展盆底康复治疗。

中医护理学科　磐安县中医院自 2015 年开始即在全院范围内开展中医护理，坚持"以病人为中心、人性化服务、个性化护理"理念，不断进行传承与创新，5 年来中医护理工作量逐年上升，现全院有 6 个护理单元 18 个病种实行中医护理方案，开展了 28 项中医护理技术项目，年服务量 4 万人次以上。积极开展县级中医护理课题研究，在全县范围内推广中医护理技术临床应用和服务模式。2019 年 3 月开设中医药适宜技术门诊，由金华市中医护理骨干负责，开展各项中医药适宜技术，为百姓提供简便效兼的刮痧、督脉灸、穴位贴敷等中医护理服务。

九、金东区中医院

金华市金东区中医院（金华市中医医院金东分院）创建于 1950 年，前身为金华县塘雅区卫生所，时有职工 10 人。1988 年改建为金华县中医骨伤科医院（二级丙等中医专科医院），2001 年因金华市行政区域划分，更名为金华市第二中医院。2012 年通过浙江省二级乙等中医医院等级评审，2013 年更名为金华市金东区中医院，填补了金东区建区以来没有等级医院的空白。下设金东区曹宅镇中心卫生院，实行"一套班子、两块牌子"的运行模式。

医院占地 16.7 亩，建筑面积 19303m²，业务用房 11251m²，具有中西医结合特色诊疗体系，集医疗、教学、预防、保健、康复、社区卫生服务为一体。现有职工 170 人，其中卫技人员 133 人，正高级职称 5 人，副高级职称 17 人，中级职称 48 人，中高级医务人员占卫技人员总数的 52.6%。本科 77 人，大专 33 人，大专及以上学历占卫技人员总数的 82.7%。现有浙江省劳动模范 1 名，金华市劳动模范 1 名，金东区劳动模范 1 名，金华市"五一劳动奖章"获得者 1 名，浙江省百姓信赖的签约好护士 1 名，金华市名中医 1 名，金华市十佳医生 1 名，金华市优秀医生 2 名，金东区拔尖人才 2 名，金东区名医 5 名，金东区优秀医师 3 名，金东区优秀医务工作者 1 名，金华市"321"专业技术人才第三层次 3 名。

医院按照二级乙等中医院配置标准，设有中医骨伤科、中医内科、中医康复科、中医妇科、内科、外科、妇产科、眼科、耳鼻喉科、肛肠科、发热门诊、肠道门诊、急诊室、手术室、麻醉科、胃镜室、放射科、检验科、B超心电图室、消毒供应室、特检室等临床科室。核定床位 100 张，开展骨伤、普外、肿瘤、泌尿、妇科、眼科等各种手术，开设有骨伤科、内科、外科、妇产科、五官科、康复科等病区。

配备 DR、CT、胃镜、进口全自动生化分析仪、全自动血液分析仪、发光仪、彩色多普勒、全麻呼吸机、腹腔镜、手术显微镜、C 臂机等检查治疗设备。通过"资源双下沉"平台，2015 年，与金华市中医医院实现了核磁共振、肠镜等大型特殊检查项目的资源共享，2017 年投入使用放射远程网络会诊系统，惠及广大患者。

重点学科（专科）与特色科室

金东区名医馆　2019 年 5 月，金东区名医馆正式挂牌。每月有省、市级专家定期到院坐诊，开展中医内科、中医骨伤科、中医妇儿科、风湿免疫科、妇产科以及耳鼻喉科等病证的诊治和中医养生保健工作，使金东区百姓在家门口就能享受到专家名医的医疗服务。

黄氏骨伤　为浙江省三大骨伤科流派之一，在浙江省内与宁波陆氏骨伤科、嘉兴罗氏骨伤科齐名。其学术源远流长，始于明清，源于少林、武当流派，在浙江中西部地区影响甚大。洪时清主任中医师为学科带头人，师承黄乃聪，对骨伤科常见病、多发病的治疗经验丰富，疗效确切。对骨伤科的疑难杂症——骨质疏松症、股骨头坏死症、骨髓炎、腰腿痛、颈椎病、高低位截瘫、骨不连等均取得一定的治疗经验，在各级学术会议和刊物发表论文 38 篇，其中获优秀论文奖 8 篇，获国家专利 1 项，完成市科技项目两项，著有黄氏骨伤科流派《伤科心法》一书，为国家中医药管理局公布的 2019 年全国基层名老中医药专家传承工作室建设项目专家之一。

邢氏内科　始于明末清初，邢章浩副主任中医师为学科带头人，师承父亲邢文俊，对内科常见病、多发病及一些疑难病、危重病具有独特的治疗方法，用自拟的茵陈蒿汤加味和消胀汤治疗肝硬化、腹水、急慢性肝炎、脂肪肝等疗效显著。

中医骨伤科　在继承浙江黄氏骨伤中医传统特色的基础上，运用中西医结合方法治疗各种创伤、骨关节病、软组织损伤、颈椎病、腰腿痛、股骨头无菌性坏死等疗效显著。自制中药内服散剂及外敷、搽剂消肿止痛疗效独特。开展各类肌腱断裂修复、四肢骨折及腰椎骨折的手术内固定、关节置换等手术。2015 年列入金华市第二批扶持发展医学重点学科建设计划。

微创外科　开展甲状腺、乳房、肝胆、胃肠、肛肠、泌尿系统等普外科疾病的手术治疗，采用中西医结合方法治疗甲状腺肿瘤、乳房肿瘤、胃肠道肿瘤等疗效显著。盛加成主任医师为微创外科学科带头人，在金东区率先开展腹腔镜下胆囊切除、肾囊肿开窗引流等微创手术，2017 年金东区中医院微创外科获批金华市首批基层医疗卫生机构特色科室。

中医康复科　开展针刺、艾灸、刮痧、拔罐、推拿五大疗法，以及小针刀、头皮针、穴位埋线、穴位注射、刺络放血及耳针等，配有艾灸熏蒸床、颈腰椎牵引床、中频治疗仪、中医定向透药治疗仪等设备。针灸治疗面瘫、中风偏瘫、颈肩腰腿痛疗效显著，对偏头痛、神经性耳鸣、失眠、风湿性关节炎、骨质增生、颈椎病有很好疗效。2018 年通过金华市卫计委中医药适宜技术推广课题验收 1 项，获批金华市第二批基层医疗卫生机构特色科室。

五官科　配有全自动电脑验光仪、眼压仪、裂隙灯等设备，擅长青少年屈光不正与矫正、近视防控、鼻炎诊治、中老年角膜炎诊治、干眼症中药熏蒸、白内障小切口囊外摘除、睑内翻和倒睫毛矫正、翼状胬肉切除、耳聋耳鸣治疗等。

第三节 现代综合性医院中医科

一、金华市中心医院中医科

金华市中心医院中医科（浙江大学金华医院）创建于 1955 年，初仅设门诊，1963 年建立中医科病房。1995 年，胡惠智、张福明、周醒之被评为第一批市级名中医。2001 年至今，医院设有中医儿科、中医消化科、中医风湿科、中医妇科、中医呼吸科、中医心血管科和针灸推拿科等专科门诊。2008 年，获省级示范中医科称号。2012 年，获全国综合性医院中医药工作示范单位称号。同年，中医科成为中医内科住院医师规范化培训基地。2015 年中医科、针灸科、中药房、中医治未病中心完成整合，建设成为传统医学中心，金华市名中医徐斌担任中心主任，并成立名中医工作室，总结、挖掘名医经验。2017 年，开设中医流感门诊。2018 年，融入"浙派中医"，继承发扬浙江全域学术流派，并成立中医医联体。采用向医联体医院定期派遣中医专家门诊、查房、带教、中医会诊、联合义诊、中医护理现场参观等形式，提升基层医院的中医药服务能力和中医护理能力。2019 年被确定为浙江省脾胃病科重点专科。近 3 年，科室主持市级重点科研项目两项，一般科研项目 11 项。2019 年底成立新型冠状病毒中医药救治小组，进入隔离病区，全程参与新冠肺炎患者诊治，取得良好效果。

二、金华市人民医院中医科

金华市人民医院中医科创建于 1951 年，一直以来名医辈出，二十世纪六七十年代，许永茂、李绍翰、潘兴城等名中医在金华家喻户晓。中医科现有医师 14 人，其中主任医师 2 人，副主任医师 3 人，主治医师 2 人；研究生学历 3 人。现开设内科、妇科、儿科、中西医结合内科、中西医结合不孕不育等专科和中医（中西医结合）科病房，善于治疗内、外、妇、儿等各科疾病，采用中医或中西医结合手段治疗急慢性肝病、心血管疾病、中风后遗症、风湿病、老年病、恶性肿瘤、消化及呼吸系统疾病、疑难危重病、不孕不育等经验独特，对亚健康人群的中医调理有独到之处，在浙江中西部地区享有较高声誉。2018 年 9 月正式开设中医科（中西医结合）病房。申报金华市科技局 2020 年新冠肺炎专项课题两项，均获立项。

三、婺城区人民医院中医科

婺城区人民医院中医科为建院之初就设立的科室，历史悠久，口碑良好。目前中医科有医生 8 人，其中主治中医师 2 人，执业中医师 4 人。开设门诊 5 个，其中，中医内科门诊 3 个，中医骨伤科门诊 1 个，专家门诊 1 个。门诊三楼设有国医馆，采用中医疗法主治各科疾病。注重学科建设，通过派遣人员深造、引进人才等提升诊疗水平。开展新技术、新项目，服务百姓。

四、义乌市妇幼保健院中医科

义乌市妇幼保健院中医科的前身是江滨医院中医科，建于 1996 年 8 月，当时有中医师两名，开设有中医内科和针推康复科。1997 年与义乌市妇幼保健站合并，成立义乌市妇幼保健院。现有主任医师 1 名，副主任医师 1 名，主治中医师 3 名，住院医师 3 名。其中引进高层次人才 1 名，义乌市"133"创新人才 1 名，具有硕士学历者 6 名。

中医科遵照"西医很优秀，中医也一流"的发展定位，"宜中则中，宜西则西"的诊疗原则，以整体观、辨证观护佑妇幼健康，中西合参。目前配有独立的中药饮片药房、中药颗粒剂免煎药房，在传统中医方药与针灸推拿的基础上开展小儿穴位贴敷、中药外敷、冬病夏治、膏方/丸药加工等。

中医科下设针灸康复科、中医妇科、中西医结合妇科、中医产科、治未病门诊和中医儿科等特色专科。中医妇科门诊的诊治范围涵盖妇科经、带、胎、产、杂五大类疾病，包括月经病调节、老年性阴道炎、HPV 持续感染、不孕症、复发性流产的中西医结合保胎、孕前优生体质辨证、流产后并发症（组织残留、月经过少等）、慢性盆腔痛、宫外孕保守治疗等。中医产科、治未病门诊运用中药汤剂、中药外治、温灸理疗、穴位贴敷等特色疗法，开展产科常见并发症防治、体质调理、盆底康复、形体恢复、产褥保健等综合性治疗。中医儿科门诊在常规儿科心、肝、脾、肺、肾系疾病的诊治基础上，常规开展小儿推拿、穴位贴敷等外治法，在小儿发育迟缓、性早熟、小儿发热、外感疾病、消化不良等疾病的诊治方面疗效显著。针灸康复科常规开展针灸理疗、小针刀、拔罐、埋线、穴位贴敷、冬病夏治等，诊治范围涉及颈椎病、腰腿痛、肩周炎、痛证等，在小儿斜颈、脑瘫儿康复等方面经验丰富，效果明显。

五、义乌市中心医院中医科

义乌市中心医院中医科是医院的一级临床科室，并受浙江大学附属第一医院托管。现有医务人员 6 名，其中主任中医师 1 名，副主任中医师 3 名，主治中医师 1 名，实习规培 1 名。中医学博士 1 人。中医科设有中医肿瘤科、中医脾胃病专科、中医呼吸科和中医妇儿科四个诊室。中医肿瘤科是义乌市开设的第一个运用中医药防治肿瘤的特色专科，注重肿瘤的预防与康复、肿瘤患者的生存质量和寿命，以功能康复为目标。中医脾胃病专科擅长治疗胃食管反流、萎缩性胃炎、溃疡性结肠炎、肠易激综合征、功能性消化不良等消化系统疾病。中医呼吸科以治疗呼吸系统常见病见长。中医妇儿科善于针药并用治疗妇科及儿科常见病、多发病。

六、浙江大学附属第四医院中医科（义乌）

浙江大学附属第四医院中医科（义乌）于 2019 年开设，现有中医普通门诊、中医肝脾胃专家门诊、中医面瘫专家门诊。有主任医师 1 名，主治医师 1 名，住院医师 2 名，均为硕士及以上学历。肝脾胃专家门诊的特色是以中药汤剂为主，实行个体化诊疗方案。面瘫专家门诊采用针药结合，分期治疗，采用不同针法，配合中药内服、拔罐、穴位贴敷等提高治愈率。

七、东阳市人民医院中医科

东阳市人民医院中医科有主任医师 2 人，副主任医师 3 人，主治医师 5 人。其中浙江省名中医 1 人。擅长治疗心血管疾病、消化系统疾病、呼吸系统疾病、妇科疾病、儿科疾病和肿瘤。与肾病科合作开展高尿酸痛风学科建设。

八、横店文荣医院中医科

横店文荣医院中医科有主治中医师 3 人，住院医师 1 人。善于采用中西医结合方法治疗内科常见病、疑难病，特别是一些慢性病，如中风后遗症、类风湿关节炎、头痛、失眠、抑郁、心悸、慢性咽炎、慢性咳嗽、汗证等效果明显。东阳市名中医李林根为学科带头人，治疗紫癜经验丰富，形成了一整套中医诊治紫癜的方案，采用自拟生地紫草消癜汤治疗过敏性紫癜、紫癜性肾炎疗效显著，治愈率在 90% 以上。

九、兰溪市人民医院中医科

兰溪市人民医院于 1957 年即设立中医门诊，由地方名中医叶建寅坐诊，主要看内、儿、妇科。1959 年，集体性质的联合医院并入人民医院中医科，分中医内科、外科、妇科、儿科和针灸科。1961 年年底，联合医院分开，人民医院仅剩两名中医，主看内科。1978 年开始引进人才，目前中医科有 11 人，分设中医内科、妇科、儿科、伤科、推拿针灸科，并有中医肿瘤、中医肛肠、中医乳腺、中医皮肤等专病门诊，亦设外治中心 1 个。中医科分布在兰溪市人民医院城东、城西两个院区，城东院区以妇科、儿科、针推为主，城西院区以内科、外科、骨伤科为主，是综合性医院中较为罕见的分科齐全的中医科室。

20 世纪 50 年代末至 70 年代末，乙型脑炎肆虐，死亡率、致残率高，兰溪市人民医院中医科在叶永寿、潘楠榕、吴恨非等老中医的带领下，很好地控制了乙型脑炎各期的症状，积累了成熟的经验，集成《兰溪县人民医院中医治疗 92 例乙型脑炎初步总结》一书。此外《麻疹讲义》系统地总结了治疗经验。中医科始终坚持中西医合作，一切以患者为中心，在一些慢性病与危急重症如中毒性菌痢、中毒性休克、急性阑尾炎、阑尾脓肿、急性胆囊炎、胆石症等方面取得了较好的疗效，涌现出叶永寿、潘南榕、吴恨非、朱文仙、史敏儿等一批名中医。史敏儿、朱文仙为金华市名中医，张丽萍为首批浙江省基层名中医。多年来，在专业期刊发表大量论文，完成多项科研课题，并参加了《古今中医儿科病辨治精要》《兰溪市当代名老中医传略》《中医岂是慢郎中——吴恨非中医诊治危急重症医案精粹》《张山雷研究集成》等多部书的编写。

十、武义县第一人民医院中医科

1955 年 7 月，其前身武义县卫生院即设立中医科门诊，有中医师 1 人。1974 年分设针灸科，有针灸医生 1 人。1977 年设理疗室，开展电疗、蜡疗，有理疗医生1人。1982年增设中医推拿，配推拿医师1人。1984年11月，设中医病房，核定床位11张，实际开放9张，与儿科病区同一护理单元。1986年，针灸科改为中医伤科，配医师2人。1992年12月，中医病房（含中医伤科）设病床16张。1995年设中医肝、胆、肾专科门诊。1998年，中医科有副主任医师1人，主治医师6人，医师1人。2005年，理疗科由医技科室归入中医科。2008年，中医科有主任医师1人，副主任医师2人，主治医师3人。2018年，中医科下辖中医内科、中医妇科、中医儿科、中医肿瘤科、中医老年病科、中医伤科、针灸科、推拿科、康复科（康复科2019年6月单设，有12人，其中副主任医师1人，主治医师4人，医师2人，治疗师5人；有床位35张）。

十一、永康市第一人民医院中医科

永康市第一人民医院中医科于1958年10月设立。经过半个多世纪的发展，中医科现设中医门诊、针灸科和推拿科，有中医师8名，外聘专家2名。其中主任中医师1名，副主任中医师4名。1人为永康市名中医，1人为永康市医界新秀。2010年起，中医科与省级医院合作，聘请杭州市中医院中医肾病专家、浙江省肿瘤医院中医肿瘤专家、上海中医药大学附属岳阳医院中医肿瘤博士定期到医院坐诊指导。2012年，针灸科开展小针刀疗法，用于慢性软组织损伤、颈肩腰腿痛治疗效果不错。2013年以来，针灸科先后采用运动康复疗法、液波透骨疗法、针灸疗法、极易针灸、黄帝内针等治疗各种痛证及内科杂症，疗效肯定。2017年推拿科正式开展小儿推拿业务。2018年，研制出小儿助长贴。中医科重视科学研究，先后发表学术论文30多篇，永康市科技计划项目立项1项，出版专著1部。

十二、永康市第二人民医院中医科

永康市第二人民医院于1970年建院时即设有中医科，当时有中医师1人，1977年后增为2人。1988年，朱寿长中医师采用中医方法治疗肝硬化腹水和急性肾炎取得显著效果，同时与妇产科结合，采用中西医结合方法治疗子宫肌瘤，使中医科影响广泛。20世纪70年代，金华医疗队内科医生兼用针灸、推拿方法诊治疾病，针灸推拿科于2007年从中医科中分出单设。2014年，杭州市中医院肾内科专家楼季华到医院坐诊。201年9中医康复科设立,目前有中级职称中医师2名、初级职称中医师1名,康复治疗师2名。中医科提供中成药调剂、针灸、推拿、理疗、艾灸、拔罐、穴位敷贴等多种中医药服务,推进中医进病房,积极开展中医药预防保健、养生康复等,与中药房建立密切联系,及时配置中药饮片,督促中药房开展煎药、炮制等服务,建立中药临床使用不良反应监测、报告制度,指导临床中药的合理使用,规范抗生素使用。

十三、永康医院中医科

永康医院建于1952年5月,建院初期即设有中医科。1983年11月,中医、中药、器械和人员划并新组建的中医院,中医科停诊。1986年8月,中医科重设,有医生2名。2003年设专家门诊,聘原浙江省中医院院长朱鹏飞定期坐诊。

经过不断发展,中医科现已形成综合性中医馆,分设中医内科、中医不孕不育科、中医皮肤科、中医骨伤科、中医眼科和理疗康复科等专科,有医生8人,其中主任中医师3人,主治中医师5人。中医科秉承辨证论治和整体治疗理念,依靠现代诊疗技术,坚持中医辨证与西医辨病相结合,逐渐形成了以门诊治疗为主、参与病区中医会诊、治疗各类疾病的特色科室。

十四、浦江县人民医院中医科、中医骨伤科

浦江县人民医院中医门诊于1976年开设,有中医师2人。1979年,设立中医骨伤科。2018年,中伤科诊区正式使用,设有中医妇科、中医儿科、伤科、胃病、颈肩腰腿痛等专家专科门诊。科室定期赴浦南、白马、黄宅等院区及下乡开展诊疗和教学指导。

科室现有主任医师3名,副主任医师1名,主治医师1名,住院医师2名。科室鼓励参加继续教育和进修学习,加强低年资医生的传、帮、带。目前,科室开设与中医肝病、中医肾病、中医妇科、中医胃病、中医骨伤科、颈肩腰腿痛等专家门诊,有中医、中伤床位15张,在治疗内科的急慢性肾炎、慢性胃炎、心血管疾病、老年骨质疏松症方面,妇科的不孕症、月经失调、急慢性附件炎、盆腔炎、习惯性流产、围绝经期综合征方面,儿科的小儿反复

上呼吸道感染、厌食症、遗尿、抽动 – 秽语综合征方面，伤科的慢性腰腿痛、头部外伤综合征、肩周炎等疾病方面均经验丰富，疗效显著。

近年来，在县科技局立项并完成两项科研项目，参与 3 项省、县科研项目。开展的《连蒲乌贝白及汤治疗十二指肠溃疡的临床研究》《儿童身材矮小病因调查及干预研究》《柴葶汤治疗小儿哮喘慢性持续期的临床研究》等获得了一定的社会效益和经济效益。发表学术论文十余篇。

十五、浦江第二医院中医科

浦江第二医院中医科成立于 2005 年 5 月，人员由成立之初的 1 人发展为现在的 5 人。其中，高级职称 3 人，中级职称 1 人，初级职称 1 人。中医科擅长脾胃病、呼吸系统疾病，以及儿科、妇科、骨伤科的疾病诊治，临床效果满意。年门诊量由成立之初的 2000 余人次发展为现在的 1.7 万人次。

十六、磐安县人民医院中医科

磐安县人民医院中医科成立于 1956 年，设有中医和针灸门诊。有主任中医师 1 名，副主任中医师 1 名，主治中医师 1 名。中医科致力于脾胃病、睡眠障碍、慢性咳嗽、慢性鼻炎、胸痹、虚劳、肿瘤等内科疑难杂症的诊治，以及月经不调、痛经、盆腔炎等妇科疾病诊治。设有中医蛇伤门诊，善于穴位敷贴治疗各种关节疼痛、颈腰椎痛等，"三伏贴"治未病。先后出过多位名中医，如名老中医周清元、张炉高，金华市名医叶忠贤、陈康德。

第四节　现代民营诊所（门诊部）

中华人民共和国成立以来，国家大力发展中医药事业，特别是改革开放以后，社会资本积极参与医疗卫生事业，中医的民营诊所（门诊部）得到快速发展，成为现代医疗服务体系的一支补充力量。本节介绍各县市卫健委（局）遴选的部分有代表性的中医诊所（门诊部）。

一、金华易健中医门诊部

金华易健中医门诊部始建于 2018 年，是金华江南药都与金华广电集团为传承弘扬中医药文化，联合国内、省内及市级各级名中医，秉承"倾工匠心，制精良药，集大医者，于易健堂"的理念，历时1年，精心磨砺，为八婺百姓共同打造的集养生、保健、治疗于一体的大健康服务平台。法人代表：李延栋。

目前，易健堂中医门诊部有中药饮片、配方颗粒、参茸保健品、中成药及西药两千多个品种。其中，同仁堂六节专柜有同仁堂各类药品300多种，为同仁堂金华市区定点合作品类较全的门诊部。2018年10月易健堂纳入市区基本医疗保险协议管理，享受个账和门诊统筹权限，极大地方便了百姓就医报销。

易健中医门诊部有员工50余人（包括坐诊医生），设有内科、妇科、儿科、皮肤科、针灸推拿科、疼痛科等科室，国家级、省级和市级著名中医沈大水、倪红翔、方虹、施康能、沈晓霞、郑亚夫等30余名专家定期坐诊。医生团队业务精湛，对诊治妇科疾病、儿科疾病、肾脏病、皮肤病、心血管疾病、呼吸系统疾病等经验丰富，擅长颈肩腰腿疼痛及亚健康的调理。

在药材上，易健堂坚持精选道地药材，定期邀请药材鉴别专家查看质量。聘请专业熬膏师，采用传统炮制技术制作丸散膏丹，既保证药效又方便携带，推出免费为顾客煎药、送药、打粉等服务。

自成立以来，易健堂大力开展健康讲座、义诊进社区、送医送药到偏远山区等公益活动，以经方良药，本着诚心、耐心、细心、贴心、暖心的"五心"服务，广积善行，德厚精诚，致力于传承中华文明，振兴中医事业，为百姓提供高品质、超一流的中医药服务。

二、金华三溪堂中医门诊部

金华三溪堂中医门诊部自2009年创建以来，以名医见长，以道地药材为本，诚邀金华市名中医，内科专家胡惠智、项葛霖、蔡萍、孟颖舟、杜件能、郑亚夫等，浙江省基层名中医叶峰主任、妇科专家方虹、儿科专家喻小禾、骨科专家朱文聚、针灸专家麻玲秋以及心理静养专家金小丰等近30位专家、教授齐施妙手，济世为民。

经过长期实践，三溪堂形成了独特的中药采集、野生栽培和加工等传统技艺，以及传统水泛丸技法、传统中药穴位敷贴技法、"浙八味"炮制技法和防风、黄芪、白术等上百种中药炮制技艺，其中祖传秘制疗疮膏、玉屏风少儿清膏颇具特色。

三溪堂的特色制剂有时令膏方，如桑椹膏、鲜参琼玉膏；冬病夏治，如三伏贴、三九贴；有特色针灸，如铺灸（长蛇灸）、端午灸、中药热灸等。

三溪堂一切以中医为中心，匹配与中医相关的各大业务版块，初步形成了中药种植（三溪堂农业开发有限公司）、中药加工（三溪堂中药有限公司）、中药经营（三溪堂国药馆连锁有限公司）和中医馆（中医保健院、中医门诊部）为一体的中医药服务企业。

"但愿世间人无病，何妨架上药生尘。"三溪堂以平等博爱之心，大医精诚之道，道地品质之药，全力保护、继承、发展、传播千年中药文化，诚信自守，勤勉治业，广结善缘，造福桑梓。

三、金华广健堂中医门诊部

金华广健堂中医门诊部于 2019 年 7 月 19 日设立，法人代表任建璇。目前有职工 30 余人，有中医诊疗、针灸理疗、小儿推拿、中药熏蒸等项目，从"未病先防，既病防变，愈后防复"和"天人合一"的整体大健康观念出发，提出情志养生、运动养生、药膳饮食养生的健康理念，诊疗科目有中医内科、中医儿科、中医妇科、治未病科及针灸推拿科等。

广健堂建立了中药采购溯源制度，专门成立了由省、市级著名中医药专家组成的中药材采购团，赴原产地寻找优质"道地药材"。同时邀请中国中医科学院及浙江省中药材鉴定专家组建金华广健堂中药鉴定专家组，共同制定广健堂内部"精品饮片"质量标准。煎药区域 24 小时不间断动态播放，随时接受监督。煎药采用天然山泉水，遵古法炮制。

广健堂中医门诊部矢志于中医文化传承，汇集名医大家，遍寻道地药材，倾力推出名医、好药、精煎、时服、问效的身体康健中医馆新模式，秉承"药材好药才好"的理念，达到好医好药的最大统一。

四、义乌胡庆余堂门诊部

"江南药王"胡庆余堂系清末"红顶商人"胡雪岩于 1874 年创建。140 多年来，胡庆余堂始终秉承"戒欺"祖训，药材道地，名医荟萃，有口皆碑。胡庆余堂国药号之名取自《周易》"积善之家，必有余庆"，为胡雪岩亲自取名，现为国家级文物保护单位、国家级非物质文化遗产保护单位、中华老字号，注册商标为中国驰名商标。

胡庆余堂义乌馆成立于 2019 年 10 月 15 日，主营业务包括医保药店、参茸贵细、中医门诊、针灸理疗，聘请了 20 余位著名中医师坐诊，其中定期坐诊者 10 余名，不乏国家级、省级、市级名老中医。能够诊治内科、妇科、儿科、神经内科、风湿科、骨伤科、皮肤科等疑难杂症，同时推出夜间门诊、代客煎药、送药、打粉、泛丸等一系列便民措施，竭诚为百姓服务。

五、义乌春萱堂中医门诊部

义乌春萱堂中医门诊部创建于 2017 年 10 月，由浙江老字号义乌春萱堂药业有限公司在金元四大家滋阴学派创始人朱丹溪故乡投资开办，以纪念丹溪老人为治母病、弃儒从医、顾春常在、留萱满堂的孝母情怀。法人代表陈子越。目前有员工 30 余名，主要经营范围为中医中药，沿袭传统的中医药合一的经营模式。

春萱堂设有中医内科、儿科、妇科和针灸推拿科，特色诊疗项目有妇科疾病、儿科疾病、肾病科、皮肤病、心血管疾病、呼吸系统疾病、颈肩腰腿疼痛及亚健康膏方调理等。春萱堂始终保留传统的中药汤、丸、散、膏、丹炮制技术，同时根据季节变化开展冬病夏治敷贴、艾灸、冬季膏方调理等诊疗服务。

春萱堂整合省、市优质的中医药资源，聘请省级、市级医院的名医、专家和义乌本地的名中医坐诊，同时聘请首届浙江工匠获得者、杭州市膏方高级技师把控药材质量关，精选优质道地药材，严把煎药和膏方制作环节，确保医疗资源和药材品质优质，做实实在在的中医中药铺。

春萱堂遵循"良方济世，金针度人"的经营宗旨，以中医服务为主，以艾灸、针灸、推拿等绿色理疗项目为辅，以弘扬和传承中医药文化为使命，致力于开发、传播中医调理和治疗，宣传和引导人民提高健康保健意识。同时积极参与公益活动，成立近 3 年来，多次进乡村、企业、社区、学校等开展健康讲座和义诊，定期上门为行动不便的孤寡老人提供诊疗服务，被评为"十佳"公益单位。

六、东阳爱心中医门诊部

东阳爱心中医门诊部为民办非企业中医医疗机构，法人代表单卫红。门诊部设西内科（不输液）、中医内科、妇科、骨伤科、针灸推拿及理疗科等，有中医师 5 名（其中 4 名为主治中医师），西医师 3 名，中药师 2 名，执业护士 1 名，其他人员 6 名。中医师均有 20 年以上的从业资格，对各种常见病、多发病及疑难杂症有丰富的临床经验，特别擅长治疗消化系统疾病、呼吸系统疾病、肿瘤等，采用中医药方法治疗慢性支气管炎、哮喘、风湿病、脊椎病等效果肯定。自 2018 年 4 月开业以来，年门诊量达 3600 ～ 4000 人次。

七、东阳医药门诊部

东阳医药门诊部创建于 2014 年 5 月，是一家集预防、保健、康复、治疗于一体的非营利性医疗机构。法人代表金飏。经营面积 1083.9m^2，有中西医执业医师 16 人，其中副主任医师及中级以上职称者 6 人，执业药师、中药师 5 人，卫技人员 13 人。门诊部设有中医内科、外科、妇科、针灸科、推拿科，在肝胆疾病、肾脏病、皮肤病、筋骨疼痛、顽固性失眠、肿瘤、疑难杂症诊治方面特色明显。

本着回报社会、造福百姓的宗旨，门诊部注重引进名医，使用良药，凭借良好的医德、合理的价格和优质的服务赢得了社会的广泛赞誉。门诊部坚守"阐扬中医，传承精髓"的价值观，在遵循古方、验方的基础上博采众长，大力弘扬中医药文化；践行"关爱生命、呵护健康"理念，坚持以患者为中心，竭诚为患者提供方便、周到、温馨的医疗服务。

八、永康义丰中医门诊部

永康义丰中医门诊部隶属永康市山川大药房有限公司。公司前身是创立于清·道光年初的永康义丰国药号，已有 196 年的历史，是永康城区有记载的最早的药号。近两百年来，中药门市和中医门诊始终兼营，虽历沧桑，但经营没有间断，人员世代交替，传统一直秉承。尤其在 20 世纪中叶，本号仕俊先生的中医妇科名播金华、丽水地区。

永康义丰中医门诊部秉承传统，现设有中医内科、中医骨伤科、中医妇科、中医儿科、中医外科、针刀、中药房等，开展不孕不育、睡眠障碍、膏方养生等特色诊疗服务，特色明显的是中医肾病和中医风湿科。门诊部坚持以患者为中心，努力提升中医疗效技术，更好地服务永康百姓。

九、永康弘景堂中医门诊部

永康弘景堂中医门诊部是经永康市卫生健康局批准的一家民营体制中医门诊部，2019年5月16日试诊，2019年10月26日正式开业。法人代表胡彦航。永康弘景堂中医门诊部以"突出中医特色、采用传统疗法、迎接八方患者、专治疑难病证"为宗旨，设有中医内科、中医骨伤科、中医妇科、针灸科、推拿科、检验科、放射科和中药房。中医骨伤科下设正骨针刀治疗室，采用胡军中医正骨法治疗腰椎间盘突出症。中医内科下设陈炳旗中医内科肿瘤工作室，采用远程与面诊相结合方式，使用中医方法治疗各种癌症、运动神经元损伤及疑难杂症等。

十、永康九针堂中医门诊部

永康九针堂中医门诊部创建于2018年，是集中医、中药、针灸、推拿、理疗为一体的综合门诊部，法人代表吕加泉。门诊部有副主任中医师3名，主治中医师1名。擅长颈肩腰腿痛、中风及中风后遗症、面瘫等疾病的治疗，近年开展的中医美容项目，如中医药治疗痤疮、黄褐斑等，埋线治疗单纯性肥胖、富贵包等，微针刀除皱，络刺法提升脸部肌肉等也取得了显著效果。

十一、兰溪名中医馆

兰溪名中医馆创建于2010年10月，目的是弘扬兰溪中医药文化，传承张山雷学术思想，服务兰溪百姓。名中医馆有37位经验丰富的名老中医定期坐诊，其中主任中医师9人，副主任中医师17人。设有中医内科、妇科、儿科、骨伤科、皮肤科、肿瘤科、推拿科等诊室，以中医药治疗为主，辅以推拿、药浴、艾灸、耳穴、穴位贴敷、拔罐等非药物疗法，在疑难杂症和康复调理等方面效果肯定。兰溪名中医馆为兰溪市医保定点单位，兰溪市慈善总会中医中药救助项目唯一定点单位，兰溪市张山雷研究会挂牌单位。

兰溪名中医馆本着"名医好药、诚信服务"的宗旨，为兰溪人民的健康事业热忱服务。

十二、兰溪杨塘华峰中医门诊部

兰溪杨塘华峰中医门诊部于 2003 年 6 月由一家小卫生院改制而成，由汤国华和姜一峰两位医师共同出资创办。门诊部设中医骨伤科、中医肛肠科、中医针灸科和中医内科等科室，尤以骨伤科和肛肠科特色明显。姜一峰为浙江省首批中医专长医师，其枯痔疗法得到肯定。骨伤科医师汤国华传承父亲"汤一贴"医术，并发扬光大，采用针灸结合中药内服，外敷祖传秘方黑膏药，用于颈椎病、腰椎间盘突出、肩周炎、类风湿性关节炎等疗效独特。

十三、浦江黄炳炎中医门诊部

浦江黄炳炎中医门诊部源自清·光绪年间上山派中医世家，已四代传承，是中医传统疗法、特色中草与现代科技相结合的特色专科门诊部。门诊部设有中医内科、针灸推拿科等，采用中药、针灸、刮痧、拔罐、膏方及祖传秘制膏贴等治疗各种风湿病，以及内外妇儿等疑难杂症。尤其擅长治疗颈椎综合征引起的上肢疼痛、麻木、伸举不利；或椎间盘突出引起的头晕、下肢疼痛麻木、腰痛，以及中风后遗症等，对于女性不孕、经行腹痛、月经不调，男性阳痿早泄、射精无力、死精，以及痛风、肿瘤等均疗效明显。

门诊部的药泥风湿膏 2018 年被浦江县人民政府列入第六批浦江县非物质文化遗产代表性项目名录。

黄炳炎医师以济世救人为己任，视救死扶伤为天职，继承家学，遍访名医，师从著名中医胡春福、余瀛鳌教授，诊疗足迹遍及上海、北京、杭州、江西、云南、四川、贵州、湖南、湖北等地，口碑载道。

十四、浦江宁清堂中医门诊

浦江宁清堂中医门诊部总面积 $1800m^2$，内设名中医工作室、心理疏导室、针灸理疗科、皮肤美容科、医学检验科、超声科、老年病科等，长于中医内科、儿科、妇科、皮肤科等疾病的诊疗。

宁清堂以"精于医药、专于服务"为核心理念，为患者提供细致、贴心的服务。本着"少花钱、看好病"的原则，汇聚了一大批省、市（县）名中医，定期为患者问诊把脉，提供优质价廉的医疗保健服务。

十五、武义县回元堂中医诊所

武义县回元堂中医诊所创建于 2011 年 11 月，是一家以传统中医药为根本、弘扬中医药文化为己任的民营医药机构，拥有多项市级非物质文化遗产，是市级、县级非物质文化遗产传承单位。

回元堂中医诊所集"医保定点、名医坐诊、非遗膏方、康复中心、针灸推拿、艾灸、西药、中成药、贵细中药材、医疗器械、非遗文化"等于一体，以奉仁心、仁术、仁爱为主旨，紧随中国四大国药馆脚步，以济世之仁心、拯人之仁术、待人之仁爱为经营理念，传承岐黄之道，弘扬中医药文化。

回元堂中医诊所设有中医内科、儿科、妇科、中医预防保健科和针灸推拿科，擅长治疗妇科疾病、儿科疾病、肾脏病、皮肤病、心血管疾病、呼吸系统疾病等，同时根据季节变化开展冬病夏治三伏贴、夏病冬治三九贴，以及亚健康膏方调理。

回元堂中医诊所延请德高望重、医术精湛的名老中医及专家坐诊。长期支持县志愿者协会、红十字会、民生大篷车等公益事业，每年举办大型义诊和公益养生讲座，连续荣获金华市消费者信得过单位、市级非物质文化遗产传承单位、武义县政府公益合作伙伴、武义县志愿服务先进团队、武义县红十字志愿服务先进集体、民生大篷车志愿服务先进集体、浙江老字号等荣誉称号。

十六、武义寿仙谷中医馆

寿仙谷是一家传承百年的中华老字号。2014 年 11 月，"寿仙谷中药炮制技艺"被国务院确认为国家级非物质文化遗产项目。寿仙谷原为寿仙谷公司掌门人李明焱董事长的先祖在清·宣统元年（1909 年）创建的一家老药号店名，也是一个健康长寿的符号。

武义寿仙谷中医馆全称浙江寿仙谷医药股份有限公司武义中西医诊所，创建于 2013 年，隶属浙江寿仙谷医药股份有限公司，为其分支机构，是一家以中医治病、养生为特色的综合性中医诊所，设有中医内科、中医儿科、中医妇科、中医脾胃科、针推科等特色科室。

在董事长李明焱的带领下，中医馆坚持"名医名药名店"的管理理念，秉承寿仙谷总公司"为民众健康、美丽、长寿服务"的宗旨，以及"重德觅上药，诚善济世人"的祖训，长期邀请国家级、省级、地市级名老中医和骨干医师坐诊，为当地百姓提供专业而优质的中医特色服务。

武义寿仙谷中医馆采购的药材均经过专业老药师严格把关，确保货真价实，炮制到位，安全有效；对中药的煎制过程严格管理，引进先进的煎药设备，保证药出其效。2020年武义寿仙谷中医馆被列入武义县基本医疗保险定点单位。

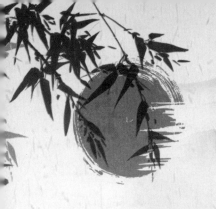

第六章
药材药业

第一节　药材生产

一、金华市药材生产概况

金华地形多样，气候温润，生物资源丰富，动植物药材品种众多，生产历史悠久。罗店、山坑、溪口等地农民向来有利用当地优越自然条件、栽培和采集动植物中药材的习惯。

（一）金华佛手

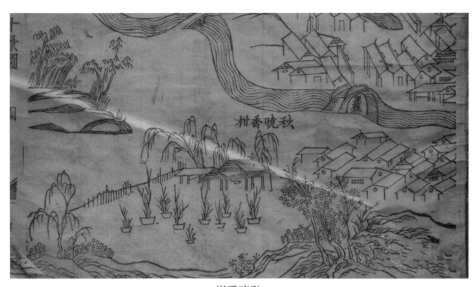

柑香晓秋

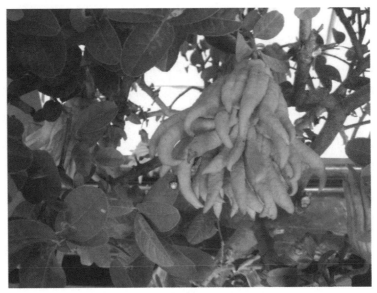

金华佛手

　　金华市区附近最负有盛名的药材就是"金佛手"。金华佛手造型美观，色香俱佳，既为观赏珍品，根叶、花、果又能入药，以果实入药为主，有行气止痛、健胃化痰之功能。它的异名很多，各地叫法不一，有的叫"佛手香橼"（《闽书》）、"蜜笛柑"（《黔书》）、"密罗柑"（《左州杂记》）；有的叫"福寿柑"（《民间常用中草药汇编》）、"五指柑"（《广州药志》）等。佛手属芸香科柑橘属，与柑橘、柚等果木类似，与香橼、柠檬等有近缘关系。佛手一株挂果多的可达 90 余只，单果重 1.5kg。秋末冬初，佛手枝头挂满金果，只只状如人手，受到人们青睐。

　　金华佛手大多为南京种（又名金华种），品种果形适中、美观；药用成分含量高，其他品种远远不及；且耐贮藏，放在新鲜松针中数月之内，色香味形不变；色泽金黄，芳香不衰。金华位于金衢盆地，气候温和，无霜期长，雨量充沛，空气湿润，优越的自然条件为栽培佛手提供了有利条件。

　　金华栽培佛手久负盛名，花农技艺高超，世代相传，不断发展，道光《金华县志》载："邑之市花者为西吴白竹二庄……佛手柑之类皆有之。"光绪二十年（1894 年）续修的《金华县志》描写得更为详细："佛手柑，邑西吴等庄为仙洞水所经，柑性宜之，其透指有长至尺余者，香色亦胜闽产。"仙洞，指双龙等洞。从这些史料看，金华种植佛手早就有高超技艺。

金华佛手栽培历史悠久，传说不一。一说，为宋末名儒何基传入，一说景泰年间（1450—1456 年）金华知府周钦从南京带回。1942 年西吴村《环溪吴氏宗谱》载："吾九世祖巽源公（1592—1674 年）由吴阊带归佛手柑一种，玲珑奇巧，诚果中之仙品也。"巽源公，吴必刚。吴，指苏州。他从苏州一带引种到金华种植。此后，西吴村民十分重视种植佛手，"以养佛手为业，售之省会，囊金而归，手足无甚劳而衣食有盈余"。从巽源公引种繁殖至今，金华佛手栽培历史距今已有 350 余年。佛手品种经过金华人民的驯化和辛勤培育，栽培面积不断扩大，金华终于成为中外闻名的"佛手之乡"。

昔日，佛手"售之省会，囊金而归，手足无甚劳而衣食有盈余"。可见，早在三四百年前，金华佛手已有几个不同品种，且有相当产量。民国《重修浙江通志稿》载"在抗日战争前，金华年产佛手 8 万余只，畅销沪、苏"等地。1958 年，罗店花果队种有佛手 1.5 万株，繁殖幼苗 6.18 万株。当年，国家收购佛手 6.25 吨。1960 年 11 月 26 日，朱德委员长曾到罗店花果队视察。同年，毛泽东主席收到罗店花果队赠送的佛手后，回信勉励种好佛手。此后，佛手远销香港、东南亚和欧洲。20 世纪 80 年代末，据罗店、后溪河、西吴等村调查，有 500 余农户培植佛手，年产佛手 2.5 吨；培育佛手苗木 40 余万株，两项年产值 6 万余元。

佛手为常绿的小乔木或灌木。盆栽结果的佛手树一般高 1m 左右。地栽的佛手树最高可达 2 ~ 3m。佛手果实幼时呈淡绿色。幼果在枝头上坐稳需要 20 ~ 30 天。发育长大后呈深绿色，成熟后有金黄色光泽。春果一般在初秋成熟，夏秋果一般在冬初成熟。果实成熟期 3 个月左右，春果一般顶端分裂如手指，呈手指形，俗呼"开佛手"或"伸佛手"。夏秋果一般为拳头形，称之为"闭佛手"或"拳佛手"。大种佛手无论何时结果，一般均呈"拳佛手"状。

金华佛手品种多样，根据接引的地区不同，可分为南京种和福建种。

南京品种为自明末清初西吴村民巽源公从江苏引种本地栽培。因为品质优良，经过不断驯化培育，现已成为金华市的主要品种。因此，人们又称它为"金华种"。该品种的形态特征是树形较高大，主干呈灰绿色，叶形较小，长 8cm，阔 5cm，叶片颜色青绿。花白色，有单性花和两性花两种。果实在幼小时落果严重。果实长到 3cm 时才不易落果。果实成熟后大小不一，最大的单果可达 500g 以上，小的不足 100g。成熟时呈金黄色，有拳指和闭拳两种形状。此品种产量高，大小年现象不严重，晒干率高，药用价值好，色味清香。惹人喜爱，是金华市佛手的名种。

福建品种是花农从福建漳州市引种而来。树形高大，被条粗壮直立，短被较多。叶片大，嫩梢端紫红色，花为红色。果实大，最大的单果达 1.5kg 以上，一般在 250g 左右，产量高。但果实形状不佳，果实内水多，易腐烂，不易贮藏，但可制佛手酒及药材之类，药用价值不及南京种。

根据花朵的颜色，金华佛手可分为白花佛手和红花佛手。

白花佛手花白色，伏果多为伸手形，秋果为握拳形。果皮疙瘩多，油泡多，香气浓，质地佳。

红花佛手花红色或紫红色，伏果与秋果均为拳头形。果皮表面光滑，油泡少，质地差。

根据果形大小，金华佛手可分为大种、小种和南京种。

大种长枝下垂，叶形较大，嫩梢紫红色，果实大，大小年明显，耐寒性差。

小种树枝淡灰色，花白色，果实多而小，似鸡蛋状，成熟期早，多呈拳形集合状。质量好，香气浓，抗寒性差。

南京种即金华种。果实美观，大小适中，受到人们青睐。其形状大小介于上述两品种之间，是市场和外商最受欢迎的佳种。

目前，金华市种植佛手的有罗店、后溪河、西吴、竹马、建新、双龙洞洞前村、石墙足、山口、东盛村等，主要产地在北山山麓一带。

（二）其他药材

人工栽培的药材，除佛手外，还有白术、延胡索、白芍、玄参等数十种。

1959 年，全县栽培金银花、白芷、山药、佛手、白术、生地黄等中药材 95725 亩。县人民医院及各区、乡（镇）卫生院都曾栽培中药材。

1960 年 11 月，县卫生科在北山林场创办药物种植场，占地 8 亩多，栽培吴茱萸、白芍、白术、菊花等药材。

1971 年，原金华县医药公司在罗店乡鹿田、盘前、九龙等地引种南药和北药，其中田三七、黄连、川牛膝试种成功。

1981 年，全市有 144 个大队建了"百草园"，共占地 81.7 亩，栽培白术、金银花、菊花等中药材。野生药材多分布于县境南北的山乡，主要有半夏、黄精、百合、桔梗、白芍、前胡、龙胆草、鹿衔草、杜细辛、石菖蒲、败酱草、绞股蓝、黄芪、野菊花、白及、墨旱莲、岩柏草、桑白皮、老鹳草、香附、苍耳子、陈皮、防己、乌药、毛茛、大血藤、垂盆草、吴茱萸、牛膝、金钱草等。动物药材有蕲蛇、乌梢蛇、蜈蚣、豹骨、金蝉衣、穿山甲、蟾蜍等。现已发现并经采用的野生动植物药材近 300 种。

1949 年以前，中药材多由当地中药店就地收购，自行加工，亦有就地设点为外地商贩代收的。1950 年，国营金华土产公司开始收购白术、延胡索、白芍、玄参等四大药材，并调往全国各地。

1955 年，中药材采购供应站建立，白术、延胡索、白芍、玄参四大药材由中药材采购供应站统一收购，并将中药材栽培面积列入国家生产计划，实行以产定购。是年，全县中药材收购额 2.5 万元，销售额 38.7 万元。

1958 年，中药材批发部设立，开始经营中药批发业务。1959 年，改为中西药批发部。

1962 年前后，由于药源和药材收购网点减少，城乡曾一度出现"撮药难"。1964 年 10 月，贯彻"积极收购，积极推销"方针，中药材收购量有所增加，"撮药难"得到缓解。

1968 年，原金华县全县收购白术 28.6 吨，白芍 2.45 吨，延胡索 2.9 吨，玄参 0.6 吨。

80 年代以后，由于改革开放，社会主义市场经济兴起，流通渠道增加，国家收购中药材的品种、数量、金额相对减少，同时中药材资源也大幅度下降。

二、磐安药材生产概况

八婺大地土质肥沃，气候湿润，适宜常用中药材种植。如浙江道地中药材"浙八味"，仅磐安一地就出产了五味，即白术、延胡索、浙贝母、玄参、白芍，人称"磐五味"。中药材种植历史悠久，源远流长。磐安的药材种植可远溯到南朝。

据清·道光《东阳县志》载：南梁昭明太子萧统于527～530年避谗隐居磐安大盘山，辟药园教民种药，后世尊为"盘山圣帝"。建昭明院，塑造金身以志纪念，现尚留有"药园"地名。唐·天佑年间（904—906年），磐安始种延胡索。北宋绍圣元年（1094年），始种白术。南宋1135年，白云山产白芍名贵价高，俗称该山为"白银"山。明·隆庆《东阳县志》载：唐末东阳境内已种延胡索，宋代盛产白术、白芍、玄参等，有"药乡"之称。到宋代，对白术、白芍、玄参的加工已有相当水平。清末，始产东贝，主产于新渥、冷水。1912年，磐安中药材丰收，各地药商不断进山，有"万国皆来市"之说。

民国时期，国民党浙江省政府划永康、东阳、缙云、仙居、天台五县之边缘山区设"大盘山绥靖区"，俗称五平县。抗战时期，据《荀子·富国》中"则国安于盘石"，改名为磐安。此后曾并入东阳县，1983年恢复磐安县建置，行政归金华市管辖。磐安素有"群山之祖、诸水之源"之称，境内大盘山脉长期为金华地区的中药材主产地，得天独厚的自然条件十分适宜中药材生长，被誉为"天然的中药材资源宝库"。自宋代以来，磐安白术、延胡索、玄参、白芍、玉竹就一直被世人所称道。磐安白术外形似蛙（俗称"蛙术"），断面菊花纹，味清香，为白术中的精品，主产于玉山区，为金华农业名特产。明朝隆庆《东阳县志》中有"白术玉山民多种，以为生，余药皆有之，然不为多"的记载。目前，以大盘山脉为依托建立的磐安新渥中药材市场上市药材有300余种，是华东最大的中药材集散地，为我国十大中药材市场之一。

1996年3月，磐安被国务院发展研究中心等单位命名为"中国药材之乡"。

2003年8月，磐安中药材通过国家质量检验检疫总局考核审定，获中药材原产地标记证书。2003年，磐安白术、延胡索、浙贝母、玄参、白芍向国家商标局申报注册证明商标。并设立大盘山国家级自然保护区。自然保护区位于磐安县中部，是天台山、括苍山、伏霞岭、四明山等山脉的发脉处，又是钱塘江、瓯江、灵江三大水系主要支流的发源地。保护区总面积4558公顷，最高海拔 1245 米，森林覆盖率达 92.9%，有"城市绿肺"的美誉。保护区是我国唯一以药用生物种质资源为重点保护对象的自然保护区，是药用生物野生种或近缘种的种质资源库，动植物资源非常丰富，有"天然药材资源宝库"的美誉。大盘山保护区有许多著名中药材，其中药用植物 1074 种，隶属 201 科 634 属，占浙江省药用植物种数的 60.17%，占全国药用植物种数的 9.64%。

2012 年 6 月 25 日，浙江省政府公布的第四批浙江省非物质文化遗产名录中，"磐五味"生产加工技艺名列其中。"磐五味"的生产加工技艺各有不同。

（一）"磐五味"生产加工技艺

1. 白术生产加工技艺

白术苗床要选择高山云雾有一定坡度和土层的生荒地，选用颜色鲜艳的种子，成年种子不能用。清明、谷雨间播种。一年播种、育苗旱时需两年。第二年立春前小寒至大寒育苗栽种。清沟排水需及时，分次摘花蕾，霜降至立冬选择晴天收获，及时加工，忌连作，不能与青菜、玄参、花生、番薯、烟草等作物轮作。

育苗地宜选择肥力一般、排水良好、高燥、通风凉爽的沙壤土，深翻20cm，耙平整细，忌连作。

10 月下旬至 11 月中旬，白术茎叶开始枯萎，将根茎刨出，剪去秆。冬天气温低，晒干困难，常为烘干。收获后摊于平地上，除去部分表面水分，之后直接用火除去白术的细根。除毛后搭一自制烘台，烘台底部用砖块堆砌，上架一"竹笠"，最上端是木制无盖烘箱，白术放置于此烘焙。烘焙需经过三道程序：首先用 80℃的文火反复烘焙，5 小时左右翻动 1 遍，使细根脱落干净。然后再以 70℃左右的温度烘焙，使之八成干，取出白术堆放于平地数天，使内部水分充分蒸发，表皮软化。最后用 60℃的低温文火持续烘焙，出药香，备药用。储存期间常以烈日晒之。生产加工而成的白术质地坚硬，颜色深，断面角质样，有菊花纹，易于保存，不易发油，大肉厚，无高脚茎，无须根。以磐安特有的制作工艺制成的白术形似青蛙，断面菊花纹，清香诱人，世称"蛙术"，为白术中的珍品。

2. 延胡索生产加工技艺

延胡索较耐寒，喜温润，怕旱，寒露前后播种，狭畦深沟。20 世纪 80 年代改变传统的播种时翻耕整地为不翻耕的"稻板延胡索"，是耕作技术的一大革新，次年谷雨至立夏植株完全枯萎后收获。

种植延胡索选土层较深、排水良好、疏松肥沃的砂质土壤。前作以水稻等禾本科植物为好。起沟整平作畦，畦宽 100cm，沟宽 25cm，沟深 20 ~ 25cm。延胡索播种期为 10 月上旬至 11 月上旬，选晴天播种。施经无害化处理的农家肥。

延胡索用干燥块茎入药，一般在 5 ~ 6 月间当地上茎叶枯萎后选晴天及时收获采挖。用四齿耙等工具浅翻，边翻边捡延胡索块茎。挖捡完后再深翻 1 次，捡净块茎，运回室内摊开晾干。加工延胡索分生晒和水煮两种。生晒时，延胡索块茎洗净，除去杂质，放在晒场上晒 10 ~ 15 天，直至干燥，即成生晒延胡索。水煮是将延胡索块茎按大小分级，洗净泥土，除去杂质，盛入竹筐，浸入沸水，煮至块茎横切面呈黄色无白心时捞出晒干，晒 3 ~ 4 天后收入室内闷 1 ~ 2 天，待内部水分外渗，晒至干燥，即成水煮延胡索。储存期间常以烈日晒之。

延胡索留种应选通风、阴凉、干燥、泥土地面的仓库或室内贮存。将从地里挖回的种延胡索摊放在阴凉、通风处晾 4 ~ 5 天，待种块茎表皮风干发白后保存。地面先铺一层 5cm 厚的含水量为 15% ~ 25% 的细砂土，上铺一层 8 ~ 10cm 厚的种延胡索，再在种块茎上覆盖 10cm 厚的细砂土，再在上面铺一层 8 ~ 10cm 的种块延胡索，然后覆盖一层 8 ~ 10cm 的细砂土。如此一层细砂土、一层延胡索种块茎交替贮存，可贮存 2 ~ 3 层种延胡索。

生产加工而成的延胡索外观黄亮，圆坚饱满。磐安延胡索可切片，其他地区无此特点。

3. 浙贝母生产加工技艺

浙贝母的选种宜选大叶浙贝母、细叶浙贝母、多籽浙贝母，育种田应注意选择土壤透水性好的地块。

种植浙贝母应选择温暖湿润、生态环境洁净、无污染的地块。土壤以质地疏松肥沃、排水良好、微酸性或近中性的沙质轻壤土为宜，如土壤过酸应适当施石灰进行改良后再种植。整地时，深翻土地 25 ～ 30cm，碎土耙平，作龟背形畦。畦宽 100 ～ 120cm，沟宽 20 ～ 25cm，沟深 25cm。9 月中旬至10 下旬播种，播种时根据种鳞茎大小不同，在畦面上开沟摆放，芽头朝上，较小的种鳞茎放在畦边，用泥土覆盖其上。施肥时多使用腐熟农家有机肥，苗肥要施得早，齐苗后马上施。浙贝母出苗后需水量增大，从出苗到植株增高终止时期需水量多，如遇干旱天气，应适当灌水。在植株有 2 ～ 3 朵花开放时选晴天露水干后摘花，将花连同顶端花梢一并摘除。

浙贝母不宜连作，不宜与百合科作物轮作，前作以禾本科和豆科作物为好，轮作间隔时间需两年以上。

浙贝母用干燥鳞茎入药。一般在 5 ～ 6 月间采挖，在地上部枯萎后采收，选取晴天进行，用短柄二齿耙从畦边开挖，二齿耙落在两行之间，边挖边拣，防止挖破地下鳞茎。

收获后，将挖起的浙贝母放在竹箩里，置水中洗净泥土，除去杂质，沥干水，选出大小并分开。将鳞茎分为三档：元宝贝、珠贝、贝心。较大的挖去心芽加工成元宝贝，挖下的芯芽可加工成贝心，较小的不去心芽，加工成珠贝。然后置于擦（撞）笼内除去外皮，由两人各在一边握住擦（撞）笼来往推动，使贝母相互擦撞，除去表皮。待鳞茎有 50% ～ 60% 左右脱皮时，放入用贝壳煅烧而成的壳灰，每 100 kg 鳞茎用壳灰 3 ～ 5 kg，继续擦皮，待浙贝母鳞茎全部拌上壳灰为止，倒出干燥，将拌上壳灰的浙贝母置太阳下曝晒3 ～ 4 天，然后用麻袋装起来，放置 1 ～ 3 天，让内部水分渗到表面，再晒干即可。或置于擦（撞）笼内用生石灰除去外皮再用石灰水浸泡，使石灰充分渗入贝母内，贝母即可熟，达九成熟即可，用手指掐其表皮，以其发出的声响判断生熟（掐之有声则未熟，无声则熟）。之后晒干或烘干，烘干时，温度不可过猛，以不超过 70℃为宜，并要及时翻动。如此即可备作药用，贮藏时要经常晾晒，以防受潮影响药用。

生产加工制作的贝母断面白粉状，颜色一致，中心无玉色。

4. 玄参生产加工技艺

玄参性喜温和湿润，不耐旱，宜栽种于向阳背风稍倾斜山坡地，排水良好且肥沃的腐殖质土和沙壤土为佳，忌连作，隔 3 ～ 4 年才能种玄参。立春

前后栽植，立冬前后茎叶枯萎收获。玄参用干燥类圆柱形的根茎入药，

玄参出苗时有草就除，除草松土不易过深，避免伤害根块。6月份以后植株长大，不必松土。玄参定植后，第二年从根部长出幼苗，使根部膨大，为增加产量，及时拔除多余的菌株，留2~3株即可。如玄参不作留种用，当花薹抽出时及时摘除，使养分集中于块根部。

地上茎枯萎则进行收获。收之前除掉地上茎叶，挖出地下块根，把块根晾晒1~2天再抖去泥土、须根，堆积起来，使之发汗3~4天。发汗过程中要经常翻动，使内外部变成黑紫色，质地柔润，闷后再晾晒，全部晒干为止。或挖出之后摊于平地晾晒，晾晒期间经常翻动，使之受热均匀，除去部分水分，再用自制烘台烘焙（烘台与白术同），温度控制在40~50℃。500斤左右玄参一天一夜即可烘熟，以掰开肉质呈黑色为准。贮藏时反复烘晒。

生产加工制作的玄参外形粗壮，质地坚硬，断面黑色，无杂质。

5. 白芍生产加工工艺

白芍较耐旱。9~10月份间分苗。寒露前后栽植，每年9~10月间剪去细根，以促进主根粗壮、优质、高产。第三年夏至后5~10天收获。

对于芍栽，在其收获或亮根修剪时，将符合标准的带芽新根剪下，每株留壮芽1~2个和根1~2条，即成芍栽。以芍头作繁殖材料栽种，不亮根修剪，两年后起挖，将符合标准的带芽新根剪成株，每株留壮芽1~2个及根1~2条，也成芍栽。芍栽储存应选择通风、阴凉、干燥、泥土地面的仓库或室内贮存。芍头如不能及时栽种，则不能切开分块，要将整个未切的芍头进行贮存。贮存时地面上铺7~10cm含水量为15%~20%的细砂土，将芍栽或芍头堆放其上，厚10~20cm，芽头朝上，芍栽按顺序斜放，上盖细砂土7~10cm。一层砂土，一层种栽，可放2~3层，再在顶层盖8~12cm的细砂土，四周用砖块等围好。贮存期间，隔10~20天检查1次，及时拣去发病种栽，如有种栽外露，及时补充细砂土，并保持细砂土15%~20%的含水量。

种植白芍选择阳光充足、土层深厚、保肥保水能力好、疏松肥沃、排水良好、远离松柏的地块，种过白芍的地块宜间隔1年以上再种。栽种前，深翻土地25~35cm，清除草根、石块，然后耕细整平，四周开通排水沟。栽种适期为10月下旬至12月上旬，最佳种植期为11月。施用经无害化处理的农家肥料为主，幼苗出土时应中耕除草。以后在5月上中旬、6月中下旬、9月上旬

各中耕除草 1 次。到白芍现蕾盛期，选晴天露水干后将其花蕾全部摘除。

白芍不宜连作，轮作间隔时间 1 年以上，间隔期间种植禾木科作物为好。白芍栽后 3 年，8 ～ 10 月采收，在晴天用锄头等工具挖出地下根，抖去泥土，切下芍根，并分级。收获后，用刀切去芍根头尾，两端削平，修去小支根，削平凸出部分。洗净，除去头尾及细根，擦去外皮。把洗净的芍根捞出倒入烧至 75 ～ 80℃的锅中，浸没为度。煮时不断翻动，保持锅水微沸。煮至芍根切面色泽一致时立即捞出。水煮后的芍根置太阳下曝晒 1 ～ 2 天，经常翻动芍根。逐渐将芍根堆厚曝晒，遇中午太阳太猛适当遮盖芦帘等。晒 3 ～ 5 天，放室内回潮 2 ～ 3 天后继续曝晒 4 ～ 5 天，然后再在室内堆放 3 ～ 5 天，直至晒至全干。

制作出来的白芍表皮皱纹细致，颜色好。

（二）新"磐五味"

2015 年 7 月在第九届中国磐安中药材交易博览会上，磐安公布了评选产生的"新磐五味"：天麻、铁皮石斛、三叶青、玉竹、灵芝。

1. 天麻

天麻又名赤箭、独摇芝、离母、合离草、神草、鬼督邮、木浦、明天麻、定风草、白龙皮等，属多年生草本植物。根状茎肥厚，无绿叶，蒴果倒卵状椭圆形，常以块茎或种子繁殖。两千多年前《神农本草经》列其为上品。《本草纲目》称："天麻久服益气力，长阴，肥健，增年。"其根茎入药用以治疗头晕目眩、肢体麻木、小儿惊风等症，是名贵中药。磐安县高二、大盘、仁川等乡镇均有种植，常年种植面积为 1000 亩左右。

2. 铁皮石斛

铁皮石斛为兰科石斛兰属多年生草本植物，喜在温暖、潮湿、半阴半阳的环境中生长。国际药用植物界称其为"药界大熊猫"，民间称其"救命仙草"。味甘，性微寒。功能生津养胃，滋阴清热，润肺益肾，明目强腰。具有增强免疫功能、抗衰老、护肝利胆、降低血糖血脂等功效。磐安县新渥、冷水、仁川、方前、大盘、玉山等地均有种植，种植面积 500 亩。

3. 三叶青

中药材三叶青的用药部位为葡萄科崖爬藤属植物三叶青的块根、果实或全草，全年均可采收，晒干或鲜用均可。性平，味微苦，具有清热解毒、祛风化痰、活血止痛等功效，主治毒蛇咬伤、扁桃体炎、淋巴结结核、跌打损伤、小儿高热惊厥等疾病，有较好的抗肿瘤效果。三叶青是磐安县新发展品种，目前种植面积 180 亩，仁川、高二、冷水等乡镇均有种植。

4. 玉竹

玉竹为百合科多年生草本植物，以根茎入药，养阴润燥，生津止渴，具有养阴润燥、清热生津、止咳等功效，用于肺胃阴伤、燥热咳嗽、咽干口渴、内热消渴。《本草经集注》云："茎干强直，似竹箭杆，有节。"故有玉竹之名。磐安县高二、大盘、方前、仁川等乡镇均有种植，常年种植面积 4000 多亩，有较大的生产规模，最多时产量达 300 余吨，是全国重要玉竹出口生产基地。

5. 灵芝

灵芝外形呈伞状，菌盖肾形、半圆形或近圆形，为多孔菌科真菌灵芝的子实体，具有保肝解毒、改善心血管系统、肌肤美白等功效，用于眩晕不眠、心悸气短、虚劳咳喘、糖尿病等。

三、东阳药材生产概况

（一）整体情况

东阳地处浙东丘陵西缘，金衢盆地东侧，气候温和，雨量适度，野生资源丰富，药材众多。山农素有种植中药材的习惯和技术，曾是全国中药材生产的重点县市之一。延胡索、白术、白芍、东贝是东阳四大传统道地药材，闻名中外，远销大陆、中国港澳及东南亚各国。

境内部分较大的药店素有加工中药饮片和自产自销部分中成药的传统。中华人民共和国成立后，各地陆续建制药厂、医药化工厂等生产中成药及部分西药，部分医院（卫生院）相继设立制剂室，加之医药批零网点健全，促进了医药事业的发展。

东阳药材资源丰富，1932 年《东阳县志（初稿）》记载："白术、延胡索为最多，次芍药、茯苓、山夏、山苓、贝母、小贝等十余种，药之属共304 种。"1987 年 10 月普查，东阳中草药资源有 773 种，产（蕴藏）量为125612.16 万公斤。见表 6-1。

表 6-1　东阳药材资源

类别	品种（种）	产（蕴藏）量（kg）		
		产量（kg）	蕴藏量（kg）	合计
中草药总资源	773	389.28	125222.88	125612.16
植物药资源	744	389.28	72.88	462.16
家种药材	34	389.28		389.28
野生药材	710		72.88	72.88
动物药资源	27		150	150
矿物药资源	2		125000	125000

植物药资源中，产（蕴藏）量在 50 万公斤以上的有延胡索、白术、白芍，在 1 万公斤以上的有贝母、玄参、牡丹皮、桔梗、黄芪、薏苡仁、香附、三棱、山楂、覆盆子、野菊花等 25 种。

药材资源分布有明显的地区性，但不少品种为广布种类。

野生药材垂直地带性差异明显，海拔 350～500 米、500～800 米、800 米左右及 800 米以上向阳或向阴的品种各异。

根据水平分布的不同，可分为城巍、南马平原药材区，南江丘陵药材区，东部低山药材区。

广布种类、家种药材中的延胡索、白术、白芍、贝母、桔梗、黄芪等遍及各地，但因自然条件差异、传统种植习惯不同而有所侧重。野生药材广泛分布的有益母草、野菊花、女贞子等 40 多个品种。近几年开发的绞股蓝是一种天然药物，有类似人参的抗疲劳、抗衰老作用，可治疗多种癌症，已被国家科委列入"星火计划"，三单、西营、玉溪等乡资源较丰富，三单乡时华村以扦插法引种繁殖成功。

（二）药材种植

相传在唐宋时代已有白术、延胡索、玄参、白芍的种植。明代隆庆六年（1572 年）《东阳县志》记载："白术，玉山民多种，以为生，余药皆有之。"清·康熙二十年（1681 年）《东阳志》记载："药材白术、延胡索、茯苓、半夏等生殖最多，通行各处，芍药、土芎、天冬、香附、独活、丹参、丹草、瓜蒌、细辛、草乌、百部、百合、米仁、柏子、黄柏之类，亦时行远，余药俱称道地，出东白山者良，卖者或以之作川产焉。""延胡索生田中，虽平原亦种。"民国二十二年（1933年）《中国实业志》载："东阳白术种植960亩，产量96吨。"《东阳县三十三年度中心工作报告》（1944年）述：年产白术295吨，延胡索28吨，芍药17.5吨。

1949年，药材总产量184吨，价值12万元。东阳是白术、延胡索、白芍的主要产地。中华人民共和国成立后，国家扶持药材种植。1956年发放白芍预付款6.2万元。1960年发放白术、白芍、延胡索、玄参药材预购定金28.5万元。1961年，国务院二办医药卫生组组长韩钧前来东阳调查延胡索生产。9月，县长朱久胜、千祥区长陈林森参加全国药材生产会议，会后确定药材生产由医药公司管理，落实生产计划，促进药材生产。是年有23种中药材实行成品粮奖售，次年有43种药材实行粮食、化肥奖售。1962年，白术生产遭受"术籽虫"严重危害，主要产区90%以上的白术籽被虫蛀食。次年4月，浙江省药材主管部门调派技术员到县医药公司工作，去尖山公社蹲点，搞防治试验，最后完全控制了虫害，使白术获得丰收。1964年，以尖山公社新宅大队科研组为中心，在各科研组配合下进行的白术铁叶病防治研究获得成功。中国药材总公司副经理赵永明到东阳调查延胡索生产情况。1965年，浙江省科委书记专程到东阳总结经验。是年新宅大队长张加才出席全省第一次群众科学实验代表大会并介绍经验。

1974年，县医药公司响应周恩来总理"北药南植"号召，引进三七、天麻、党参、当归、牡丹皮、川芎、茯苓、桔梗、生地黄、牛膝、丹参、白芷、板蓝根、杜仲、黄柏、黄芪、云木香、款冬花、钩藤、木瓜、泽泻、金银花、梅花鹿等外省29个品种，经多年反复实践，至1988年试种试养成功的有三七、天麻、牡丹皮、茯苓、川芎、桔梗、生地黄、牛膝、丹参、杜仲、黄芪、泽泻、银耳、梅花鹿等14个品种，1981年营造杜仲林1万多株。

1987年县医药公司经营的668个中药材品种中，东阳有371个，占55.5%以上。

四、武义药材生产概况

(一)整体情况

武义药用资源丰富,地产中药以野生为主,家种品种比较少。清·嘉庆九年(1804年)《武义县志》载有香附、紫苏、茵陈、鹿角、干姜、葛根、半夏、南星、茯苓、虎骨、花椒、苏子、芍药、百合、山药、龟甲、穿山甲、冬花等67种地产中药材。其中,家种品种有乌药、红花、薏苡仁、枳壳。光绪二十七年(1901年)何德润编著的《武川备考》载有地产药材73种,其中家种品种有芍药、红花、薏苡仁、枸杞子、菊花、三棱、莪术。民国十五年,《宣平县志》载有黄精、贯众、地榆、苦参、升麻、黄连、延胡索、杜衡、地肤子、车前子、马鞭草、野芫荽、鲤肠、谷精草、半边莲、紫花地丁、土茯苓、露蜂房等109种地产中药材。其中,家种品种有延胡索、白菊花、红花、芍药。1986年与1987年间,开展中药资源普查,查明全县有药用价值的野生和栽培植物类药材817种(其中常年收购的植物类药材200余种),动物类药材100多种(其中常年收购的动物类药材25种),矿物和其他类9种(灶心土、紫石英、铁落、寒水石、百草霜、紫河车、人中白等)。总计地产药材926种,其中产量最多的是紫石英;属珍稀的有珍珠、莲子、穿山甲、豹骨、蕲蛇、黄连、三叶青、猴骨等;属量大质优品种的有薏苡仁、前胡、生地黄、厚朴、淡竹茹、防己、何首乌、黄精、鱼腥草等32种;属家种药材的品种有白术、延胡索、穿心莲、枳壳、东贝、薏苡仁等20种;属新发现的有绞股蓝1种;属道地药材的有乌药、奇良。1979年前,乌药和奇良的产量居金华地区之首,是金华地区收购加工基地。后来因采药和收购的减少,加工切制后继乏人,产量逐渐下降。

(二)药材生产与收购

1. 药材生产

明清时期,武义、宣平已开始利用菜园地角零星栽培一些中药材,多属自种自用,非商品性生产。1957年,首次在桐琴果园有规划地大面积试种白术、薏苡仁，在南部山区试种生地黄、莪术，培育厚朴苗。1958 年省中西药公司拨款 1 万元，在桐琴果园和百花山林场创办药材种植场，县医药公司担负药材种植技术指导，两个种植场共有职工 8 人，种植的品种主要有元参、薏苡仁、白术、白芍、菊花、延胡索、郁金、使君子、枣仁、枸杞子、巴豆、木瓜、泽泻、三棱、防风、玫瑰花等 16 种。1962 年，两个药物种植场同时撤销。1979 年和 1987 年，国家拨款 1 万余元，扶持沈宅、郭浦朱、紫溪、项山头等村营造枳壳、厚朴、杜仲等木本药材林，总面积达 1537 亩。其中，枳壳 217 亩，厚朴 1220 亩，杜仲 50 亩，望春花 50 亩。1982 年 11 月，县人民政府根据当时外贸出口药用的需要，在下杨区召开薏苡仁生产现场会，推广陶宅种植薏苡仁经验。1984 年，全县薏苡仁产量为 160 吨，医药公司收购了 75 吨。

曾种植（养殖）品种，除 1958 年桐琴果园、百花山林场两个药材种植场的 16 个品种外，还有党参、款冬花、云木香、生地黄、茯苓、莪术、姜黄、黄芪、三七、甘草、桔梗、东小贝、板蓝根、金银花、山栀、牡丹皮、藿香、淮山药、牛膝、紫苏、一见喜、丝瓜络、半夏、白木耳、天麻、土鳖虫、全虫、蜈蚣、白花蛇、杜仲、望春花、枳壳等 50 余种。

2. 药材收购

1949 年以前，中药材由各私营药店自收自用，外销品种主要有乌药、奇良、香附、粉草薢、三棱、首乌、骨碎补、白前、山栀、黄精、山楂、钩藤、半夏、夏枯草、蕲蛇等。1932 年 12 月，王裕春中药店加工的乌药（白片）获浙江省农产品展销二等奖，销往全国各地。民国三十四年，兰溪药商王兆炎在武义城内开设了第一家地产药材购销专门药栈——王兆记药栈，年收购百担以上的药材有乌药、奇良、香附、三棱等。其中，乌药最多时年收购量达千余担，从水路销往外地。此后，九德堂、王庆余堂、王储春、如春堂、同吉谦等药店也开始中药材收购，并远销到上海、天津、营口、沈阳等地。宣平县兼营药材收购的有陶村济生堂药店和一些药商。他们将收购的地产药材加工整理运至武义的王兆记、九德堂等药栈投售，以货易货为主，换取外地药材。20 世纪 50 年代初期仍以私营药店收购为主。1954 年设中国土产公司松阳办事处宣平收购组，以收购大宗品种药材为主。1956 年 9 月，武义县中药联营处成立，统一收购中药材。翌年冬，设武义县土产站中药批发部，批发收购同时经营，撤销中药联营处。1958年一批老药工充实到乡镇供销社负责中药材收购工作。1961年10月由县中西药公司统一经营管理中药材的收购销售和调拨业务。

第二节　药材经营

金华药材资源丰富，道地药材"磐五味"又名闻省内外，而且水运发达，交通便利，这就为药材经营奠定了物质基础，为药业发展提供了优势。如境内的兰江，下与富春江、钱塘江相接，经杭州接苏州内河可北上；东可旁达宁波；由兰江上溯新安江则沟通皖南各地；南与婺江相贯，连接东阳、义乌、永康、武义、宣平；西系衢江与松阳江相接，衢江则横贯龙游、常山、开化；松阳江可沟通缙云、云和、丽水、温州以及福建浦城、福鼎，江西之玉山、上饶、广丰、河口、景德镇等地均在兰江纵横之内。兰江的水运优势，引来了各地药商。安徽的茯苓、牡丹皮；福建的泽泻、薏苡仁；江西的枳壳；东阳、义乌、缙云的白术、延胡索、贝母、元参；淳安的山茱萸、木瓜；衢州的橘皮；福建的地产小药材；遂昌的厚朴都在兰溪集散。两湖、两广、四川、云南等地药商也都慕名而来。

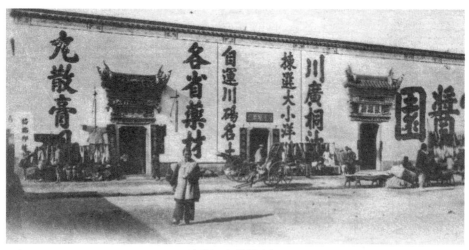

清代江南药材市场

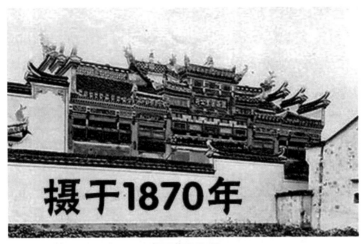

瀫西药业公所

这张照片拍摄于清朝同治九年，公所也叫会馆。这个会馆是行业性的。"瀫西药业公所"供奉神农大帝，就是药皇殿。大门顶上的"瀫西药业公所"几个字现还在。

南宋绍兴二十一年（1151年）兰溪即设惠民药局。明清以来，金华兰溪已成为浙中西部药材集散地，药行、药店林立，购销业务兴旺。清乾隆九年（1744年）兰溪瀫西药业公所在县城三坊雀门巷建造了药王庙，为兰溪药业兴旺的标志。兰江有瀫西药业公所码头，专供药材运输装卸。杭州设有兰溪药商的同丰泰运输行，办理全国各地药材中转。以瀫西为主体的众多药商，足迹遍及大江南北。兰溪药帮文化名扬天下，有"徽州人识宝，兰溪人识草"之称，是"诸葛药帮"的发祥地。诸葛八卦村的"诸葛药业"贸易半个中国，药行生意足迹遍布大江南北、东南亚各地。清顺治七年（1650年），诸葛钟杰在江苏镇江成立兰溪药业同乡会，把数百个在镇江的兰溪药商组织在其麾下，从诸葛锵于同治二年（1863年）创办天一堂开始，到其子诸葛韵笙于1942年任香港浙江商会会长为止，80年间，父子两代"后先济美，长驾远驭。设祥源庄于沪上，南则广州香港，北则津沽牛庄，运输贸易半中国""天一药肆，驰名浙东""除杭州胡氏'庆余'、叶氏'种德'外，当首屈一指"（《诸葛氏宗谱·祝諫序》）。抗日战争开始后，沪、杭先后沦陷，交通中断，海口封锁，工商业内迁，兰溪更成为湘、赣、闽、皖、云、贵、川等地药材集散地，药材行（庄）增至11家，还有一批走三墩（余杭与杭州交界处）、"跑单帮"的药材行商，以兰溪为中心，与沦陷区进行药材购销活动。兰江沿江码头的"码头夫"扛背药材的喝声终日不断，成为兰溪药业史上的最繁荣时期，药王庙和天一堂最具有代表性。

自晚清至1949年止，兰溪人仅在浙江省19个县市和上海市开设的中药行店多达335家。著名的有天一堂、一元堂、葆仁堂、三益堂、益生堂等药号。

到1949年年底，兰溪有药行8家，药店116家，从业人员399人。兰溪人在外开设的药店不下500家，从业人数多达5000人以上，约占当时全县男丁总数的7.5%。瀫西诸葛、永昌、游埠、水亭、孟湖、双牌、厚仁、女埠自成一系的药商，业务技术精湛，资金实力雄厚，足迹遍布大江南北，远至津沽黑吉、港澳南洋，历史上兰溪位居安徽绩溪、浙江慈溪在内的全国"三溪"药都之首。

一、诸葛药业世家

（一）诸葛药业世家的发展历程

兰溪药帮的领头羊和主力军是诸葛药业。诸葛药业始于明初，从明代起，兰溪一带的诸葛族人就以经营药业为主业。诸葛亮后裔迁居兰溪西乡高隆岗（今诸葛村）700多年来，经数代相袭垦构，繁衍发展成兰溪的名门望族。他们长期受祖训"不为良相，便为良医"的教育，以救世济民为己任，将药业代代相传。祖授经营，以家为单位，采取亲传亲、邻传邻的形式传授医药经验。他们内部以特有的诸葛方言进行交流，业务上还以"窃语"相互传递信息。大凡来客能讲方言的店家都会以两餐一宿进行接待。如有盘缠困难的会赠送盘缠，以纾解同乡困难，乡情气氛相当浓厚。据说，这是秉承了"不为良相、便为良医"这一祖训。凭借着精湛的家传技艺和中药材加工炮制水平，后来他们在此行业中逐渐发展壮大。清代中后期，诸葛族人把他们的中药店开到了浙江各地，乃至于全国各大城市。

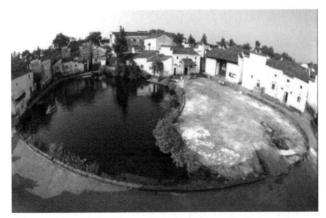

诸葛村

　　诸葛家族人丁兴旺，加之有丰厚的文化底蕴，使诸葛药业一发迹即脱颖于群雄。《诸葛氏宗谱》载：昌字百四八公诸葛文藻"壮多勉其季习举子业，偕伯与仲挟重资游燕……晚年喜以岐黄之术寿人"。文藻公为明代嘉靖年人，可见诸葛药业在嘉靖时期就已发迹。

　　据《诸葛氏宗谱》考证，明正德、嘉靖间，诸葛氏中药业经营地域已达河北、辽西，生活在嘉靖、隆庆、万历年间的三十七世肃字辈诸葛氏子孙中已有160多人因经营中药业而客居外地。《诸葛氏宗谱·卷之首》王焜序载："其族人多好为商业，上之经济，常不惜越千百里以获赢利。南贩北贾，无惮险远，而尤以药业为多。长江流域所在多有诸葛氏之名肆，近更南渡两粤，北及吉黑，商略之策，扩为弥大。"又《诸葛氏宗谱》载："明季，诸葛魏成创'文成'药行于睦州门外。"明万历年间，诸葛文庆在江苏如皋创办实裕药行。四川文艺出版社出版的《李渔传》记载："明季，如皋不乏贩卖中药的兰溪人，当地人称他们兰溪帮。"据《龙门李氏宗谱》载，李渔伯父是冠带医生，李渔出生于如皋，早年曾习医。永昌镇西湖村胡元昌老人口述："我今年91岁（1990年），13岁去江苏如皋实裕药铺当学徒。该店系兰西诸葛文庆所开设，始子明初；位紧如皋鱼池口闹市区，是时有职工50余人。"此外，江苏东台、苏州、扬州等地都曾有诸葛人开设的药行、药店。

　　明末清初，清康熙、雍正、乾隆三朝，诸葛村有半数以上男丁从事中药业，其中不乏脱颖而出者。四处开设药店，创建药行，诸葛药业进入鼎盛时期。

《诸葛氏宗谱》记录了诸葛钟杰这位商人的经商经历。顺治三年（1646年），一位兰溪商人李茂松折服于钟杰的才干，谋划在扬州合伙开店铺，经营"炎农尝味之业"，也就是中药业，店名称"有恒"。这是在《诸葛氏宗谱》记载中见到的诸葛村人较早在外省开设的中药店。据《诸葛氏宗谱》记载，明清两朝，诸葛村先后有名医30多人。在诸葛村开设的7家中药店中，天生堂、寿春堂、九和堂、葆生堂四家均为诸葛氏所开。同时，诸葛氏药业江南各府、县、镇采用独资与合资经营形式的中药行、中药店有200多家，形成了广大的药业网络。清乾隆九年（1744年），由诸葛氏捐资为主，在兰溪城内天福山上建成一座拥有1158平方米，飞檐重阁，雕梁画栋，气势恢宏的"瀫西药业公所"（位于现兰溪城关延安路牛角尖），俗称药皇庙。此时的诸葛村中人人习药成风，妇妪皆知用药。老板、医生、职工从经营之地回村都会带些小件药品，如丸散膏丹之类存放家中，以备家人或亲邻救急之用。《诸葛氏宗谱·诸葛蓝田太太亲翁传》卷十八记载："有病不能延医，则取药以疗之。"又云："踵门求药者每日几如市。"诸葛药业从业人数众多，大多是父子世代相传，亲带邻、邻带亲，形成中药帮。他们逢年过节从经营地回乡，彼此碰头见面，三句不离本行，不是"川连"（四川产的黄连）涨价，就是"淮货"（指淮河地区产的中药材）大缺等生意经，往往比别处经营者能捕捉到更多更快的信息，从而生意做得更是得心应手。经营药业在外面赚了钱，最大的投入是按传统习惯营建家园，诸葛村较有气派的住宅，以及众多的厅堂楼阁和花园别墅大多是在药业经营极盛时期——康雍乾时期建造的。这也从另一个侧面印证了当时药业的兴盛。

清末民初，诸葛家族开办了很多盛名一时的药业行店。《诸葛氏宗谱》记载："甲午之后，实业之说始稍萌芽，巨卿贤士不惜绸缪，敷布躬习。"特别是天一堂的崛起。天一堂创办人诸葛棠斋，生于清道光末年，卒于光绪末年。一生经营药材，精于鉴别药材。清同治二年（1863年），诸葛棠斋在兰溪城内创办天一堂药店，后相继在广州、香港开设祥源药号。始终以质量、信誉取胜，业务蒸蒸日上，饮誉大江南北。其子诸葛泰继承父业，扩大规模，增设养鹿园，苦心经营，并不断拓展，相继又扩设天一药行，增设同庆药行，在上海设祥泰药号，在杭州设同丰泰运输行，经营规模空前发展。此后，诸葛泰还在家乡诸葛村办高宗小学，继又接任兰溪中医专门学校校长之职，培养了大批中医药专门人才。20 世纪 40 年代初，诸葛泰之孙诸葛起鹏接管天一堂，直到中华人民共和国成立后去香港。其后人仍然从事药业经营。

中华人民共和国成立后，兰溪市的中医药事业得到了长足发展，先后开办多所中药专门学校，培养中药毕业生 3000 余人，为本市和全省各地的医药行业输送了一大批实用型中药合格人才。兰溪市的各医药制药厂，如兰溪市康恩贝制药厂、天一堂制药厂、一新制药厂，金华的艾克医药，义乌的浙江大德制药公司，三溪国药馆，杭州的胡庆余堂、民生制药厂、华东医药集团公司、方回春堂、万承志堂、北京同仁堂、空军杭州医院以及澳门的德国制药厂等都有兰溪医药专科学校毕业的学生。

（二）诸葛药业世家的形成原因

诸葛药业的形成和壮大既有家族传统的影响，又有地缘环境的因素，也有社会发展的原因。

1. 崇敬祖先、遵从祖训是形成诸葛药业世家的主要原因

作为千古名相、一代智星诸葛亮的后裔，长期以来，受诸葛亮的精神意志熏陶和家族认同理念的支配，对祖先十分崇敬，敬宗意识十分浓烈。诸葛亮当年南征渡泸，深入不毛时，曾为抵御瘴疠而研制出行军散，这对其后裔从事中药业的影响是很大的。诸葛氏家族有句谚语，"良相治国，良药医民"，后来衍化成"不为良相，便为良医"，族人一直作为祖训世代相传。应当说，良药医民是良相治国的衍生，相辅相成。或许诸葛氏族人认为，祖先诸葛亮身为蜀汉名相，治国功高日月，后裔既难超越，则以良药医民也不失为追宗怀祖的一种方式，因而一脉相承，世代"沿袭祖授经营药业"。

2. 特殊的地理环境和便捷的交通条件是形成诸葛药业世家的客观原因

兰溪地处浙江省中西部，尤以水运优势驰名。加上"兰溪自古盛产药材"，周边地区的药材也大多经兰溪运往各地，因而兰溪自然成为药业集散地。而离兰溪仅 18 公里的诸葛村地处杭州、金华、衢州三大市交界，当时兰溪、龙游等地赴徽州、严州、杭州的大路都经过诸葛，村边的石岭溪为游埠

溪的上游，旧时旺水季节通过木竹筏、小船，商贸物资可由水路直抵苏、杭、闽。早在明初，诸葛村即成为周边地区的商贸中心。加上诸葛村多产药材，初时诸葛的商贸以经营中药业为主，此后扩展到兰溪这个更大的集散地，诸葛村经营中药业的队伍不断扩大，这就自然而然形成了子承父业、世代相传的药业世家。

3. 社会进步是推动诸葛药业发展、形成药业世家的关键因素

传统的中国社会是农耕社会，"重农抑商"观念一直制约着商贸业的发展。明万历年间实行的"一条鞭"法令，大大推动了商品经济的发展和社会的进步。具有"宁静致远"祖训和相当知识水平的诸葛氏族人清醒地认识到，随着时代的发展和社会的进步，经商不再是一种贱业，已成为富裕家族、繁荣社会的有效途径，而药业更是救死扶伤的善举。何况在唐代就有"良药医命，命贵千金，一方良药，德逾于此"之说，因此，诸葛药业得到长足发展，族人中经营药业者骤增。随着经营的扩大，自然形成了药业世家。

诸葛药业的发展以及药业世家的形成，无论是对兰溪乃至浙江境内中药业的发展，还是对家族的兴旺发达、社会的繁荣昌盛都有很大影响。自明清以来，诸葛氏族人在外地开设药行、药店，其影响波及东南沿海各省，甚至远达川、陕、两湖、两广。各地经营中药业的商人，一般皆知兰溪诸葛人讲质量、讲信誉，喜欢与诸葛氏族人做生意。同时，在外地经营药业的诸葛氏族人致富后，大多回乡或营造房构，或捐助村中公益事业，或慷慨解囊济民救难，故而深得村中父老的称道。由于经营药业的诸葛氏族人文化素质较高，儒、仕、商叠相为用，既有地位又有巨资，堪称商人中之上层商人，在社会上也享有很高的声望，因而也就有了《诸葛氏宗谱》中关于当时社会名流、达官显贵们对诸葛药业世家长辈或成就卓然者所作的寿序、赞诗、祭文、悼词、挽联等大量记载。此外，诸葛氏族人在经营中很注意培养经营人才，在父传子、师带徒的基础上，适时地于1919年创办了兰溪中医专门学校。在这所当时继江苏黄墙中医专门学校后的全国第六所中医专门学校中，诸葛韵笙（源生）、诸葛超、诸葛辅等都先后出任过校长，除了培养出大批专业素质精良、经商技巧娴熟的诸葛氏族人外，还为省内及江、皖、赣、沪等地培养了一大批专门人才，足见其影响之广之深。

二、兰溪药帮

（一）兰溪药帮的经营活动

兰溪药帮一直是金华药业的中坚力量。早在 1790 年，兰溪诸葛童家人童氏在金华城开设童万森药店，以药酒闻名，主要产品"追疯酒"闻名金华地区，是一家百年老店。在社会主义改造时期，其并入天福堂。清道光二十三年（1843 年），金华仁寿堂国药号开始创办。同治十三年（1874 年）九德堂中药店开业，店主均为兰溪人。金华至今仍保留的老招牌的药店有九德堂、仁寿堂、太和堂、明德堂、永生堂和天福堂等 6 家，皆为兰溪人开设。

旧金华府所属的武义、东阳、义乌、永康等地都有兰溪药铺。兰溪人独占武义药业，以清光绪年间开设的王储春药店规模最大，历经数代，父子相承，逐渐兴旺。民国初增设王储春分店、春裕堂、同仁堂等三家分支店号。兰溪人在永康大多以开设药店为主，中华人民共和国成立前有童德和、义丰、义生、天福堂、童聚和、隆德堂、生生堂、仁生堂、问松堂、同寿堂、德生堂和张寿春堂等，分布在上街、下街、山川坛、县前、溪下街，并以药业为首，在县城紫微巷建兰溪会馆。

1. 兰溪药帮浙江省内的经营活动

（1）杭州地区：兰溪人在杭州地区开设的药店主要分布在淳安、建德等地。淳安的药店多数为兰溪人和安徽绩溪人所开，长期以来，兰溪人与安徽绩溪人各自封为正宗，竞争十分激烈，形成了兰溪帮与安徽帮两大派系。兰溪人在淳安、遂安城乡，如港口、威坪、奎星桥等地皆开设过药店，前后有 35 家之多。兰溪药商在建德梅城创办的药店有永生堂、葆仁堂、太和堂、德生堂、天福堂、同德堂等。除天福堂是兰溪洞源村人，其余均为诸葛镇人开设。兰溪人在寿昌城乡开设的药店有 10 家以上。

（2）温州地区：温州旧有三座药王庙，原是历史上在温州经营的中药材的三个"帮"所建造，兰溪帮为其中之一，余为宁波帮和本地帮。明末清初是温州中药业的全盛时代，三个药帮分别建造同业会馆（即药王庙），兰溪帮的药王庙建造在第一桥。当时中药业为联络情谊及同行福利，由兰溪帮集丰号为首与宁波帮叶同仁为首合议成立了一个同行福利事业会社，取名"江宝福"。

（3）衢州地区：早在清朝初年，兰溪帮就涉足衢州经营药材，后逐渐延伸至江山、常山、开化、龙游等县市城乡。据衢州《医药站志》记载，衢州的医药业历史较悠久，从清初兰溪姜姓商人在衢州水亭街开设永生堂药店始，迄今已有三百多年历史，是衢州市有史可查的最早的药店。1956年，全行业公私合营时与天德堂合并，成为现在的天德堂药店，地址在坊门街。从清初至清中叶的两百多年中，衢州中药材批发业务主要由永生堂等三家大药店兼营。永生堂药店在太平天国农民革命战争之后，疫病流行期间为解决百姓缺药困难作出过贡献。老板姜迎祥还与人合股创办了衢州历史上第一家中药批发行栈——阜通药栈。衢州的医药业在清末有了较大发展，兰溪药帮仍占主导地位。衢州高家的诸葛懋生堂、大洲的童万源堂、杜泽胡的培元堂、上方的葆生堂皆为兰溪人所开设的中药店。城乡药店的老板和店员也多为兰溪人。即使老板非兰溪籍，店员也多雇佣兰溪人。中华人民共和国成立前夕，衢州地区的中药店中有120余名店员是兰溪籍人，他们与兰溪的药行都有密切的业务往来。1948年衢州市区有药店（栈）27家，资金514.4万元。其中兰溪人开设的有6家，资金占26.3%，以阜通药栈为兰溪之冠，达100万元。

兰溪药商在开化的药店均集中在城关、华埠两镇。据该县兰溪籍退休干部诸葛兆年回忆：兰溪人在开化创建的药店有17家，百年以上的老店多家。最早开设的是城关叶德寿堂、方德生堂、华埠镇的王德裕堂、方大生堂（开设于1760年）。抗日战争后期有3家百年老店先后倒闭，许多伙计、药工自行开店。开化县中村有4000多人，其中一半为兰溪诸葛人，祖上来此开药店、养鹿，至今已有六七代。

江山城内早期开业的药店有益寿堂，于清道光年间从兰溪迁到江山，创办人诸葛莲宗，代代相传，到诸葛栓已经第四代，1954年公私合营时停业。1931年，江山城内有13家药店，其中最大的药店庆仁堂为兰溪永昌镇社峰村吴庆鳌与江山县毛辉开办。其资金雄厚，有职工7人，抗战时曾烧毁，1943年重建继续开业。葆仁堂创办者也是兰溪永昌镇社峰村人，一度成为首富，抗战前败落。

清咸丰年间，双牌乡砚山脚的洪瑞昌在常山设药摊，问病卖药，后在太平军中治病。咸丰九年，在常山横街开设问松堂药店，时为常山县药店中规模最大者，有职工9人。民国期间由裔孙涛山继承祖业。据《常山县志》载，

1932 年常山有 7 家药店，其中间松堂、益生堂、德生堂三家为兰溪人所开。此外，在农村招贤、芳村、辉埠等地亦有兰溪人开设的药店。常山的福山春药店是由兰溪砚山脚的洪三阳、诸葛的诸葛锦和合资开办。诸葛锦和在中药加工炮制上有一技之长，他的水法药丸大小均匀，软硬适中，闻名常山。

龙游城乡兰溪人开设的中药店有 24 家，颇有名气的是滋福堂药店，开设于 1884 年，至今已有 106 年历史。首任经理是兰溪人方老利。1930 年又聘用兰溪人姜本耕为经理，姜本耕为龙游名医，因此业务蒸蒸日上。

（4）丽水地区：兰溪药业界曾流传这样的谚语："前世不修到处州（今丽水），到了处州不肯丢。"兰溪人为谋生到处州经营药材者众多。据《丽水市医药志（初稿）》及退休老职工诸葛太基口述，自清嘉庆年间在丽水开设药店的前后有二十余家，除少数几家小药店外，大部分药店为兰溪人所开。丽水最大的一家闻名处州、饮誉内外的生生堂药店即是兰溪诸葛文则创办。兰溪药商在遂昌经商有记载的可追溯至清乾隆年间，兰溪孟塘人徐樟庆祖上七八代皆在遂昌开设药店。1931 年传艺其外甥遂昌人包品洪，开设包渠成堂中药店。该店的经营方式，依序兰溪人特色，规模不断扩大，为其他药店所不及。清道光十年至民国期间，兰溪人在龙泉城乡先后开设的中药店有 10 家。清顺治六年（1649 年），兰溪永昌上山下村人吴肇鳞，在缙云壶镇下街开设问松堂药店，至今已有 300 多年的历史。兰溪人前后到缙云开设的药店有 18 家之多。此外，松阳、云和、景宁、庆元等县皆有兰溪药商定居开业。

2. 兰溪药帮浙江省外的经营活动

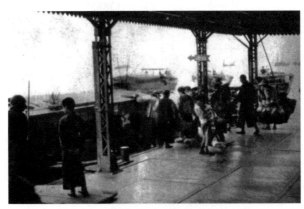

兰溪药帮的经营活动

明清以来，兰溪药业向外扩展，谋生立业者遍及大江南北。据《兰溪医药志》载：兰溪籍人在外地开设的药店不下500家，从业人数多达5000人以上。远及陕西、山东、江苏、广川、香港等地，近则福建、安徽、江西等，他们师徒相带，亲邻相带，父子相承，代代相传，形成了一个"兰溪药帮"，载誉省内外。据1947年铅印本《兰溪诸葛简史·上谱·外埠接洽》记载，兰溪药帮所开药店有"福建桐山恒德堂、上海祥泰号、江苏如皋实裕老店等"。此外，上海的新华、祥源、德和昌、宝康等药行，江苏东台的裕生堂，福建福鼎的恒宝堂和桐山恒德堂，广州的祥源、太兴隆、恒生等药号，香港的祥源号等均为兰溪药商开设。在扬州的兰溪商人也建有兰溪同乡会馆。李渔为之题联："一般作客，谁无故土之思，常来此地会会同乡，也当买舟归瀫水；千里经商，总为谋生之计，他日还家，人人满载，不虚跨鹤上扬州。"兰溪人在上海、香港开设的药行见表6-2、表6-3。

表6-2　兰溪人在上海开设的药行

行名	行主	开设地址	原籍地址
新华药行	徐立峰	上海新城区	兰溪马鞍徐村
祥泰药行	诸葛瑞城	上海黄浦区	兰溪诸葛村
祥源药行	诸葛瑞城	上海黄浦区	兰溪诸葛村
德和昌	吴盛昌	上海新城区	兰溪诸葛回回塘村
宝康药行	陈孝先	上海黄浦区	兰溪市

表6-3　兰溪人在香港开设的药行

行名	开设时间	开设地址
祥源药号	清同治年间	香港
香江药行	1946年	香港

（二）兰溪药帮的管理与生产

1. 药业管理

兰溪药业组织药业公所，自立董事组织，注重队伍建设。特别是传统的父子亲邻的传带方法，无形中使他们建立了一条遍布县内外的关系网，形成了分支联号、星罗棋布的局面。河西诸葛氏在创业上更具有代表性，单在外人员中，从事药业的就占到80%左右，而且遍布全国各地。其量大面广，实为同行业少有。另外，他们还请医坐堂、招揽生意与集资办学，为药业赢得了良好的社会声誉。

我国传统的药业经营一向以"道地药材""货真价实""童叟无欺"为宗旨，视店行声誉和药业道德为生命，制作上信奉"修合虽无人见，诚心自有天知"，在这方面兰溪药业做得更好。他们注重声誉，讲究修制，视质量为生命。店堂开业便以质量、信誉、服务为本，并苦心经营一以贯之，由此生意越做越大，知名度越来越高。

2. 药材加工

（1）特制的加工炮制工具：兰溪中药炮制技艺在不断总结完善的过程中创造了一套自己独特的传统加工炮制工具，主要工具有铡刀、铁锚、碾槽、冲钵、蟾蜍夹、鹿茸加工壶、压板等。

（2）精细独到的饮片炮制工艺：兰溪药帮对中药炮制极其严格，中药炮制注重技术与工艺结合，加工炮制因药而异，如易挥发的芳香药藿香、荆芥、薄荷、佩兰等均采用当年新货，当日加工晒干，贮足备用。丹皮要掌握在每年农历十月用冬水渍，全年用量一次性加工，用瓿皿封存备用，保证色香不变。

（3）切药：兰溪饮片继承传统工艺，选料上乘，切制精良。按刀手分列五等，各司其职，头刀职位高，加工饮片皆贵重药品；四刀、五刀职位低，只准切普通草、根块药物。一般在等级与所定品种上不得有任意逾越，并且要求饮片美观、完整。"白芍薄如纸、槟榔会起飞"等均是当时的质量要求。其刀工独具一格，片型美观，厚薄适中，反映了兰溪药帮的制作工艺特色。

（4）润药：兰溪饮片外形美观，与润药关系极为密切。润药得当，既能保证质量，又可减少损耗。方法是洗泡几分钟，随即起，然后用箩筐盛放，湿麻布铺盖。每天要翻弄数遍，如若干硬，再洒点水，使水分慢慢渗透入内。既要保证一定温度，防止霉变，又要使根块发软适中，易于切片。成片晒干或烘干后可保药性不变。

（5）切片：兰溪饮片依照药性及临床分为圆片、斜片、直片、肚片、段筒、刨片、捣碎、粉末等，各种片形各有特色，贵在适中。目的是易煎出药效，便于炮制，称量准确，气味相得。

（6）鉴别：药品真伪鉴别的过硬本领是一般药行远不能相比的。兰溪药帮往往通过看、比、尝等经验取信于同行。如羚羊角、犀角，只要一看，便知真假。真羚羊角表面粗糙，结节处质地疏松，是假羚羊角无法仿制的。犀角者如有一吸盘，其上五寸色玄为真，与高大、无吸盘、色白或灰褐角的兜角有明显区别。又如阿胶，真阿胶气味俱纯，且略带甘味，假者不是恶臭难嚼，就是带有其他异味等。

（7）质检：质量管理是饮片的关键，平时即强调天麻要明亮，白芍要平整，姜蚕要条直，牛黄、麝香要灰燥等。为了确保质量，甚至不惜工本，凡有伪品或霉变则毫不吝啬地加以销毁。

（8）技艺传承：兰溪药帮采取学徒制、传帮带的办法传授其经营之道。一般学徒进店学业需学满3年，先每天做杂务，再随师兄学拣药、识药，晚间练算盘、毛笔字，然后再学药性、药理等。可以说，学徒期是一次艰苦的生活、工作磨炼，学徒期满后再做3年，才能独立从事经营活动。

兰溪药帮高层眼光深远，于1919年春筹资创办了兰溪中医专门学校，校址初设在兰溪城北严氏花园，为国内较早的中医专门学校，1928年迁至城内药王庙。学校经费由盛知事征收戏捐拨助，次年由校长诸葛超专程赴沪求贤，经上海神州国医学会介绍，聘请嘉定名医张山雷到兰溪担任教务主任。张山雷到校后，提出了"发扬国粹，造就真才"的办校宗旨，引进了规范的现代教育模式与先进的教学方法，为兰溪药帮培养了大批人才。

第三节　中药药企

一、天一堂

清同治二年（1863年），诸葛亮的四十七世孙诸葛棠斋弃官经商，在兰溪水门上首（今城关解放路）开设了天一堂药店。时店堂面积百余平方米，另设栈房数十间，店堂经营参茸、细料丸散、膏露药酒及配方撮药，栈房设货楼、刀房、晒药场，负责拣选药材、加工炮制。诸葛棠斋信奉"修合虽无人见，诚心自有天知"的理念，以质量、信誉为看家性命和兴业根本，业务蒸蒸日上。相继在广州、香港等地开设祥源药号，生意渐渐做大。香港的祥源药店曾是当时大陆中成药销往东南亚各国的最大代理商。

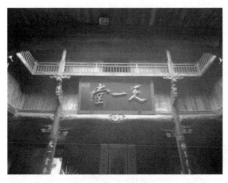

天一堂牌匾

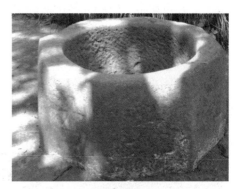

诸葛村天一堂古井

1900年，诸葛棠斋之子诸葛韵笙继承父业，接管天一堂，使天一堂药业更获拓展。此外，陆续在兰溪县城增设养鹿园、天一药行和同庆药行，在上海设祥泰药号，杭州设同丰泰运输行，经营规模不断扩大。

1936年，天一堂药店门市的日销售额均在百元（银圆）以上，每逢朔望日（农历初一、十五）以九折优惠，日销额倍之，全年营业额达银元四万元左右。

对于诸葛棠斋、韵笙父子所作出的贡献及其影响，《诸葛氏宗谱》这样记载："棠斋、韵笙父子先后济美，长驾远驶，设祥源庄于沪上，南则广州、香港，北则津沽、牛庄，运输贸易半个中国，即就兰论，'天一'药肆驰名浙东，把药业拓展到历百余年而勿衰。"据1949年底工商业登记资料记载，天一堂仍有资金（折合大米2516担），其规模居兰溪药界之前列。

棠斋父子审时度势，以超人的胆识把药业拓展到香港。通过国门开放的历史性机遇，主动出击，以弘扬中华文明传统、振兴国家为己任，果断把中药业经营到香港，与洋商西药抗衡，并形成了以兰溪天一堂为基地，以上海为中心；以东南沿海城市为辐射，以香港口岸为拓散地的中药业经营网络。当时设在香港的祥源药号是国内中成药销往东南亚各国的最大代理商，固有赢亿元巨富之说。

20世纪50年代，公私合营后，以平塘为主体组建的中药厂结束了传统的中药前店后坊模式，开始了工厂规模化生产。经过数十年几代人的共同努力，今天的天一堂人，秉承前辈的创业精神，以弘扬百年品牌、体现中药精品为企业宗旨，天人合一，精益求精，通过新的企业制度，改造发扬光大天一堂的文化内涵和品牌内涵，使中医药文化底蕴得到了拓展。

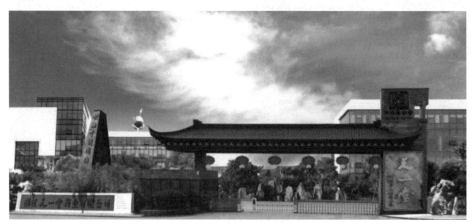

浙江天一堂药业有限公司

浙江天一堂药业有限公司是浙江省最早的中成药生产企业和全国重点中成药生产企业，是国家高新技术企业、中国中华老字号、全国中药企业传统品牌十强、浙江省"五个一批"重点骨干企业、浙江省技术创新优秀企业、浙江省高新技术特色产业基地骨干企业。公司占地总面积2.5万平方米，其中建筑面积2万平方米。产区环境优雅，绿化覆盖面达42%。有职工900余名，其中大中专以上学历占职工总数的32%。据浙江省医药工业统计的资料显示，2000年和2001年，浙江天一堂药业有限公司的总资产水平和成本费用效益水平两项指标，分别名列全省同行前茅。2002年，公司实现产值1.5亿元，产品销售1.2亿元，其中利润2600亿元，产值利税列全国中成药生产企业前几十位，资产负债率为14%。这些表明企业已走向质量效益性的良性发展。2002年，公司12个剂型生产线一次性通过国家GSP认证。

公司目前拥有包括专利产品国家中药保护品种、中国著名品牌、浙江名牌、浙江省著名商标、浙江省高新技术产品在内的80多个产品。每年生产颗粒剂1800吨，急支糖浆近1000吨，胶囊剂5亿粒，片剂6亿片，口服液1

亿支, 外用药水 1 千万瓶。

公司现有四个市场部门, 产品制造一部承担中药前处理。产品制造二部为提取纯净。产品制造三部为固体制剂车间。设有畅通的人流、物流通道, 为 10 万级洁净区, 能满足胶囊、片剂、颗粒剂、丸剂、散剂等固体制剂的生产需要。产品制造四部为液体和外用药水生产车间。每 10 万级洁净区备有先进的 2T-H 指数系统, 能满足糖浆、口服液、合剂等液体制剂的生产需要。

天一堂的金字招牌有严格的管理制度和严密的管理体系做保障。公司建立了科学的 JSP 文件系统, 制定有生产质量、卫生管理制度和各类技术标准, 有多功能培训中心。公司设备管理被评为全国中药先进组, QC 小组连续多年获国家中医药管理局优秀成果奖, 中心化验室被国家中医药管理局评为先进集体。

公司设有独立的质量保证部门和高效的销售网络, 在全国建立了四个分区、18 个省、20 个地区的销售公司, 产品覆盖包括港、澳、台在内的全国各地, 并出口东南亚诸国, 创汇达 100 万美元。

公司注重创新发展, 新增滴丸、软胶囊生产线, 具备年生产滴丸 1 亿、软胶囊两亿的能力。公司将进一步把诸葛药业文化发扬光大, 弘扬百年名牌, 走产学研之路, 实现中药工业省内居强、国内居前、竞争国际的宏伟目标。

二、寿仙谷药业

清光绪年间, 武义民间药医李志尚挖掘整理中药采集炮制和药用经验, 传之其子李金祖。清宣统元年 (1909 年), 子承父业的李金祖于武义县城下街租房始创寿仙谷药号, 收购、炮制和出售中药材并为百姓坐诊看病。

20 世纪 40 年代初, 第三代传人李海鸿接掌药号, 后因日军侵占武义被迫歇业。1946 年抗战胜利, 药号恢复经营并因重德诚信、药材道地而声誉远播, 遂成为省城胡庆余堂和方回春堂等国药号定点供应药商。后公私合营, 药号亦告停业。1997 年第四代传人李明焱成立浙江寿仙谷生物科技有限公司, 2013 年改制为浙江寿仙谷医药股份有限公司, 2017 年 5 月 10 日在上海证券交易所上市, 寿仙谷 (603896) 成为灵芝、铁皮石斛行业上市第一股。

公司秉承"重德觅上药、诚善济世人"之祖训, 恪守"为民众的健康美丽长寿服务"的企业宗旨，致力于"打造有机国药第一品牌"，长期不懈坚持铁皮石斛、灵芝、西红花等珍稀名贵中药材的优良品种选育、生态有机栽培、中药炮制技艺和新产品的研发。现已发展成为国家高新技术企业，中华老字号企业；全国食用菌协会，中国医药教育协会副会长单位，浙江省中药材产业协会会长单位，国家级非物质文化遗产代表性项目保护单位，中医药灵芝和铁皮石斛 ISO 国际标准制定承担单位。

三、仁寿堂（尖峰药业）

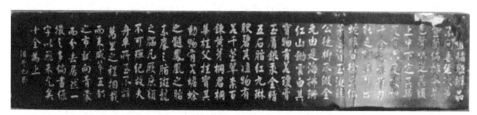

仁寿堂店规

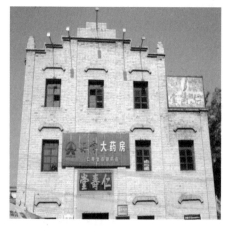

仁寿堂尖峰大药房

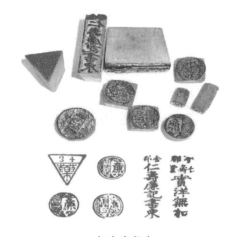

仁寿堂印章

仁寿堂尖峰药店为百年老店，历史悠久，原有风貌保存完整，是唯一被列为市文物保护的单位。

（一）百年变迁

仁寿堂原址位于市区解放东路莲花井畔，具体建于何时目前尚无定论，较为确切的资料见于道光年间的《金华县志》。清道光二十三年（1843年），将军路兴建药王庙，捐助善款者均镌石以记，庙碑刻有"兰邑弟子仁寿堂包月冬、张望辉、戴莲圻同助"字样。由此推算，至今历史已有 161 年。另据早年店内自印的方单所述，创建时间为清康熙年间（约 1719 年）。两者相差逾百年，孰是孰非，尚待考证。但清道光年间仁寿堂已存在应无可疑。

仁寿堂的创始人姓张，家在兰溪市游埠镇节门张村。张氏家境殷实，为人仁义厚道，因见天灾人祸频繁，百姓罹患疾疫之苦，而兰溪又素有行医制药之风，故离开家乡，在金华开了这个国药店。店名"仁寿"，取"仁义为本，寿民为先"之意，但求以仁心济世，医道救人。后因家中生意多，无暇打理，张氏将药店转让给姜氏，姜氏又将药店转让给亲戚徐氏，张、徐、姜三家俱为至亲。

到 19 世纪末叶，仁寿堂传至徐玉珩这一代时已具相当规模，前面为药店，后面为药材加工场和老板私宅（即徐厚余堂），并在原文昌巷口有存储药材的栈房十余间，合计占地一亩有余，是金华城内最大的一家国药店。

1938 年，抗日战争爆发，国民党政府强令仁寿堂将沿街门面拆毁，退后3 米重建。1943 年，日寇占据金华，仁寿堂被日军强占，被迫迁至后街，直到两年多后日本投降才迁回原址。

1956 年，仁寿堂实行公私合营，延请名医许永茂、黄乃聪等在将军路栈房开设第三诊所，形成了医药加工、煎药、诊治一整套的服务格局。

1966 年栈房失火被毁，后被政府改建为单位住房。店名也因"文革"的原因被改为"红卫"，直至 20 世纪 80 年代初才恢复原名。但此时仁寿堂只余下几间店堂，不复昔日风光。

考虑到仁寿堂的历史地位和文物价值，金华市医药管理局于 1994 年向有关部门提出将仁寿堂列入文物保护单位，1995 年获得批准。由此仁寿堂成为唯一一家列入市级重点文物保护单位的老药店。

由于市政建设的需要，2002 年 10 月，市政府决定将仁寿堂整体搬迁至明月街，与府城隍庙、明月楼互为呼应，形成一个文物建筑保护带。从 2003 年9 月 13 日开始拆迁，经过半年多的紧张施工，仁寿堂已重新矗立起来，与市中心医院隔街相望。

（二）老店风貌

据仁寿堂老药工回忆，仁寿堂原有五进，有天井、石鼓门面。一进门便有一副楹联：仁心炮炙遵先法，寿制丹丸在至诚。店内牌匾很多，有八块直匾，为关东毛角鹿茸，柳南沈地沉香；天产名将老术，各省道地药材；贡品清花瑶桂，暹逻□□发燕；进口东西洱参，精制丸散膏丹。横匾有品溢群芳，太和元气，货真价实，童叟无欺等。店内设有招待客人的房间，红木大圆桌，挂有"延年益寿之室"的横匾。堂边有储水池以防失火，池水长年清澈可鉴。店房后面为中药加工场、晒药场院、养鹿园和店主住宅。将军路文昌巷口栈房设有刀房（切制饮片加工及膏胶露制成品场地），栈房楼上为原药储藏及批发、秤货之地，所有建筑用砖均有"仁寿堂"字样。

目前迁至明月街的老店为三层小楼，占地一百余平方米。沿街为青砖立面，门楣有"仁寿堂"三个金字，窗户用砖雕装饰，带有清代仿西洋式的痕迹。进门即可看见一个三米见方的天井，以玻璃覆顶，仰首可见天空。二楼、三楼天井周围均有花窗，阳光可直入。店堂左厢房即为"延年益寿之室"所在。由于天井的关系，小楼内白日无须灯火照明。

仁寿堂楼屋天井的建筑形式是便于室内通风采光，是中国"天人合一"思想在建筑上的一种体现。而同样的建筑理念，国外在 20 世纪 80 年代才提出。建筑整体中西合璧且和谐统一，建筑艺术相当独特，在金华现存的老房子中，这种建筑形式绝无仅有。

因"文革"破"四旧"，店内古文物大多被毁坏、散失。1994 年，店内存有清代、民国文物 200 余件，大多为药柜、药罐、药船、制药模具等中药店必备器具，此外还有清政府颁发的皮质护书（文件袋）、民国年间的水电费记录单等。

（三）仁心仁术

仁寿堂原址较为偏僻，但从创始起，店主就将"仁义为本，寿民为先"奉为准则，倡医德，重医道，所以信誉卓著，声名远播。

质量是信誉之本，仁寿堂历代店主对药材的选购、加工、炮制、储藏要求极为严格。选购药材"不怕价格高，但求货地道"是仁寿堂的老规矩，并且非常讲究收购的时间。如冬桑叶必须霜降过后经七天七夜霜露才用，紫苏需要端午节前后曝晒，益母草要未开花时收购。由于选材甚严，而且从不拖欠货款，因此药商到金华销货都把药材先送至仁寿堂，经其挑选头面货后才去其他地方销售。一些名贵珍稀药材，药店会派专人到产地进行选购。仁寿堂的养鹿园最多时养梅花鹿四十多只，所制鹿茸片等药均取材于此。储存药材，南药如何，北药怎样都有相应的规则。药材上柜有专人认真鉴别鉴定，不让劣质药用到患者身上。

仁寿堂所制全鹿丸均取自健壮雄鹿，宰杀时请百姓观看，当场下锅并加封条。曾经有店员想把一只刚死的鹿用来煎胶，被店主当即制止。

为了保证饮片质量，仁寿堂高薪聘请经验丰富的老药工，敲、磨、切、筛、浸、泡、漂、蒸、煮、煎、熬、炙、炒、烘、焙，诸多工序均遵循古法尽心而为，并有专人负责。加工生产的参、苓、芪、术、草、芎、归、芍、地、黄等饮片皆平整滑润，厚薄均匀，被药店同行公认为第一。

仁寿堂还制有驴皮膏、人参再造丸、纯阳正气丸、六神丸、紫雪丹、紫金锭、行军散、六神丸、清宁丸、小儿回春丸、八宝眼药、光明眼药等丸、散、膏、露各类中成药240余种。这些药均选料上乘，加工精细，配方考究，投料严谨，所制驴皮膏非封存三年不出售，虎骨膏选材讲究"四柱"，鹿茸片、全鹿片、鹿角霜均取材于自养的雄鹿。由于货真价实，疗效独特，仁寿堂所售成药成为名医的首选，畅销金、衢、严三府，影响远及福建、江西等省。

除自制成药外，仁寿堂也经营外地药品，但一定要著名药行的知名产品才会经销，如冯了性药酒、云南白药、百宝丹等。

仁寿堂历来以"公平交易以信于民"为行为准则，不仅代客做丸、切药、煎药，而且坚持平价销售。凡仁寿堂售出的药品均以"仁寿廉"字为标记。顾客上门，有店员相迎引路，泡上茶水，请顾客安坐等候。医生开出药方，按方抓药，再经过两道核对程序后，才送到顾客手中。一般情况下，仁寿堂一天要抓中药三百多贴，并有两个人专门送药。

曾经发生过这样一件事：一位顾客买完药刚走不久，店里的老师傅发现其中一味药有质量问题，可顾客不是店里的熟客，不知家住哪里，于是店里派出好多人到处打听寻找，后来终于在澧浦乡下找到了，给顾客换了药。

二十世纪三四十年代战火连绵，交通受阻，药材价格上扬，仁寿堂一方面多方组织药材，一方面坚持平价销售，对平抑中药市场价格起到了很好的作用。

正是因为仁寿堂在民间的良好口碑，1955 年金华第一医院成立中医理疗科时便与仁寿堂国药号签订了供药合同。合同规定，医生开出药方后以电话通知药店，药店必须在半小时内将煎好的汤药送至医院。在当时市区的十几家药店中，这种合同也仅此一份。

（四）严谨家风

"从严治店以利于世"是仁寿堂的另一条准则，也是药品质量、服务质量的保证。昔日仁寿堂执行业之牛耳，店规也是出名的严。药店明确规定，所有员工不得搓麻将、玩牌九，不得任意请假，晚上不准出去看戏。曾经有附近寺庙开光做戏，两个店员晚上偷偷溜出去看，半夜回店时发现店主正在堂屋秉烛等候。见二人回来，店主问"饿了吗？要吃点心吗？"二人噤若寒蝉，无言以对，从此再无人敢犯店规。

在店员的培养方面，历代店主表现得十分开明。旧时学徒进店学艺一般从端茶倒水洗便桶开始，先做几年杂务才有可能正式跟师学艺。仁寿堂的经营者却认为，学徒进店就是为了学手艺，让年轻人做杂务不仅耗费时间，而且误人子弟。所以仁寿堂的学徒一进店就由老师傅口传心授，很快就能练就过硬的本领。店内一年只收一名学徒，每到收徒之时，店内总是宾客盈门。学徒进门，从怎么放药、隔斗学起，直到学会检查药材质量、炮制药材，至少经过三年时间，经严格考核通过，才能上柜卖药。

工作之余所有店员都要读书习字，提高文化素养，所需用具由店方免费提供。店内还备有全套药书，供店员学习之用。

正是因为店风良好，店员素质在同行中出类拔萃，仁寿堂才能在金华赢得很好的口碑。

四、九德堂

清朝同治八年（1869 年），"橘林香流，散作万家甘雨；鼎炉火暖，烧成济世金丹"，九德堂在驰名中外的火腿之乡金华市区西市街创立。九德堂创始人笃信孔孟儒学，所取店名含古人所说的九种品德之意。九德即为忠、信、敬、刚、柔、和、固、贞、顺。

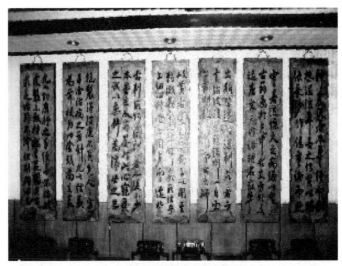

"九德堂"百年金药联

1942 年，日寇入侵金华，店中物资全部惨遭掠夺，经营一度中断。抗战胜利后，九德堂恢复经营。1956 年公私合营，九德堂药店一直是金华国药业的中心企业，无论是收购、批发、生产加工，还是门市销售都在金华医药界占主导地位。1966 年，九德堂成为国有企业。"文革"时曾改名为"红星药店"。改革开放后，九德堂又恢复了老字号金字招牌。1994 年 10 月，九德堂进行了股份制改革，更名为金华市九德堂医药零售有限公司。为了谋求更大发展，2001 年又更名为金华市九德堂医药连锁有限公司。

长期以来，公司坚持文明经商、优质服务，以创"一流的设施、一流的管理、一流的服务、一流的质量"为宗旨，秉承先人传统，以大众健康为己任，勇于改革，精心管理，不断提升九德堂的品牌内涵，成为百姓购买"放心药"的地方，品牌效应日益凸显。所有连锁店设施先进，品种齐全，连锁经营，并以"四个统一"和"三项承诺"为经营理念，即"统一标识、统一配送、统一管理、统一服务规范"，"绝不出售假冒伪劣药品、严格执行国家物价政策、热情接待每一位顾客"，从而取得了良好的社会效益和经济效益。先后获得全国医药系统先进集体，连续四年被评为浙江省消费者信得过单位，浙江省物价计量信得过单位，浙江省中药工作先进单位，浙江省中药饮片质量先进单位，浙江省"优质药品、优质服务"零售企业，浙江省文明示范单位。

五、太和堂

金华太和堂始建于 1938 年，原名荣记药栈，迄今已有 80 年多的历史，由祖籍兰溪人诸葛荣升、诸葛荣贵、诸葛荣华三兄弟创办。当时，荣记药栈主要经营中药材、中药饮片和传统丸散膏丹的中成药加工、批发等业务，旧址在金华皂坊巷 7 号。1940 年，在荣记药栈的基础上，创办了太和堂药店，老板仍是诸葛三兄弟。取名为"太和堂"，源于诗句"橘井前香，饮之太和"，寓意为"饮之太和，平平安安"。旧址在西市街中部，药店占地面积 200 多平方米，为两层木楼，业务范围在中药材加工、批发的基础上，增加了中药饮片配方及丸、散、膏、丹零售等，实现了前店后厂的经营模式。

药店门口上方悬挂的"太和堂"的金字招牌耀眼醒目，古朴雅致的店堂里悬挂着"采办各省名贵药材，精制饮片丸散膏丹"等楹联。太和堂聘请颇有名望的老中医吴玉修坐堂应诊，继承医道济世宗旨，继承古方，收集验方，选药严格，讲究地道，遵古炮制，加工精细，经营的饮片、丸、散、膏、丹诸药深得医生和患者好评，生意日益兴旺，日营业额在十担米左右（折合白洋 50 元），在社会上有很高的声誉，鼎盛一时。

1956 年，太和堂实行公私合营，由私方经理和职工代表（公方经理）共同参与管理。1956 年和 1958 年先后与一元堂、一大参行合并经营，1965 年改造为国有企业。

改革开放后，太和堂对营业场所进行了扩建改造，不仅增添了壁橱和柜台，还扩大了经营范围，增加了药品种类，药物品种琳琅满目，一应俱全。太和堂继续聘请名老中医坐堂诊病，并增加了不少服务项目，如承接小客料加工切片、研粉，小炮小制等；开展外埠函购代邮业务；引进进口煎药机代客煎药送药。

太和堂虽历经沧桑，几易场址，但始终坚持诚实守信、童叟无欺的经营理念和货真价实的商家信誉，赢得了良好的口碑，90 年代初期，陆续开办了两家分店。

1994 年金华市第一批商贸流通企业改制，在现任董事长金华建的带领下，太和堂步入企业改革的前列，通过股份制改造，转换经营机制，兼并了当时规模最大、品种最多的老字号西药房"众康药房"，成立了金华市太和堂医药连锁有限公司。公司引入现代化管理机制，企业获得迅猛发展。

公司于 2002 年通过国家 GSP 认证，快速发展连锁经营规模，广泛吸收社会药店加盟，到 2019 年 12 月，公司已拥有连锁门店 160 多家，销售服务网络遍布金华各县市、区、乡村，药品年销售额近两亿元。

为了进一步做大做强，公司涉足医药批发领域，投资组建医药物流公司，于 2010 年 3 月正式投入运营。物流中心占地面积 8000 余平方，有高架立体仓库、冷库冷链、自动化输送分拣系统、电子标签、RF 手持终端等先进的物流设备和信息系统，提供优质、便捷的药品物流配送服务。在做好实体店药品销售的同时，公司积极探索"互联网 +"模式，于 2015 年开办 B2C 网上售药电商业务。

太和堂的专业技术队伍随着经营规模的扩大而不断壮大，从创业时家庭小作坊式的几名师傅学徒，到 2019 年公司总部、直营店和加盟店合计员工达 460 多人，其中执业药师 180 余人，初级职称者 256 人，能够为患者提供良好的药学服务。

80 年来，太和堂秉承老字号"药德济世、诚信于民"的优良传统，以百姓健康为己任，奉行"质量、信誉、文明、求实"的经营宗旨，以品种齐全、质量保证、价格低廉、诚信经营深得社会各界赞誉，品牌知名度和社会影响力不断提升，先后荣获市级质量、价格、计量信得过单位和消费者信得过单位，金华市医药行业优秀企业，浙江省医药行业"优质药品、优质服务"零售企业，浙江省消费者信得过单位等称号。2005 年 11 月，太和堂被认定为金华市知名商号，2008 年 10 月被浙江省经贸委认定为"浙江老字号"，2012 年 12 月入选第一批"金华老字号"。

六、荆龙生物科技有限公司

目前，金华市荆龙生物科技有限公司主要以金线莲、石橄榄、石仙桃等特色珍稀药用植物为主进行品种选育、繁育栽培技术研究和示范推广，先后参与国家级、省级和市级科研项目 15 项，申请发明和实用新型专利 14 项，授权发明专利 1 件、实用新型 11 件，在省级核心以上期刊发表论文 10 余篇，主持浙江省地方标准《金线莲生产技术规程》的制定，参与制定中华人民共和国农业行业标准金线莲 DUS 指南。

（一）开展产、学、研合作，建设高效示范基地

在浙江省主栽铁皮石斛的产业基础上，企业于 2016 年成立了金华市珍稀兰科药用植物研发中心、婺城匠康农科星创天地平台，建立金线莲等中药材种苗繁育和栽培示范基地 16 亩，筛选出综合性状优良、适宜省内栽培的金线莲优良品系 3 个，3 年繁育优质种苗 3411.6 万株（其中 2017 年 1307 万株，2018 年 1188 万株，2019 年 916.6 万株），3 年生产金线莲 146.2 万瓶，按平均批发单价 9 元计算，产值达 1023.3 万元，取得了较好的经济效益。

企业与省内外多家企业联合，建立了起点高、功能全、规模大、带动力强的特色中药材种植示范基地 10 个，如在金华市婺城区天宁堂生物科技有限公司北山武坪殿 150 亩高山金线莲基地林下仿生栽培 150 万株；在婺城区安地镇陈俐生家庭农场、沙畈乡包根玉家庭农场、雅畈乡裕善缘等家庭农场林下仿生栽培 363 万株；在金华市启翔农业科技开发有限公司畜牧转型升级 – 牛棚改造设施每年立体栽培 60 万株；在衢州三易易农业科技有限公司组培繁育、设施栽培 132 万株；在台州市三门县峪林家庭农场单体棚立体双层栽培 40 万株；在江西仰仙湖农业科技有限公司玻璃温室栽培 30 万株；在台州健元生物技术有限公司等企业连栋大棚栽培 25 万株。推广大棚集约化栽培、林下地栽等多种实用栽培模式，将优质种苗和产品销往浙江、四川、江西、江苏、安徽等地，累积新增效益 1.38 亿元，利润 1394.7 万元。

（二）促进浙江中药材乡村振兴产业，为地方经济发展作贡献

在金华国家农业高新园区内，企业紧紧围绕浙江省"十三五"农业新品种选育重大专项，建设番红 1 号、金菊 3 号、浙术 1 号、浙薏 2 号等 10 余个中药材新品种栽培示范基地，做好示范科普教育工作。

为了提升浙江中药原材料品质，实现优质优价，为全省中药材种植户和企业科技服务，企业采用"科研院所＋公司＋基地＋农户"模式，累计推广生产优质苗瓶 213 万瓶，设施栽培示范面积近 120 亩，林下示范 230 亩，辐射推广周边农户应用 546 亩，培训农民约 300 人次，新增就业岗位 100 多个，帮助当地农户脱贫 30 余人，先后获得中国产学研创新成果奖、国家梁希奖、浙江省科技兴林奖、农业厅技术进步奖等多个奖项，社会效益和经济效益明显。

七、童德和药店

永康的童德和与金华的九德堂、兰溪的天一堂并称为金华府三大中药名店。童德和亦为永康四大店之一（童德和药店、润昌南货店、裕源布店、蔡福茂建烟店），在社会上享有盛名，信誉远播。至今港、台回乡探亲的永籍同胞还有找童德和买药的。

童德和药店的取名是创始人童培元依古语"食德饮和"而取，意为"以德为本，以和为贵"。药店是救人济世之地，一定要有道德心，一定要药材道地，货真价实。同时经营要和气，这样才能生财。可以说，这就是童德和的经营宗旨。

童德和的始创时间，传为清咸丰初年，已有百年历史。据兰溪童氏家谱载：在永康经商的童培元，晚年私人捐助民客田 60 亩，兴办童氏崇文私塾。该私塾创办于清同治末年。解放时已有八十余年历史。估计童培元需要经营童德和数十年后才有经济实力，来捐资办学。按年龄推算，距今已 140 年左右，故童德和始创时间为咸丰初年比较可靠。

童德和的创始人童培元，为兰溪县游埠区孟湖乡井头童村人，是童沛之的堂叔，出身秀才，也是经商能手。由于家境不甚富裕，一直为人作伙，故素有开设药店之志。但因资金缺乏，后与兰溪首富童凤森兄弟合伙来永康开设童德和药店。童凤森、童凤阳、童培元各占一股，由童培元负责经营。童培元勤奋经营，奠定了童德和的发展基础，使童德和初具声誉。后因童培元已近晚年，其子皆不成器，童凤森、童凤阳亦无人继业，故童培元即物色后继之人。大约在1890年间，童培元面商股东童凤森、童凤阳，提出退出经营，推荐童沛之、童立德负责经营童德和，自愿将股份转让童沛之、童立德各半，使其安心经营。自此，童沛之、童立德为股东之一，童凤阳因无子嗣，股份归童凤森所有。至此，童德和股份实为童凤森占六分之四，童沛之、童立德各占六分之一。童凤森不直接参与经营，坐收其利。童培元告退后，童沛之为经理（当时称阿大先生），童立德为副经理，童德和由童沛之全权掌管。童沛之秉性刚直，忠心耿耿，以身作则，严于律己，精通中药业务。童立德体胖柔和，精通业务，从不发脾气。两人刚柔相济，融洽相处，相得益彰。因此，生意蒸蒸日上，兴旺发达。

抗战初期至店址被炸毁之前，为童德和最兴旺时期。童德和地址于1941年4月13日遭日寇飞机轰炸，后进旧房和新建四层洋房店面全部被炸，药材除沪杭等地运输途中的部分外，皆烧毁殆尽。经清理所存资产，无法还清赊账。估计损失达白洋五六万元。童凤森、童立德皆不愿继续经营，自愿退出股东，也不负责亏本账款，让给童沛之独家继业。童沛之虽年事已高，但不忍辛苦经营数十年且信誉卓著的老店毁于一旦，忍痛接受两位股东的意见，协商由其出资6000元购买"童德和"这块金字招牌的专利。自此，童德和始为童沛之独资经营。他一面向沪、杭各药行恳商赊款延期归还，并卖去兰溪家中部分田地，筹备复业，但资本已大不如前。他仍坚持原来的经营宗旨，重整旗鼓，恢复经营，由长子童友书协理。因童德和历史悠久，故在地方和百姓中仍享有一定信誉。1941年，童沛之告老还乡，将童德和资产分作三股，由其子童友书、童友三、童友虞各执一股。业务由长子童友书负责，惨淡经营，尚能保持声誉。

抗战初期，浙江省政府迁方岩和永康城区，到杭州的达官显贵和逃难者多慕名向童德和配药。迁到方岩的机关单位，每天皆有专车过来配药，也有电话派人到方岩接方送药的。为此，童德和开展了代客煎药送药业务，既方便了顾客，也使生意有了很大发展。

1938年，童友书在县城开展群众抗日救亡运动，组织歌咏队，交结政界、商界上层人士，促进了业务的发展。童友三（共产党员）由党组织指派从兰溪到永康组织县政治工作队，过往皆以药店为联络站。童德和楼下的三间房屋和半地下室的仓库既隐蔽又安全，一些秘密党员多住于此。遇有经济困难，童德和皆慷慨资助。

中华人民共和国成立后，童德和由童友虞负责，至1956年公私合营改为国药业中心商店，仍沿用童德和老字号，童友虞任经理，诸葛庆泉任副经理。到1958年大跃进时，药店并入环城供销部，1961年后又分出并入国营医药公司。自此，百年老店童德和的名字无形消失，但童德和药店仍深深留在较长一辈的百姓心中。

童德和实行经理负责制，最盛时有40余人。经理掌管全局，副经理辅助。各部门分工明确，又相互合作，最大限度地发挥每个人的特长，人尽其才，和睦相处。实行学徒制，专业培养与全面训练相结合。学徒要拜师，行跪拜礼。师傅对徒弟从品德到业务全面负责。三年学徒期间，不仅学习业务、技术，每晚还要学文化，练字，打算盘，认药物，背诵《药性赋》《汤头歌诀》等。出师后做三年半作，切制粗药，站柜台，当下手。经过全面培训，才能成为较全面的专业人员。童德和培养了不少能手，有的成为药店骨干，有的自己开药店。

附：童德和的规章制度

一、对顾客要恭谦，热情接待，有问必答。

二、按方配药，要看准、算准、核准、放准，不得出差错。

三、店堂内外打扫干净，注意卫生，用具固定存放。

四、站柜台不能坐，站时不能倚靠柜台。空闲时不能聊天。

五、账目要书写清楚，不得任意涂改。

六、任何人不准长期挂欠、借款。

七、任何人不得盖本店印章为他人担保。

八、店员学徒皆不雇用非兰溪籍人员。

九、店员要互相友爱，不能争吵，不许酗酒、赌博、嫖娼。

十、有亲友在店住宿，要向经理报告，客饭自理。

十一、职工不能外住，如探亲访友当天不能回店，须事先向经理或各部门负责人请假（以上规章制度原文已失，此凭后人记忆搜集）。

八、义丰药店

义丰药店开设于清道光年间，是永康城内最老的药店。店址在山川坛（今永康市中西药公司第二门市部）。义丰药店初时由兰溪诸葛镇一位诸葛姓的老板来永康开设，当时已在兰溪开有天一堂、丽水开有生芝堂、缙云开有春雨堂、温州开有集丰号，永康的义丰店是他去温州、丽水等地巡视时的歇脚点，故当时在永康投资不多，但义丰药店在永康药业仍属较为知名的药店。特别是1920年诸葛完任经理后，至抗日战争前，义丰药店生意兴隆，业务兴旺，成为当时永康城内四家同时经营批发与零售的药店之一。

诸葛完，兰溪诸葛村人。1904年从缙云壶镇问松堂当学徒后到义丰药店当半作，1920年任义丰药店经理。义丰药店为合股店，当时全店共有股份

100股,诸葛完占20股,其余股东均为兰溪诸葛氏人。1920年以后,义丰药店附设加工场和参鹿场。加工场设在药店北面(卢埠塘边)卢姓人家的节孝坊内,参鹿场设在小桥头李氏宗祠边,共有平房鹿房20多间,养鹿20多头。鹿由一名养鹿工管理饲养,每天喂以六谷和青草等饲料,直至1941年永康沦陷前,诸葛完才决定将鹿全部杀掉制药,遂鹿场停办,以后未再恢复。

义丰药店没有置办房产,除养鹿场是卢姓人的屋基,借基简易而建外,房屋全部租用。加工场向姓卢祠堂租赁,店堂向舟山下黄姓常产租借。每年租金约一百担谷,一般在清明和冬至前后两次付清全年租赁款。

永康沦陷期间,诸葛完携带药材和成药避于永祥朱岭脚村,未受意外损失。1944年,返回永城旧址,时断时续地开门营业。

抗战胜利后,义丰药店除鹿场停办外,仍按抗战初期规模经营,但业务发展不大,职工相应缩减至近十人,仍为清一色的兰溪人,且大部分是诸葛完的自家亲戚。

至1948年,义丰药店因业务发展不大,加上时局动荡,原股东纷纷退股或弃股,于是药店转由诸葛完独资经营。此时主要经营药材,购自上海及杭、甬、温等地,自制的成药有全鹿丸、十全大补膏、六味丸、八味丸等。1956年,义丰药店并入永康县公私合营国药中心商店。

九、应树德堂

应树德堂开设在永康清渭街老街,中杠桥头。药店医药合一,明代中叶称"种德堂",至清,药店创始人应毕之十五世孙应有鼎更名为"应树德堂"。民国初年,应树德堂由后裔孙分设孚记、嘉记、济记三家。1956年6月,济记并入清溪供销合作社,孚记、嘉记加入国药合作小组。1957年7月,孚记、嘉记也并入清溪供销社,继续经营医药。三家店入社时约有固定资产和流动资金5000多元,至1976年5月因故停业。1984年8月复称老字号,重新开业,由应毕二十世孙应治军坐堂门诊。

应树德堂长期盛而不衰,是因为药店代有名医。大约在明景泰年间,芝英应毕,字宗智,以医业设肆于清渭街,尔后孙承祖业,世代相传,代有名医。其中医术最精者有明代的应昌魁,清代的应岐山、应璧生、应友鼎、应崇种、应思魁,民国的应德敷等人。应树德堂以妇科见长,尤精胎前产后。

凡妇女胎前产后患病，无须到店就诊，只要家属到店口述病情，即可开方撮药，数剂立愈。于是民间流传着这样一首民谣："胎前产后清渭街，叫娘叫爷岩下街。"清渭街因应树德堂，而使金处两地妇孺皆知。

应树德堂世世代代遵循"治病救人，济世扶贫"的祖训，凡远方来店求医者，当日不能往还的即留宿店中，一宿两餐，不取分文。通常每日有四五人住宿。

药材道地，药不论价。如遇贫困者求医，给予赊欠，待有钱时归还。不上门讨账，两年不还，则销毁账目。特困户免费诊治，相赠药物，以济生为主。有危急病人半夜叩门，必予出诊。尝云："救命如救火"。

数百年来，应树德堂不富，除同治间遭兵火外，与世代乐善好施有关。富贵人家请去诊病乘小轿，用膳与轿夫共桌。树德堂医师认为，"轿夫也是人，理应平等相待"。

应树德堂注重优质药材，从祖上起就十分讲求药材质量。店主亲赴杭州、兰溪及县城童德和等名店进货，分门别类，严格炮制，该用熟药者绝不用生药。药材勤翻勤晒，勤烘焙，绝无霉变、虫蛀。应树德堂绝不用劣质之药，因为劣质之药非但不能治病，反会误送性命，此乃医之最大忌讳。此外，对药品的贮存、炮制均严格把关。应树德堂或父子相传，或祖孙沿袭，祖传秘方成帙，极为灵验。严格用药，是又一个特点。方中之药，如本店缺货绝不替代，告诉来者，来日再药，或派专人购回配齐始予。

十、王储春药店

王储春药店是武义享誉高、规模大、历史久的私营中药店，创建于清道光元年（1821 年），地址在武义县城石水缸（现壶山镇北上街）。时有创办资金 2000 银圆，主要来自王、徐两姓股东。内设 10 股，每股 2000 银圆，王姓 8 股，徐姓两股。创始人的姓名，据现有资料尚无从查考，从已知第 2 任开始，主管人分别为（按顺序）王慕行、王秉金、王锡康、王槐庭、毛岳松、徐土康，共 7 任。民国十八年，店主王秉金在店堂门首竖起"乐善好施"大石碑一块。店内经营的药材品种完备，鼎盛时期（1942 年初）有伙计 35 人。除王储春总店外，还设有王储春分号、春裕堂、同仁堂等分店。店员分工各不相同，总店有中药饮片加工 6 人（分头刀、二刀、三刀、四刀），中成药品制作 3 人，中药配方 8 人（分头柜、二柜、三柜），中药保管 1 人，拣选整理药材的半作 2 人，杂作 1 人，学徒 2 人。店后办有养鹿场，养梅花鹿 32 头。每逢杀鹿制药之际，店员杠抬活鹿，串街走巷，四乡张贴广告，而后于空旷处高筑坛台，当众用白绫细绢绞杀活鹿，以此显示药店用药道地，招揽顾客。

十一、沈太和堂

沈太和堂为宁波籍慈溪药商沈春华在清道光年间由诸暨转迁到义乌佛堂。沈春华将药店传给儿子沈万回，再传给孙子沈宪麟。在沈宪麟传给儿子沈寿涌经营时，"沈太和堂"药业商号已跻身义乌药业四强之中，其资本在两千元以上。

沈春华在义乌佛堂中街租房开设"太和堂"中药房，到孙沈宪麟主掌"太和堂"时，原租赁的铺面兼住房仅 5 间，已不敷用，急待扩大经营。1913年，佛堂镇最大一家中药店"魏立盛真记"倒闭，因是宁波老乡关系，沈宪麟就借资把该店铺连同设备及伙计全部盘了过来，开设了"沈太和号"中药店，并把原"太和堂"改称"老太和"，与"沈太和号"同时并存以招徕顾客。

"沈太和"特别讲究饮片的质量和外观，每到春季进补，浦江、诸暨、东阳、永康、金华等县百里内的顾客纷纷赶来配购补药。当时各种丸、散、膏、丹中成药购销及配制，以"沈太和"最负盛名。"沈太和"先通过宁波同乡关系，从杭州种德堂暗地抄来一本中成药配方和泡制秘册，并请来老制药师指导，自家试制，其中自制全鹿丸由整头雄鹿加二三十味中药配制而成。"沈太和"为了自制全鹿丸，特意从外地购进数头梅花鹿饲养。然后四处张贴广告，以招徕顾客。到时祭告天地，在广场上搭高架用粗绳勒杀，再清除粪便，放大锅中熬煎，配以中药，晒干，研成粉末，和以蜂蜜，全鹿丸就做成了。"沈太和"所自制成药皆按古方配药，公开泡制。由于经营范围不断扩大，加之药材道地，诚信不欺，生意十分兴隆，店内雇工多时达 20 余人，在本县中药业中独占鳌头。三四十年代，沈宪麟四个儿子先后从家中析出，实力大受影响。抗战后期，1943 年，老二沈寿依继续在佛堂原址经营"沈太和号"中药店。次年，老三沈寿涌则另租铺面经营中药业，改店号为"沈协和堂"，即今第二人民医院中药门市部地址。老二不善经营，"沈太和"大部分资金被老三所占。老三精明强干，"沈协和堂"籍此财力有所拓展。此外，各县市还有许多信誉优良、颇具规模的老字号药店，如东阳的东街仁德堂、西街许广生、南马保仁堂、问心堂、千祥李德裕、朱天德、湖溪杜同仁、郭天德、张仁德、横店芝余堂、德生堂、巍山同春堂、普仁堂、和济堂等，义乌的毛天德、沈太和堂、魏立盛东记、寿春堂等，浦江的存仁堂、履信堂、恒德堂等。东阳的仁德堂、许广生等药店除中药零售外，抗日战争前后还开展批发中药材业务。义乌的毛天德药店因药材品种齐全、品质佳、配方分量足而广受赞誉。此外，药费有现钱的付现钱；没有现钱的可以赊欠记账，待以后有钱时再付清，或年终一并结清。

浦江早年间各家药店均自制丸散膏丹，其中存仁堂、履信堂、恒德堂因品类齐全、信誉优良最为闻名。这些老字号药店因历史变迁，各种资料随之散失甚至湮灭，故难以窥其全貌。

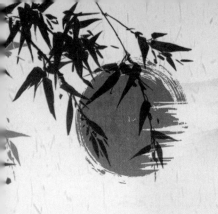

第七章
医学教育

中医药学传承历来人自为师，家自为政，师徒相传，直至清末仍未突破。1914 年，张山雷的老师朱阆仙，在江苏嘉定创办黄墙朱氏中医专门学校，冀以"发扬国粹，造就真才"。1918 年，兰溪县县长盛鸿焘，在亲人患病的过程中感觉到地方上具有真才实学的中医师为数不多，必须采取有力措施，培养较高水平的中医师，以适应民众治病的需要，为此协同药业董事会发起筹办"兰溪中医学堂"，校址初设于本县北门外（严氏花园）。

"仓廪实而知诗书，商业兴而重文教"。办学自始至终得到以诸葛药业为核心的兰溪药帮的倾力支持。张山雷任教务主任后，教学水平得到极大提升。学员学成后，大多成为金华及省内外中医药骨干。中华人民共和国成立后，金华卫生学校开办的中医中药专业为地方培养了一批中医药人才。该校后来成为浙江中医学院（现浙江中医药大学）在金华的函授与继续教育教学点，为在职中医药人员的学术学历提高作出了很大贡献。金华卫健委（卫生局）积极贯彻执行国家有关中医药师承培养的政策措施，使地方中医药事业发展有了源源不断的人才保障。

第一节　兰溪中医专门学校

一、办学概况

《兰溪文史资料》载："民国七年（1918 年），兰溪县知事盛鸿焘发起，邀集县内天一、同仁、同庆等六家药行经理组成校董事会，筹办兰溪中医学堂。呈请浙江省长奉准设立后，于民国八年（1919年）春在城北塘湾正式成立。建校之初该校为公立，称'兰溪公立中医专门学校'。"又云："这是继瑞安得济医学堂、嘉定黄墙中医学校、私立浙江中医学校、上海中医专门学校、上海神州医药学校之后所建立的全国第六所中医学校。经费由县公署从地方公益捐赠，其中每年拨银圆200元，不足由药业每年筹银圆1200元供学校支出。"1928年，县里将戏捐拨归教育经费，中医专门学校转由瀫西药业公所接办，校址迁入药皇庙。学校经费改为每年每生收学费24元，其余由药行公捐拨支1000元，从此易名为"兰溪私立中医专门学校"。1929年，国民党当局对中医药采取限制、扼杀政策，学校一度易名为"中医传习所"。后经中医药界人士力争，始恢复原称。可惜的是，1934年张山雷去世，后又遭日寇入侵，兰溪中医专门学校停办。学校办学19年，共毕业学生556人。

（一）办学严谨，首重师资

兰溪中医专门学校历任校长有章少洲、诸葛超、诸葛辅、诸葛泰、王荫堂等。三任校长由诸葛后裔担任。诸葛泰，号韵笙，是一位具有经济实力的人物，为学校做了不少实事。学校首重师资，社会所聘教师必须见闻广博，有真才实学，且临床经验丰富，所占比例为20%。从历届毕业生中选拔培养，择优任教，比例约占80%。

为了提高办学质量，1920年，时任校长诸葛超专程赴上海求贤，经上海神州医药总会推荐，特聘请嘉定名医张山雷到兰溪中医专门学校任教务主任。教职员工有何益赞、王石卿、郑丝阁、蔡济川、汪仲清、蒋理书、邵宝仁、徐云斋、蒋元浦、柳萃兰、徐安甫，国文教员有汪葆元，体育教员有牛镜轩、吴兰卿，监学沈湘渔，总务郑如金，会计郑文豹，业务柳萃拨、郑升昌，书记童作宾。其遵循"不为良相，便为良医，良相救国，良医救民"的祖训，致力于中医药教育事业。期间王荫堂不经常在校主持学校事务。

因办学严谨，教学有方，吸引了各地求学之士前来就读。据《同学录》第一期记载，当时仅有浦江、汤溪、义乌、宣平、龙游和兰溪六县的学生33人，后来省内大部分县份均有学生到校就读。到《同学录》第四期时，学生来源远及江苏、福建，如江苏溧阳的陈度、宜兴的杨荫钟、福建浦城的直刚智、直刚仁兄弟俩共同到兰溪入学。《江山志·大事记稿》载："大陈汪国佐、清湖周宠范去兰溪中医专门学校就读，为江山人外出读中医学校之先河。"时任中央国医馆馆长徐相任，因敬佩张山雷学识渊博，教导有方，也特地让儿子千里迢迢到兰溪学习。

兰溪中医专门学校一时享誉江南，学校招生不受地域限制，范围极广，五省一市发放书本一万多本，皖、赣、沪等地也有慕名入学者，影响远及香港、东南亚、韩国。学员学成后悬壶全国成名者颇多。

（二）学制灵活，课程完善

兰溪中医专门学校学制初为五年，后改为四年。预科两年以基础理论为主，正科两年以临床科为主。整个教学以生理、卫生、脉理、病理、药物、诊断、方剂七者为经，以内、外、妇、幼、针灸五科为纬，课程设置从基础到临床比较完善。学校专设实习点，鼓励病案讨论，培养学生博采众长、知常达变的能力。校内还创设学术园地，鼓励学生撰写论文，开展学术争鸣。实行奖励制度，对学业成绩优良、品行端厚者酌予奖励，奖励其书籍用品或减收学费、发奖状等。若考核成绩不及格，则不予升级，给予留级补习机会。学校的办学指导思想实用全面，对提高教学水平起到了重要作用。

关于招收对象，据《张山雷专辑》（手写稿）记载：招生年龄在 16 ~ 26 岁初中毕业或具有同等学力的男生。学制原定五年，执行中实际是四年。其中预科两年，正科两年。第一期正科生于 1923 年 6 月毕业，共 33 名。关于招收学生的期数说法不一。《兰溪市志》记载"共招收 12 期学生"，《兰溪文史资料》说"共办 14 期"，亦有毕业 8 期正科生之说。学校开办时间共 19 个年头。因值战争年月，办校艰辛，故并非年年招生。据 1928 年《民国周报》第 46 期该校第六期招生广告显示，自 1919 ~ 1928 年十年间，共招生 6 期。

张山雷早在黄墙医校即有函授设施。他认为，创立医校，欲渐图推广，以济斯民之厄，以发扬国学之光第，念躬亲入校者，既无多人，则校外之有志未逮者，必非少数。因此，附设函授，招收爱好中医而条件不够入学之士，只要符合章程要求，收讲义费即可。通过函授方式，更多的有志于中医学的学生获得教育，弥补了全日制的不足。遇有疑义或学术问题，随时帮助解决。学习期满，考试合格，即发给毕业证书，由此培养了大批中医函授学生。

（三）创新教材，教学有方

在选择教材上，学校颇费了一番心思。张山雷指出，讲堂授课固难，编辑讲义更要慎之又慎。"资料必须博采广收，研求确当，取材不容不富，甄录不可不严，参考成书，折衷实验"（《张山雷专辑》）。又云："基础教材，选择当否，不但关系教学效果，而且直接影响培育人才。"

张山雷主张预科课程安排重点在经典著作，其中除编著《难经汇注笺正》《读素问识小录》外，其余均为原著讲授。此外，还编写了《医事蒙求》《经脉俞穴新考正》等作，专为初学启蒙之用。选材浅显恰当，保证学生初学时夯实基础。《张山雷专辑》中记载："临床各科讲义博采众长，讲求实用。在编纂临床各科讲义时，准古酌今，通权达变，既不厚古薄今，更不蔑古以伸信。"认为"诸凡疾病，自然与运气相推移，随方宜为变化"。"学医者本以疗治今人之疾病，岂笺注者必须墨守古人之言，况病变必随时局递更，斯读书尤以近今为切用"。张山雷根据30年研读历代名医著作的心得，结合临床实践，编纂各科讲义，有病理学讲义、内科学讲义、女科学讲义、外科学讲义、儿科学讲义、古今医案评议等。他编写的这些讲义在课堂上是良好的教材，在临床上是实用的工具书。

在教学过程中，张山雷列出有助于教学的书目，且区分为主用书、采用书和参考书三类，共108种。其中主用书37种，采用书49种，参考书22种。学校设有门诊部，作为学生的实习基地。并制订临床实习计划，在正科三、四年级，每日轮派4～6人随师待诊，学习四诊运用、八纲辨证、病案书写、立法选方、药物配伍等。要求案头侍诊，系习医之要务，随同诊察，庶几学有本源，易收实地练习之效。课堂内外结合，举办学生自治会组织，设有学术组、研究组、编辑组，引导学生开展学术争鸣，发动学生撰写学术论文、学习心得体会，经老师修改后，选登在历届同学录，以促进学术水平的提高。兰溪中医专门学校课程一览表见表7-1。

表7-1 兰溪中医专门学校课程设置一览表

科目	类别	科 目	授课人	备注
正科两年	国学	《春秋》《左传》	汪葆元	兰溪中医专门学校秉承"弘扬国粹、造就真才"的办学宗旨，开创了中医规范课堂教育的先河，在中医教育理念、办学特点、教材建设、教学方法、师资培养方面颇具特色
		《古文观止》	沈湘渔	
	中医基础	《医事蒙求》	汪仲清	
	西医	《英国合信氏全体新论》	张寿颐	
	中医经典	《难经汇注笺正》	张寿颐	
		《黄帝内经》	蒋理书	
		《伤寒论》	蔡济川	
		《医林改错》	吴荫堂	
		《血证论》	吴荫堂	
	七经	生理学（《经脉俞穴新考正》）	郑丝阁	
		病理学（《病理学读本》）	张寿颐	
		脉理学（《脉学正义》）	张寿颐	
		药物学（《本草正义》）	张寿颐	
		药剂学	佘枚笔	
		诊断学（《古今医案评议》）	张寿颐	
		卫生学	郑丝阁	
	五纬	内科（《中风斠诠》）	张寿颐	
		外科（《疡科纲要》）	张寿颐	
		女科（《沈氏女科辑要》）	张寿颐	
		幼科（《小儿药证直诀》）	张寿颐	
		针灸科（《铜人经穴骨度图》）	邵宝仁	
	临床	实践课	张寿颐、蔡济川等	
	体育	太极拳	吴兰卿	
		军事	潘志高	

科目	类别	科　目	授课人	备注
预科两年	国学	《春秋·左传》	汪葆元	
		《古文观止》	沈湘渔	
	中医基础	《医事蒙求》	汪仲清	
	西医	《英国合信氏全体新论》	张寿颐	
	中医经典	《难经汇注笺正》		
		《黄帝内经》	蒋理书	
		《伤寒论》	蔡济川	
		《医林改错》	吴荫堂	
		《血证论》		
	七经	生理学（《经脉俞穴新考正》）	郑丝阁	
		病理学（《病理学读本》）	张寿颐	
		脉理学（《脉学正义》）		
		药物学（《本草正义》）		
		药剂学	佘枚笔	
		诊断学（《古今医案评议》）	张寿颐	
		卫生学	郑丝阁	
	体育	太极拳	吴兰卿	
		军事	潘志高	

（四）张氏山雷，鞠躬尽瘁

张山雷学术上博大精深，又精于训诂，经典医著与各家学说均有发挥。临床擅长内、外、妇科，对中风、外疡、脉学研究尤为深入。受聘学校担任教务主任后，亲自执教，又临诊带教，时间长达 15 年。在此期间，张山雷不仅传道授业，还规划设置学制，编纂教材，使中医教育初具规模。张山雷在授课、实习、教学、奖罚以及函授等方面均提出了自己的见解。授课要求引古证今，重点突出，结合实践，条分缕析，言之有物，引人入胜。要求学生上课集中精力，做好笔记，对基础课的主要条文要会背诵，反复理解，领会精神。教学采用启发式、课堂提问、不定期测验等，以巩固学习效果。

张山雷为发扬国粹，造就真才，可谓呕心沥血，殚精竭虑，鞠躬尽瘁。张山雷还被当时权威杂志《医界春秋》《神州国学报》聘为撰写员，并任中央国医馆常务理事之职。当时医界有"北有张锡钝、南有张山雷"之誉称。

兰溪中医专门学校在19年的办学过程中，尤其是张山雷任教务主任的15年间，全体教职员工团结奋斗，共同努力，在学制设立、学员招收、课程设置、教材选用、教学方法等方面屡屡创新，为中医人才培养积累了丰富经验，为现代中医的院校教育提供了办学模式和教材资源，并提供了可资借鉴的经验与方法。由此中国医学史将兰溪中医专门学校与上海、北京、南京中医学校并列立为近代中医教育之先驱。

（五）桃李芬芳，教泽绵长

兰溪中医专门学校在张山雷和全体教师的努力下，各期毕业生中不少佼佼者成为一代名医，如著名针灸学家、世界针灸学会联合会筹备委员、南京中医药大学教授、中华中医药学会针灸分会理事长邱茂良，贵州省人大代表、贵州省卫生厅厅长、贵州省中医研究所所长王聘贤，浙江医院副院长、全国名老中医、主任中医师吴士元，浙江中医药大学伤寒温病教研组组长邵宝仁，金华名医汪仲清，丽水名医唐国俊，龙游名医林日熙，以及兰溪市近代名医蔡济川、叶建寅、汪惟章、蒋理书、吴仕朝、王赞纶、孙平均毕业于该校。

兰溪中医专门学校自1919年创办至1937年因战火停办，前后19年，共毕业学生556人，毕业生分布于江、浙、皖、赣、闽、沪等省、市。

二、兰溪中医专门学校毕业生与部分任职教师

（一）兰溪中医专门学校毕业生名录

兰溪中医专门学校自1919年创办到被迫停办，19年间共毕业学生556人，包括预科生、正科生和肄业生。

兰溪籍：季芷芳、赵璧春、章廷灏、李瑞年、胡志芬、陈文佩、吴正衡、方绍书、王志敏、杨明远、徐国樑、叶建寅、张佩武、叶润、卢松鹤、赵启城、方宝聚、程邦耀、郭时富、吴寿泉、汪惟章、张望三、唐锡云、柴乐民、诸葛钊、徐兆璋、包云、王赞纶、蔡维城、张金铨、诸葛周、阮桂森、范瑞茂、蒋理书、张庆炎、严翼、胡瑞度、刘同仁、吴仲仁、郑锡云、孙平、吴潮、成章、蔡麟钧、吴彬、吴钟灵、金兆熊、洪陶、叶蔚文、叶望青、董瑞候、汪澂、宋瑞金、成简、洪钧、佘金潮、龚竞、包宏、陈列、郑森、诸葛岐、蔡元楫、郑赞纶、徐冠恒、杜鹤雄、徐致宽、诸葛锦、吴正苞、吴正绥、方毓麒、张锡祥、徐良、徐如仙、何子珩、许建基、徐济川、缪鑫、吴春祈、郭书田、郭纯、徐寿乾、诸葛瑜、李光辉、胡浙锺、何应龙、章钧、叶耀南、胡德峨、张望三、潘斐卿、梅务滋、祝修仁、祝修兰、徐振沧、诸葛根、诸葛连、祝修汶、唐寅山、傅道甲、何汝兴、吴志桢、毛文斌、唐树根、郭環城、童玉焜、童敬齐、童格明、陈仲型、严志荣、方文祥、王寿鹤、华楠香、郑世芳、童苃甘、陈心田、赵烈、吴寿仁、郭玉成、诸葛阶、诸葛滋、诸葛义、童邦基、徐锡瓒、徐文元，共124人。

衢州衢县籍：严贤斌、王在遴、楼统筹、方文选、叶如芳、吴绍文、林嘉华、王国荣、刘文熙、吴立贤、叶先进、陈运埙、张爱仁、杨昭荣、邵德隆、毛学海、余景荣、朱睿成、余信芳、杨应禅、李翊梓、吴昌宪、毛德贵、周春乐、祝振麟、方经椿、周志泮、龚生四、方文诏、龚世恩、吴梦良、楼统万，共32人。

龙游籍：陈雅南、陈圣化、曾璞、傅机声、葛震东、叶德炎、吴焕文、童立成、邱茂良、冯炳炎、劳金惠、方舜年、劳金铎、俞汝昌、林日熙、陈述、徐锡年、朱锜芳、劳乃乐、王纲、潘陈旺、陈耀华、叶瑞梅、徐养浩、方政举、季应钟、徐步堂、钱光庭、方祖刚、钟献莲、叶向铃、叶向泉、璩琢琳、张兆金、陈应魁、金森泰、叶懋功、荣乃昌、金炳华，共39人。

松阳籍：郑冲霄、叶文、徐肇章、徐寿松、何国巡、叶士俊、何桓、汤凤桐、蔡文清、汤怀义、罗文、叶政、何楷、蔡华、程德优、叶从、徐鹏、叶华发、蒋观春、谢鑫、林成、杨烈禧、蔡岳忠、陈日基、阙淦霖，共25人。

淳安遂安籍：方继清、王树范、余藩、吴樑、洪光耀、洪承范、祝寿、徐功水、邵永煌、陆宏、郑升汉、童显初、王树槐、方孝然、商复汉、余步元、钱选元、王日光、方兆梁、吴伯盟、王家骝、宋学殷、解志道、毛世臣、江之南、吕国干、洪题清、洪涛、毛富德、姚世龙、余蒸洋、姜志渭、蒋光汉、余敬祖、姜启祥、凌家仁、陈宏龙、姜显洗、凌齐莹、唐绍登、童仰舜、王瑞年、余耀华、胡源溶、王心海、姜良辅、卢承洪、姜则明、项宗瑞、张温琴、胡钟淇、王昌彬、徐光旦、倪德业、章耀西、鲍从容、吴贤炙、章来壎、程国渚、倪儒勋、汪孝精，共61人。

遂昌籍：吴寿南、吴式南、周友民、毛怡、郑淳、郑桓、吴诚、蓝松鹤、何雄、包振亚、叶青，共11人。

金华汤溪籍：施容川、方寿徵、王国芳、李根华、孙银相、徐柏亭、金洪照、严毓斌、郑国清、吴鲁春、施彰弟、郑嘉宝、吴增发、卢祥生、王槐荫、徐有裕、邢永祥、盛德恩、陆秋、叶绍根、杨德昭、陈瑞棠、郭锡康、李长春、翁文教、程福臻、陈景慈、金国继、郭树棳、吴金发、滕春铨、叶文蔚、何春禄、尹翰周、方梦鹏、朱则方、张作舟、杨庭俊、伍子萌、刘德云、伍秉全、张必达、叶守三、姜鑫、方正、胡康从、邵宗和、杨医赓、邵宝仁、朱振华、徐秉樊、陈枚、程永才、蒋青、郑汉文、朱银富、方纪良、陈师俭、叶庭玉、陈师孔、周樟有、朱点、范开梅、王皞、胡思凡、张锡光、胡贡鋆、陈建良、张琦、金源根、戴兆昌、戴诚、程永才，共73人。

常山籍：程登寿、徐绍舜、吴邦达、吴彩光、张鹤举、郑亮、鲍贵龙、黄炳章、傅克松、刘忠成、徐竹岑、高昌言，共12人。

义乌籍：李景文、沈德盛、傅君扬、何朱钧、丁预松、何廷翊、胡思永、朱元椿、何廷槐、胡郁文、王效忠、王承贤，共12人。

江山籍：汪以清、汪岳、张享三、徐松棣、张乃仁、汪国清、周宠范、毛凤仁、蔡宗亲、汪国佐、毛德傅、杨荣松、郑英伟、姜远根、张文亮、周雅卿、姜金水、祝廷珊、程见堂、郑重、祝松寿、余廷和、朱仁山、姜安交、姜宗符、徐登榜，共26人。

武义宣平籍：巩关城、梅增德、巩山海、巩维城、陈迪仲、邹榜、张荣福、汤炳莲、吴瑞麟、陶益康、徐振德、鲍振藩，共12人。

桐庐分水籍：宋维祎、盛在春、赵文变、陈学洲、陈运良，共5人。

丽水籍：林善人、魏以宽、李承唐、周吉惠、唐国俊、魏炳文、吴杏煊、徐兴昌、潘以仁，共9人。

建德寿昌籍：廖成谱、蒋国祯、蔡竺根、程自鸿、郑秉经、洪孔嘉、余开礼、倪庆星、叶维梓、唐鼎新、羿光诏、朱世辉、包同旦、郎国圭、徐容达、李忠元、刘春森、王性禄、刘作、郑舆、童邦典、杨春、邱士荣、黄良源、翁国度、叶霖、吴立诚、叶智水，共 29 人。

东阳籍：吴鸿泽、许济踊、徐启堂、蒋鸿志、胡敬德、韦声律、徐沛丰、申屠光、马瑶生、王瑞玺、周竹芳、徐元常、马钟芳，共 13 人。

诸暨籍：赵宇晴，共 1 人。

龙泉籍：曾沂、曾正，共 2 人。

杭州籍：胡国槐，共 1 人。

萧山籍：丁耿星，共 1 人。

瑞安籍：林勋、池荡侯、吴承芳，共 3 人。

慈溪籍：陈念会，共 1 人。

嘉兴籍：仇雪，共 1 人。

开化籍：汪澄波、张宜仁、张炳勋、程仪书、郑润书、程绍洛、余度民、方永泉、夏畴、郑志兰、朱伟藻、姚斌、姚介民、余凤翔、姚学虞、吴光大、吕贤材，共 17 人。

浦江籍：蒋安增、周兆昌、洪鉴、朱宗栋、何允桂、朱耀裁、周用良，共 7 人。

青田籍：蓝选青，共 1 人。

永康籍：胡福星、陈伯云、陈云、应德旌，共 4 人。

福建籍：真刚仁、真刚智，共 2 人。

上海籍：徐利民，共 1 人。

江苏籍：陈度、吾仁、杨荫钟，共 3 人。

绍兴籍：陈重安，共 1 人。

江西玉山籍：张俊杰、徐德惇、王树藩、王树人、俞润河、张义高、周林森、姜华亭、吴湘、余观义、俞观仁、黄燕祖、杨省三、戴缙明、聂崇宽、戴天焕，共 16 人。

安徽皖歙籍：方宏桂、陈邦达、罗震春、王德新、汪上达、胡绳亚、胡邦彬、胡国璜、洪春荣、程德骅，共 10 人。

未知：李道纵、朱汝友，共 2 人。

（二）兰溪中医专门学校部分任职教师

在兰溪中医专门学校任教的教师，20% 左右面向社会招聘，80% 左右来自该校毕业生。

蔡济川　1919 年考入兰溪中医专门学校，1923 年 6 月正科第一期毕业后，留校任助教。1956 年和 1962 年先后两次任联合医院（兰溪市中医院前身）中医学徒班教师，带教中医学院实习生。从事临床、教学 50 余年，1962 年被评为浙江省著名中医。

汪仲清　1919 年 8 月考入兰溪中医专门学校正科，1923 年 6 月毕业后留校任教。1955 年任兰溪县联合医院副院长，1960 年 6 月调入金华第一医院，擅长中医内科，对妇科和儿科亦有钻研。

蒋理书　1929 年毕业于兰溪中医专门学校第四期正科。1932 年曾被兰溪中医专门学校聘为教员，后任教务主任。他自编讲义，亲自执教。学术上精勤不倦，工作上任劳任怨，对学生言传身教，循循诱导，毫不保留，医、教、研均表现得颇为突出。

邵宝仁　毕业于浙江兰溪中医专门学校第四期，毕业后留校任教 8 年。是时鼎力协助张山雷教学，参加编写各科中医讲义。20 世纪 50 年代初期，邵宝仁进兰溪游埠三港联合诊所和游埠中心联合诊所工作，后到浙江中医学院（现浙江中医药大学）任伤寒温病教研组组长，长期从事《伤寒论》教学。

邱茂良　邱茂良（1913—2002 年），浙江龙游人，著名针灸学家。1928 年考入兰溪中医专门学校，师从张山雷学习中医经典，以及内、外、妇、儿各科。邱茂良医德高尚，学识渊博，医术精湛，治学严谨，为南京中医药大学教授，博士研究生导师，江苏省中医院主任中医师，首批享受国务院政府特殊津贴专家。曾兼任中国针灸学会副会长，全国高等医学院校中医教材编审委员会副主任委员，发表《针灸治法及处方》《怎样研究针灸治疗》等论文数十篇，先后出版《针灸与科学》《内科针灸治疗学》《针灸学》《中国针灸荟萃·治疗学分册》等专著 10 余部，并编写百万言巨著《中国针灸治疗学》。

吴士元　1929 年以第一名的成绩考取兰溪中医专门学校，预科毕业后随叔父吴荫堂侍诊。1951 年，参与筹建兰溪中西医联合诊所，任所长兼中医师。1955 年，参与筹建兰溪联合医院（兰溪中医院前身），任院长兼中医师。1956

年，浙江省中医院成立，调入该院并任中医内科副主任。1971 年，调至浙江医院，历任中医科主任、门诊部副主任、副院长，为临床医学大家。

王赞纶 1933 年毕业于兰溪中医专门学校正科，1957 年参加甘溪乡中西医联合诊所，后调入女埠大公社医院。曾任兰溪中医学会理事，浙江省中医学会会员。王赞纶医德高尚，每日攻读中医经典，重温医校讲义，选读名家学说，努力学习现代医学理论，临床经验丰富，疗效显著。

叶建寅 16 岁就读于兰溪中医专门学校，毕业后兼任兰溪中医专门学校中医班教师，后带教浙江中医学院（现浙江中医药大学）学生，为浙江医科大学西学中提高班及金华、衢县等地西学中人员授课。1962 年被评为浙江省著名中医。

第二节　浙江省金华卫生学校

浙江省金华卫生学校的前身是 1915 年创办的金华福音医院高级护士职业学校（简称护校），1952 年 9 月定名为浙江省金华卫生学校（简称金华卫校），是浙江省金华地区唯一一所正规的卫生学校。数十年来，为国家培养了一大批医学人才，弥补了兰溪中医专门学校停办后没有专门学校的不足，基本满足了地方中西医院对专科医学人才的需求，并在中医药在职人员的继续教育上发挥了主要作用。

1910 年，美国基督教徒伊文斯夫人捐资建造了金华第一家西医医院——金华福音医院，首任院长为美籍医师马铿哲。随着医院的发展，护理人员短缺加剧，1915 年医院附设高级护士职业学校，校长由福音医院院长马铿哲兼任。

抗日战争期间，金华沦陷，护校随福音医院撤至武义、丽水，终因无法维持而停办。

抗日战争胜利后，福音医院迁回。经医院董事会董事长徐佐青和金华县私立新民医院院长沈延斌等人筹划，护校于 1946 年 9 月复校，校址仍设在旧址四眼井，占地面积 387 亩，有校舍 4 座，课堂 4 间，寄宿舍大小 12 间，并有体育场。沈延斌任校董事会董事长，张杰任校长。

1949 年金华解放。1949 年 9 月，人民政府接管护校，改称金华福音医院高级护士职业学校。护校实行民主管理，成立校务管理委员会，陆月林继任校长。1952 年 5 月，护校与浙江省金华医院卫生技术学校合并，9 月定名为浙江省金华卫生学校，隶属金华专署管辖。1955 年衢州护士学校并入。1969 年学校停办，至 1972 年恢复招生。1980 年浙江省金华卫生学校定为全国重点中等专业学校，设医士、护士、妇幼医士、助产士、检验士和中药专业。学校占地面积 46.7 亩，建筑面积两万多平方米，教学仪器较齐全，有图书 5 万余册。1985 年在校生 944 人，专职教师 126 人。历届毕业生 6138 人，有 30 余名毕业生获省优秀护士称号。

1972 年初，浙江省革委会生产指挥组决定全省 9 所卫校恢复招生。5 月下达金华地区 204 名招生指标。9 月 14 日地区革委会政工组（金地革政党〔72〕50 号文件）通知恢复办学，当年入学的 158 名工农兵学员分别就读于两个医士班、1 个检验班和 1 个中药班。中药专业办学之初实行的是两年制，主要招收各县推荐的工农兵学员，即由地区革委会下达各县招生指标，采取初中或高中毕业生"自愿报名，群众推荐，领导批准，学校复审"的办法进行招生。

1975、1978 年新设中医专业，因师资和场地原因，中医专业的授课地点在浦江，郑海文任班主任，学制三年，学历中专。1981 年开设中医理论提高班，张昌禧任班主任。1984 年招收第二届中医理论提高班，邵顺新任班主任，学制三年，学历大专，此后中医专业未再招生。

1977 年恢复三年制招生。1978 年取消工农兵学员推荐制，恢复地区统一招生考试，主要招收高中毕业生。此后随着开办专业的增多，招生规模扩大，检验专业和中药专业面向全省招生。1985 年招收药企三年制委培生 1 届。1974 年后，检验专业和中药专业毕业生面向全省就业。1996 年在中药专业的基础上，增设了中药炮制专业和中药商品经营专业，尝试分方向培养学生。自 1972 年恢复招生起，至 2018 年 6 月，共毕业全日制中药专业学生两千余人。

1982 年开始设中药材鉴别班，主要招收全省各医院、医药公司和药检所的工作人员。1988 年开始开办中药大专函授班，主要目的是提升全省各医院和药检所人员的学历。

1972 年恢复招生时，因中药专业此前几乎没有大专以上学历的毕业生，故为了解决师资紧缺问题，学校采取了多管齐下的方法。一是 1974 年采用选拔优秀毕业生留校任教的方式缓解师资的不足；二是1982年以后，从国家统一分配的应届大学毕业生中充实教师队伍；三是选调医院及其他企事业单位在职人员进入教师队伍，如采取解决住房、户口等政策倾斜，甚至从重庆医学院、安徽铜陵药检所等省外单位引进生理学、药剂学等优秀师资。

浙江省金华卫生学校坚持高质量办学，注重提高学生的综合素质，学生发愤图强，刻苦学习，为学校争得了诸多荣誉。1991年，在国家中医药管理局举办的"全国卫生系统中药理论和技术操作竞赛"中，浙江代表队获得团体总分第一，其中3名选手来自浙江省金华卫生学校，王小仙获个人全能冠军。此外，浙江省金华卫生学校在2010年度和2012年度全国医药行业特有职业技能大赛中药调剂员（学生组）分获个人一、二等奖和优秀团队一等奖，在2012年全国职业院校技能大赛（高职）"同仁堂杯"中药传统技能比赛中获得团体和个人三等奖，在2013年和2015年全国职业院校技能大赛高职组"康缘杯"中药传统技能比赛中获个人二等奖，在2016年至2018年获得全国职业院校技能大赛高职组"中药传统技能竞赛"三连冠。

第三节　金华县卫生进修学校

1979年8月，金华县人民医院经县卫生局批准，招收初级护理班学员30人，学制1年。办学地址设在医院，师资由各医疗卫生单位临时抽调，学员为各医疗卫生单位招工和顶职人员。1979年11月16日，金华县卫生局正式向省卫生厅要求成立金华县卫生进修学校。1980年4月开始招收医士班，学生48人，学制3年。医院副院长金根有负责，有专职教师两人。

1981年4月1日，浙江省卫生厅正式批准成立金华市卫生进修学校，校址设在将军路104号。1985年以前主要是针对在职人员进行业务知识和专业技能的培训。1985年开始招收初、高中应届和历届毕业生。1981年学校有专职教师两人，1985年专职教师增至4人，教职工共8人。1990年3月校址迁至双溪西路73号，教职工共12人，财务由县卫生局统管。

学校设有校长、书记办公室，负责全校的思想政治工作和日常行政；教务处负责全校的教学工作；总务处负责全校的财务和生活管理等。学校设有图书室、教师办公室、标本模型室等。占地面积1980平方米，建筑面积1216

平方米。其中，教学用房 816 平方米（包括 60 平方米的教室两间，40 平方米的教室、图书室、综合实验室各 1 间，可容纳 140 人的学生宿舍），食堂 400 平方米。

学校的主要设备有教学用彩电、显微镜、录像机、录音机、超净工作台、电冰箱、冰柜、幻灯机、摄影机、分析天平及各种教学用模型等。

第四节　中医药继续教育培训

2009 以来，金华医学事业进入快速发展时期，为培养人才，金华市开展了全方位的教育培训工程，中医药的教育培训在近十多年得到长足发展。

（一）举办中医学硕士研究生课程进修班

根据浙江省医学中心的区域规划，为适应中医药事业对高层次管理和技术人才需求，2012 年金华市与浙江中医药大学联合举办了中医学研究生课程进修班，共招收 40 人。招收对象为大学本科毕业，取得学士学位 1 年（含）以上，工作成绩突出；或医学专业大专毕业，工作 4 年以上，工作成绩优秀。进修班地点设在金华市卫生教育培训中心，时间 1 年。

浙江中医药大学负责制定教学计划，选派任课教师，负责整个教学过程和考核，负责学员资格审查，以及教学环节和质量的检查与评估。金华市卫生教育培训中心负责报名及缴费，保证组织好合格生源；提供良好的教学场所和教学环境，对进修班进行日常管理；督促学员遵守教学规定和教学纪律，协助浙江中医药大学完成教学任务；负责任课教师和管理人员的往返交通和食宿等。

（二）名老中医药专家学术经验继承项目培训

为了促进浙江省中医药卫生事业发展，培养高层次中医临床人才，提升基层医疗单位中医药服务水平，金华市卫生局与浙江中医药大学与合作举办了两期金华市名老中医药专家学术经验继承项目培训班。

浙江中医药大学负责培训班的理论学习，采取集中授课、网络学习和专题小组讨论相结合的方式进行，其中集中授课与小组讨论时间累积 80 个工作日，分3年完成；负责培训班教学质量监控、师资安排和授课酬金发放，以及任课教师备课和对教学过程的指导；负责提供杭州理论培训所需教学场所。学员按教学计划完成全部课程学习后，符合结业条件的，核发浙江中医药大学继续教育学院培训结业证书。

金华市卫生教育培训中心承办教学组织管理工作，负责指导老师与继承人的遴选，对继承人的跟师学习质量进行监控。继承人自进岗学习之日起，跟师临床或实际操作时间每周不得少于1.5个工作日，累积不少于180个工作日。独立从事临床或实际操作时间每周不得少于两个工作日，累积不少于250个工作日，其中病房实践累积不少于40个工作日。同时负责对继承人进行平时考核、年度考核和结业考核。

第一期：2013 ～ 2017年，共62名学员参加学习。第二期：2018 ～ 2021年，共58名学员参加学习。

（三）西医人员学习中医（医师）培训

为贯彻落实中西医并重方针，培养中西医结合人才，满足基层医务人员学习中医的需要，不断提高基层医疗卫生人员的综合素质，2014年，金华市与浙江中医药大学共同启动了西医人员学习中医（医师）培训项目。培训的目的是学员通过系统学习中医基础理论、基本知识和基本技能，结合已有的西医学知识、技能和经验，能够熟练运用中医、中西医结合方法对疾病进行辨证治疗；具备一定的古汉语知识，能顺利阅读中医古代文献，提高进一步学习的能力和中医诊治能力。

培训内容按照《浙江省西医人员学习中医培训大纲》进行，参加培训者通过考核，每年可获得省级中医药继续教育I类学分25分。

培训时间为两年，采取自学与讲授相结合的方式。理论学习：在自学的基础上，采用阶段式授课。集中授课时间累计不少于480学时，授课内容包括中医基础理论、中医诊断学、中药学、方剂学、中医内科学、中医临床各科诊疗特点和医古文。临床实践：以中医门诊跟师为主，实践时间累计不少于400学时，内容包括中医内科和其他任意一科（根据学员自身情况任选）。实践单位主要安排在县级以上（含县级）中医院。培训工作由金华市卫生教育培训中心负责组织实施，建立学员考勤签到制度，确保培训质量。金华市共有 107 人参加了培训。

（四）中医全科医生转岗培训

按照《浙江省基层医疗卫生机构中医全科医生转岗培训实施方案》（浙中医药〔2013〕15 号）的要求，2014 年起，金华市开展了中医全科医生转岗培训工作。培训对象为在本省基层医疗卫生机构从事中医、中西医结合临床工作，且未参加经国家中医药管理局认可的中医类别全科医生规范化培训和中医类别全科医生岗位培训的中医执业（助理）医师。学习为期 1 年。

培训内容包括理论学习、临床培训、基层实践和跟师学习。

理论教学由浙江中医药大学承担，总课时 160 学时，采取集中授课方式，分 2 ~ 3 次完成。

临床培训统一在已认定的全科中医住院医师规范化培训基地或二级甲等以上中医医院进行，时间 10 个月，轮转科室 8 ~ 10 个。

基层实践原则上安排在临床培训之后，时间 1 个月，在已认定的中医住院医师规范化培训社区实践基地或省级规范化社区卫生服务中心（乡镇卫生院）进行，培训内容为社区诊疗、中医健康管理、康复保健服务等。

跟师学习要求在临床培训和基层实践 11 个月内完成，每周 0.5 个工作日，累计不得少于 20 个工作日，跟帅实行一对一临证。指导老师需具备主治医师职称 5 年以上，有较高的临床能力。培训对象需在指导老师的带教下掌握常见病、多发病的中医诊治方法。金华市共有 124 人参加学习。

（五）中医住院医师规范化培训

2013 年起，金华市启动新模式中医住院医师规范化培训，每年有 70 人左右进入培训基地，完成为期 3 年的中医住院医师规范化培训。

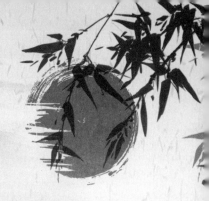

第八章

医药遗迹

中医药文化遗迹是中医药发展过程中的产物，是中医药文化发展的历史性实物呈现。金华中医药文化源远流长，名医辈出，各县市广泛分布着大量的中医药文化遗迹。这些遗迹是祖先留给后人的宝贵遗产，具有相当的学术和文物价值。通过数次对金华中医药文化的整理，我们收集了不少中医药文化遗迹、文物等图片资料。

第一节　人文景观

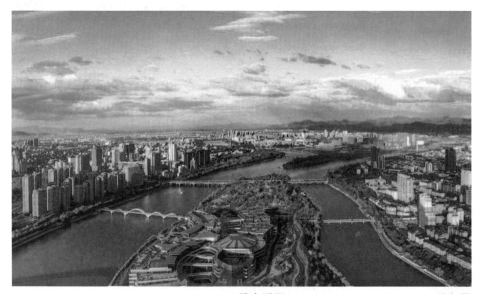

八婺鸟瞰图　　　　　　　　　　　　洪舸摄

婺州是浙江金华的古称，因"地处金星与婺女两星争华之处"而得名。春秋时属越，战国后期越被楚所灭，遂属楚。至正二十年（1360 年）改为金华府，因时辖金华、兰溪、东阳、义乌、永康、武义、浦江、汤溪等 8 个县，故称"八婺"，也就是现在金华、兰溪、义乌、永康、武义、东阳、磐安、浦江八大县市所处的区域。

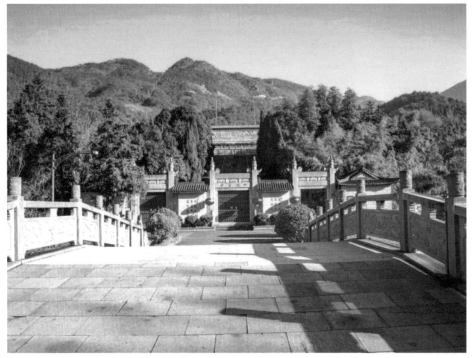

金华山   洪舸摄

金华境内的金华山为道教名山，传说黄帝不仅在"神居奥宅"金华山铸鼎炼丹，还编撰了我国现存最早的医学著作《黄帝内经》。秦汉时期，金华山已与"五岳"齐名。秦时著名方士"安期生"就曾在金华山（时称长山）修炼，今尚有"安期古里"石碑一方。唐代时被列为道教"三十六洞天"之一。葛洪《神仙传》记载了黄大仙修炼成仙的传说。

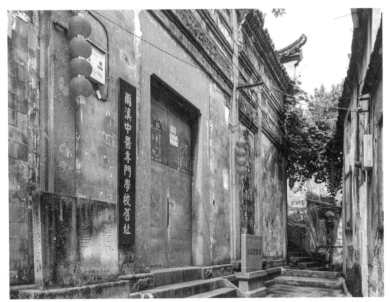

兰溪中医专门学校旧址　　　　　　　姜豪摄

　　兰溪知事盛鸿涛与县内天一、同仁、同庆等6家药行经理组成董事会筹商办学，1919年春，兰溪中医专门学校创办，校址租赁县城北门严氏花园（今锦江大酒店附近），由清末名医张山雷主持学校教务。该校是全国推行中医药规范教育较早的学校之一，培育学生遍及全国和东南亚国家。

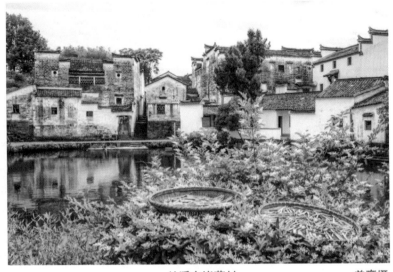

兰溪市诸葛村　　　　　　　　　　　姜豪摄

兰溪市诸葛村是诸葛亮后裔的最大聚居地。村中建筑格局按"八阵图"样式布列,是国内仅有、举世无双的古文化村落。据传,诸葛亮当年曾有"不为良相,便为良医"的古训。其后裔继承了先祖诸葛亮的优良传统,勤于学,精于业,人杰地灵,人才辈出。

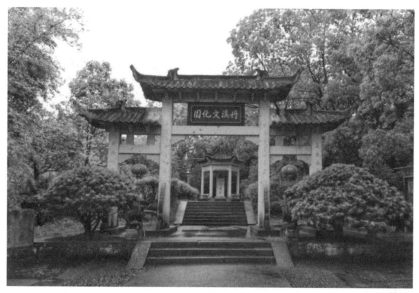

丹溪文化园　　　　　　　　　蔡予文摄

中华养生丹溪文化园位于赤岸镇东朱村,是1992年兴建的具有江南风格特色的朱丹溪陵园。陈敏章题写了"一代宗医"的石碑。丹溪文化园湖光山色,亭台掩映,花木扶疏,曲径逶迤,建筑古朴典型,中医文化气氛浓郁,医家特色鲜明。

朱震亨(1281—1358年),男,字彦修,元代著名医学家,婺州义乌(今浙江金华义乌)人,因其故居有条美丽的小溪,名"丹溪",学者遂尊之为"丹溪翁"或"丹溪先生"。元代四大名医朱丹溪墓为浙江省文保单位。

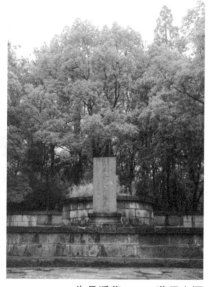

朱丹溪墓　　　　蔡予文摄

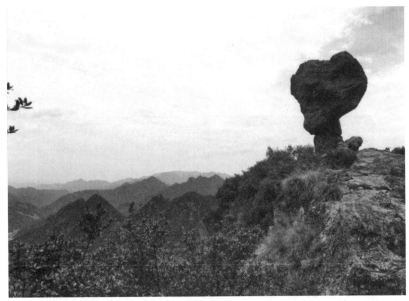

美女峰　　　　　　　　　　　　　蔡予文摄

　　美女峰位于浦江县虞宅乡马岭脚村马头山西侧龙磨石岗上，海拔905米，正侧向背成形，故又称香炉石、颠倒壶瓶、三接石、接石顶。据传，五千年前轩辕黄帝的幼女玄修从仙华山来此采药炼丹留下倩影，亭亭玉立，故称美女峰。明清诗人陈本固、戴望平等曾作诗赞美。

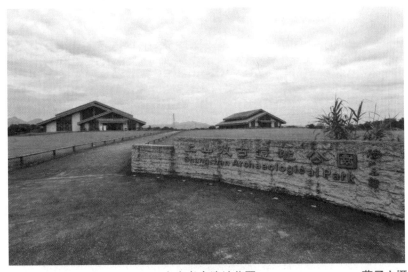

上山考古遗址公园　　　　　　　　　蔡予文摄

上山遗址位于钱塘江支流浦阳江上游的浦江县黄宅镇境内，代表了一种新发现的更为原始的新石器时代文化类型，命名为"上山文化"。经发掘证实，一万年前当地人就会种水稻，会用石磨棒和石磨盘磨稻谷脱壳，它将著名的河姆渡等史前文明上溯了3000年，为全国重点文物保护单位。

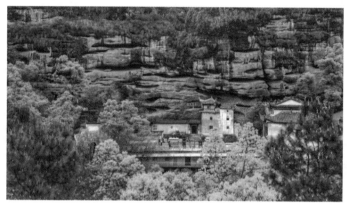

九峰山　　　　　　　　　　　洪舸摄

九峰山距金华市区28公里，与婺城区的汤溪镇相依。明朝从龙游县、兰溪县、金华县各划出部分土地设立汤溪县。汤溪县为丹霞地貌，峰石林立，山水相依。九峰山引来许多文人雅士到此隐居讲学，名仙到此修道炼丹。晋代道家创始人、炼丹名家葛洪，得道成仙，并著《神仙传》，至今丹灶依然。南齐徐伯珍"讲学九峰，授徒千人"。

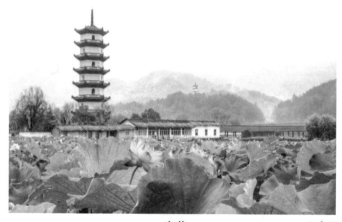

宣莲　　　　　　　　　　　姜豪摄

宣莲产于宣平县，现属武义县柳城畲族镇，发源地在宣平西联乡壶源村。宣莲始种于唐朝显庆年间，以颗大粒圆、饱满肉厚、肉酥味美、营养丰富、药用价值高而著名。清嘉庆六年（1802 年）被列为朝廷贡品，是中国三大名莲之一。

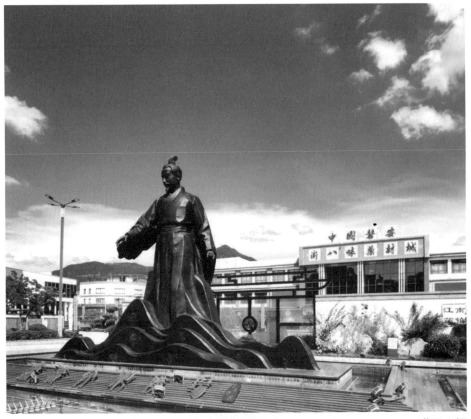

磐安浙八味药材城　　　　　　　　　　　　　　蔡予文摄

　　浙八味药材城坐落于磐安县，1982 年，中药材种植户自发在新渥街道新渥村的老街上建起露天市场，形成第一代药材市场。第四代"浙八味"市场于 2009 年 11 月 18 日开业。其倾力打造产地贸易与物流集散相结合的现代新型药材城，一跃成为华东地区乃至全国重要的综合性中药材市场和药材集散中心。

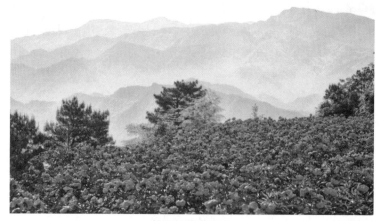

磐安的芍药花　　　　　　　　洪舸摄

芍药花是磐安县的县花，深泽乡道士岙村山上种有 160 亩杭白芍。现在百亩芍药次第开放，满目的芍药花红绡绽放，如锦似霞。

第二节　文物遗迹

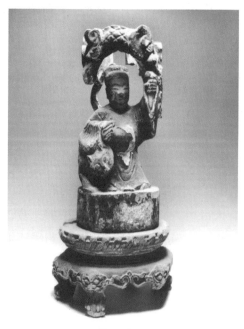

药王雕塑　　　　蔡予文藏

药王被中国民间奉作医神，最迟出现在宋代。南宋时药王的原型有韦善俊（唐代卖药神仙）和韦慈藏（唐代御医），元代则将韦古（唐代疏勒国人）作为药王原型。清代以后，中国民间所称的药王大多为唐代名医孙思邈，药王的塑像大多为孙思邈坐虎针龙之雄姿。药王成为人们祈求安康、祛病禳灾的精神寄托，同时也反映了中国民间对历代名医的纪念和尊崇。

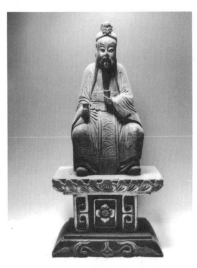

养素净正真人——黄大仙雕塑　蔡予文藏

黄初平（约328—约386年），后世称为"黄大仙"，出生于浙江省金华兰溪黄湓村，一说出生于浙江省金华义乌赤岸。黄大仙为著名道教神仙，中国民间信仰的神仙之一。原是当地一名放羊的牧童，在金华山中修炼得道升仙。宋代敕封为"养素净正真人"。黄大仙传说在港澳台、东南亚等地流传甚广。

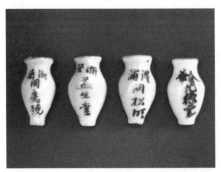

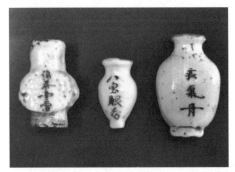

民国时期金华的瓷质中药瓶　　　　　　　　蔡予文藏

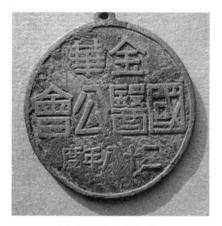

"金华国医公会"章

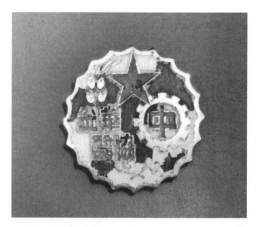

"金华中医协"章　　　　蔡予文藏

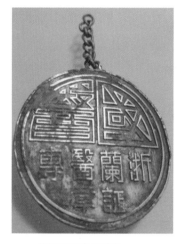

"浙兰医专证章"

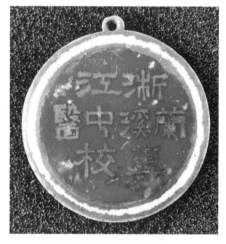

"浙江兰溪中医专校"章

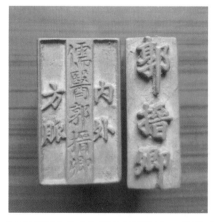

民国时期金华中医师郭擂卿印章　蔡予新藏

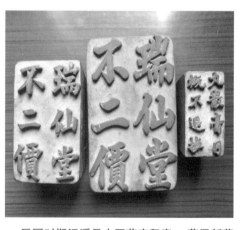

民国时期汤溪县中医药店印章　蔡予新藏

第三节　书稿手札

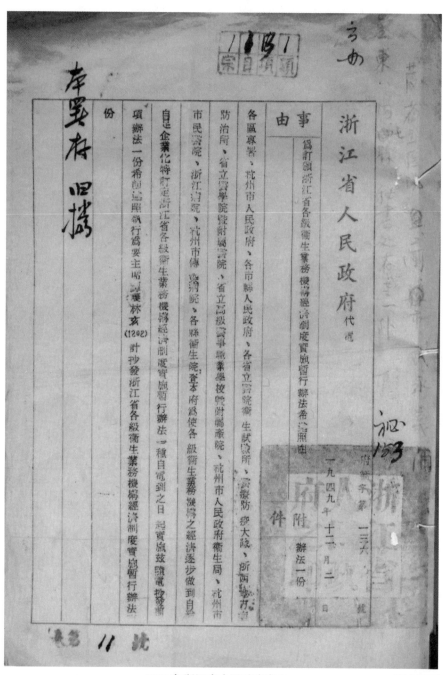

1949 年浙江省人民政府电文　　　　　　周宝灵摄

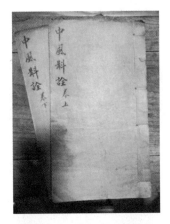
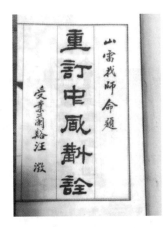
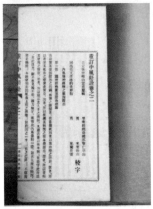
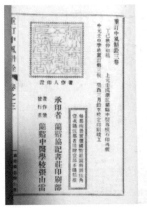

1933 年兰溪中医专门学校《中风斠诠》铅印版　　蔡予文藏

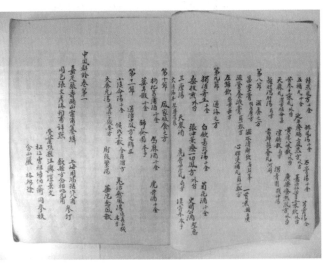

张山雷纂辑的《中风斠诠》（1917 年抄本）　　沈旭东提供

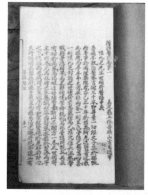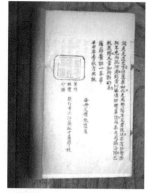

1932 兰溪中医专门学校《箍篰医话》石印版　　蔡予文藏

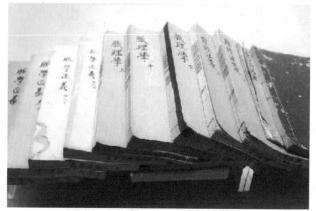

兰溪中医专门学校临床各科讲义　　沈旭东提供

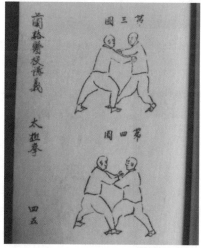

《太极拳》教材太极拳示意图　沈旭东提供

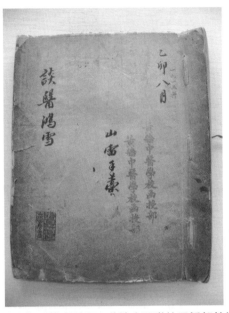

1915年,《谈医鸿雪》手抄本封面,黄墙中医学校函授部教材　沈旭东提供

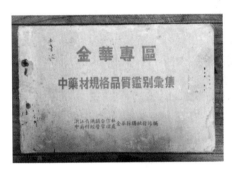

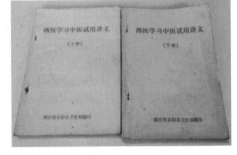

1953年《金华专区中药材规格品质鉴别汇集》　1986年东阳县《西医学习中医试用讲义》
蔡予文藏

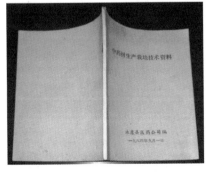

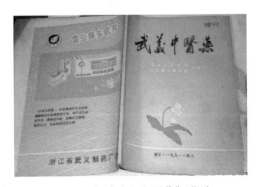

1984年永康县《中药材生产栽培技术资料》　　1991年《武义中医药》赠刊

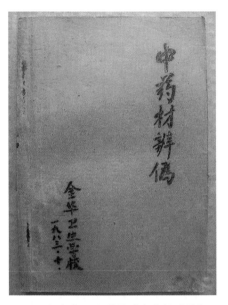

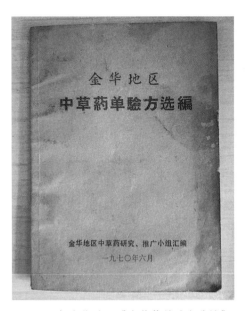

1983 年金华卫生学校《中药材辨伪》　　1970 年金华地区《中草药单验方选编》
　　　　　　　　　　　　　　　　　　　　　　蔡予文藏

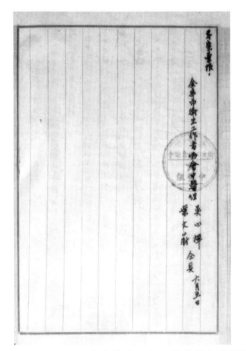

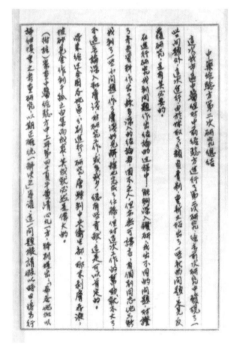

1954 年金华市卫生工作者协会中医组吴心禅、叶文蔚总结报告手迹　　周宝灵摄

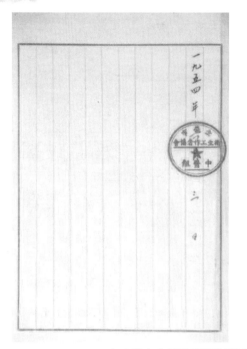

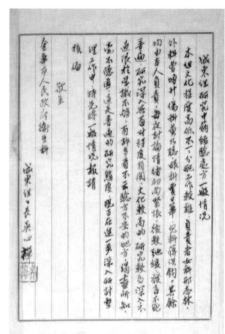

1954 年金华市人民政府卫生科城东组组长吴心禅报告手迹　　　　周宝灵摄

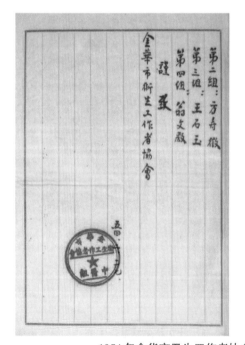

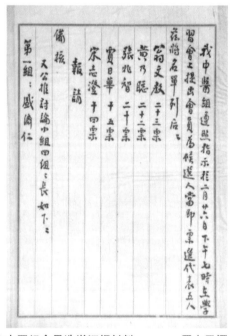

1954 年金华市卫生工作者协会中医组会员选举汇报材料　　　　周宝灵摄

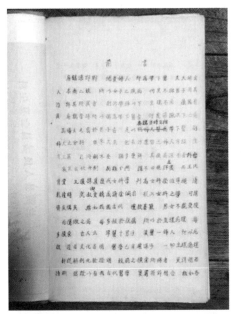

兰溪中医专门学校首届毕业生蔡秉衡的《中医妇科摘记》手稿（1963 年） 毛唯叶藏

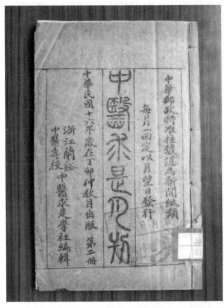
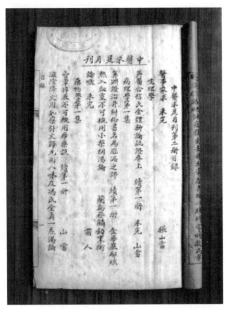

1927 年兰溪中医专门学校发行的《中医求是月刊》 蔡予新藏

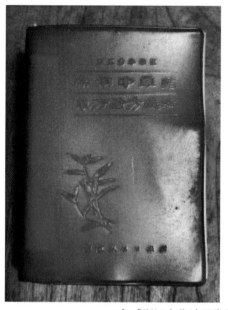
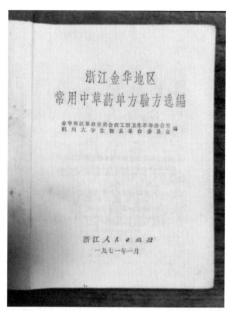

1971 年《浙江金华地区常用中草药单方验方选编》　　　蔡予文藏

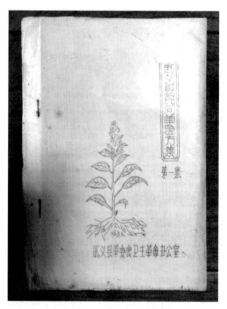
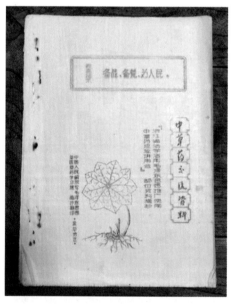

1970 年《武义县民间单验方集》　　　　　　1972 年金华地区《中草药交流资料》
　　　　蔡予文藏　　　　　　　　　　　　　　　　蔡予文藏

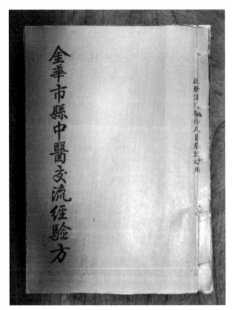
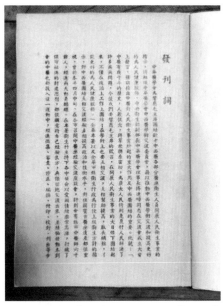

1954 年《金华市县中医交流经验方》　　　　蔡予文藏

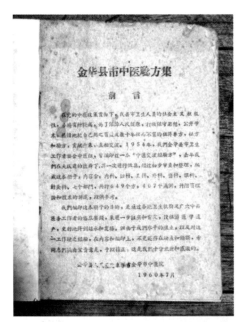
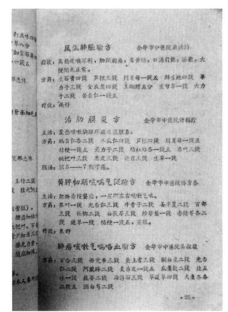

1960 年《金华县市中医验方集》　　　　蔡予文藏

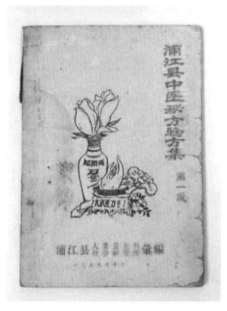

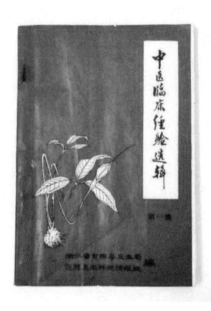

1959 年《浦江县中医秘方验方集》
蔡予文藏

1976 年东阳县《中医临床经验选辑》
蔡予文藏

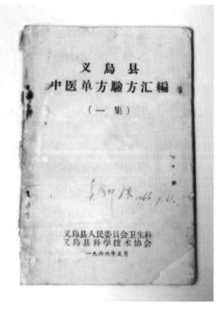

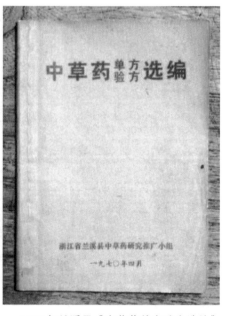

1966 年《义乌县中医单方验方汇编》
蔡予文藏

1970 年兰溪县《中草药单方验方选编》
蔡予文藏

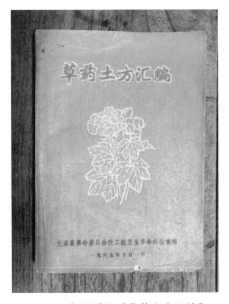

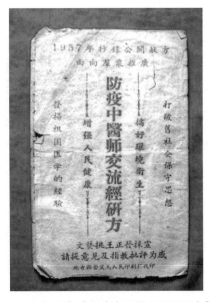

1969 年兰溪县《草药土方汇编》
蔡予文藏

1957 年义乌《防疫中医师交流经研方》
蔡予文藏

第四节　教学留影

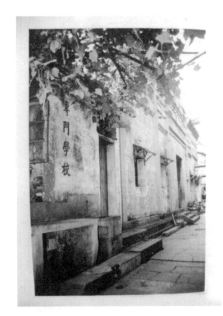

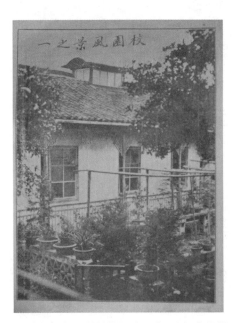

兰溪中医专门学校校园（一）　沈旭东提供　　兰溪中医专门学校校园（二）　沈旭东提供

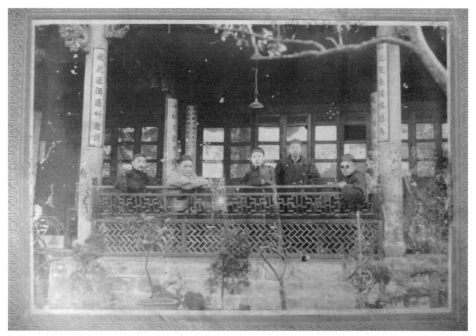

严氏花园（张山雷左一、吴寿仁右二、汪仲清右一）　　　　沈旭东提供

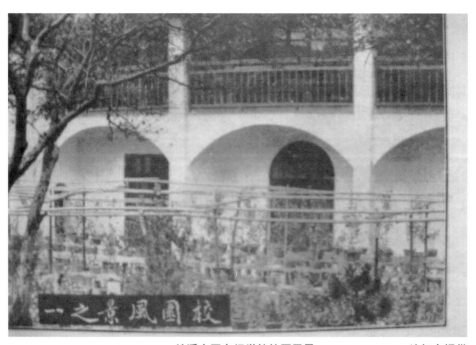

兰溪中医专门学校校园风景　　　　沈旭东提供

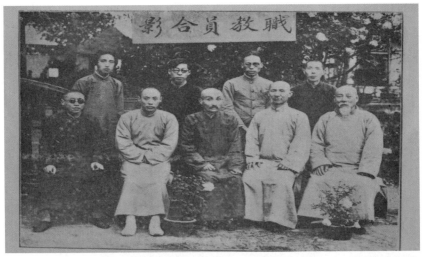

兰溪中医专门学校部分教职工合影（前排中张山雷）　　沈旭东提供

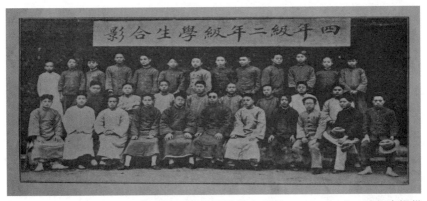

兰溪中医专门学校学生合影　　沈旭东提供

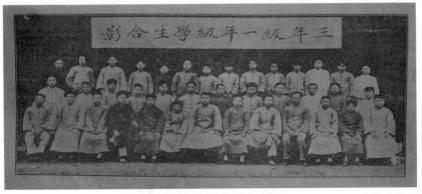

兰溪中医专门学校学生合影　　沈旭东提供

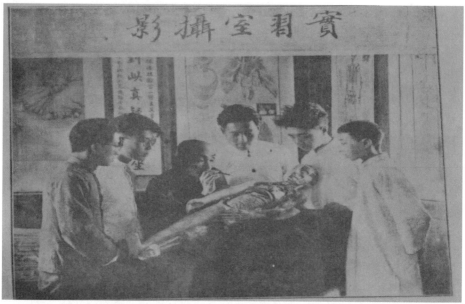

1931 年，兰溪中医专门学校的学生在上实习课（翻拍于《浙江兰溪中医专门学校录》）

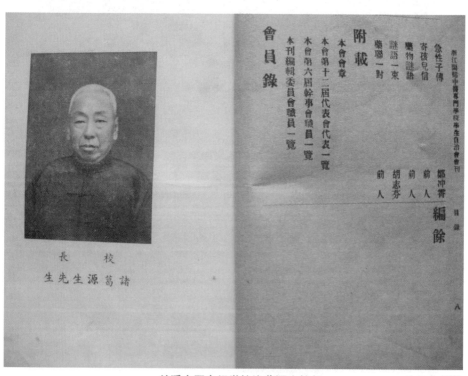

兰溪中医专门学校诸葛源生校长　　　　　　沈旭东提供

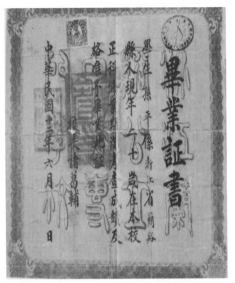 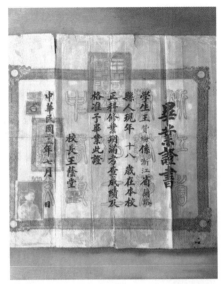

兰溪中医专门学校学生毕业证书 沈旭东提供

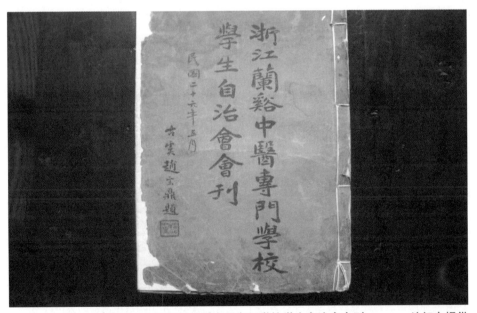

民国二十六年浙江兰溪中医专门学校学生自治会会刊 沈旭东提供

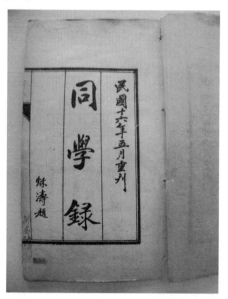
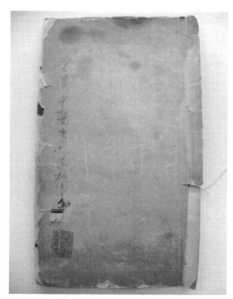

民国十六年五月重刊《兰溪中医专门学校同学录》　　　　沈旭东提供

第五节　票据凭证

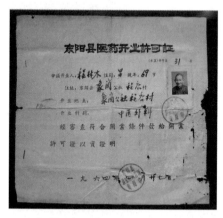
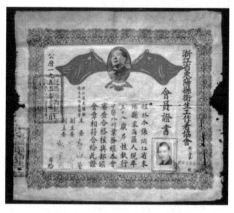

1964 年东阳县医药开业许可证（中医外科）　　　　1953 年东阳县中医师的会员证书
蔡予新藏　　　　　　　　　　　　　　　　　　蔡予新藏

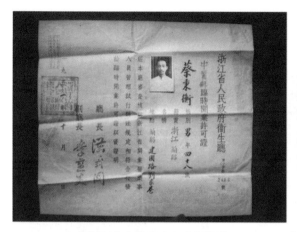

1951 年浙江省人民政府卫生厅颁发
的兰溪中医师临时开业许可证　蔡予新藏

1948 年兰溪医事人员考选委员会批文
蔡予新藏

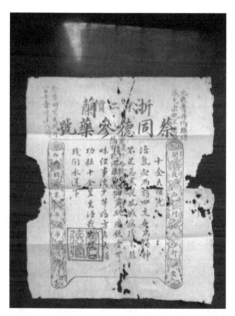

民国时期浙兰蔡同德参药号广告单
蔡予新藏

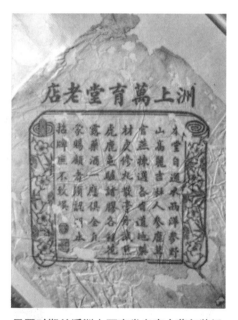

民国时期兰溪洲上万育堂老店中药包装纸
蔡予新藏

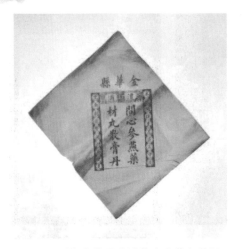

民国时期金华县澧浦药店中药包装纸
蔡予文藏

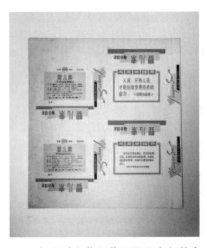

1972 年兰溪中药制药厂婴儿素包装盒
蔡予文藏

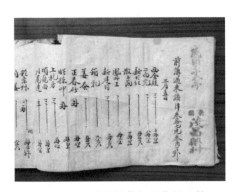

1939 年兰溪茂昌药行的药材账簿
蔡予新藏

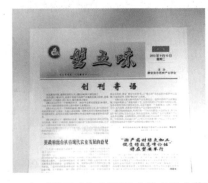

2013 年《磐五味》创刊号（磐安县中药材
产业协会主办）　　　　蔡予文藏

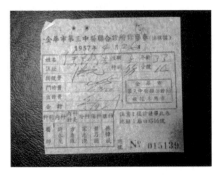

1957 年金华市第三中医联合诊所诊察券
蔡予新藏

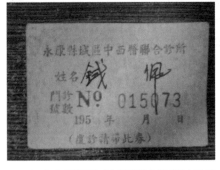

1955 年永康县城区中西医联合诊所挂号单
蔡予文藏

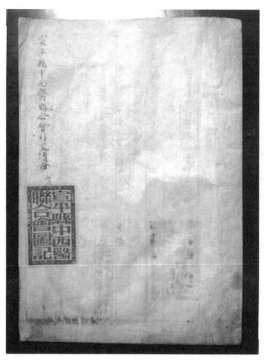

1953 年宣平县（现武义县）中西医联合会移交清册　蔡予文藏

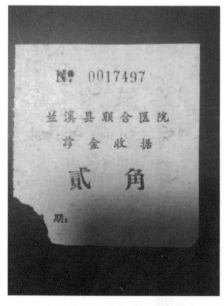

兰溪县联合医院诊金收据
（兰溪市中医院前身）　蔡予文藏

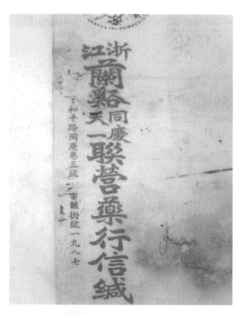

1987 年浙江兰溪同庆、天一联营药行信缄
蔡予文藏

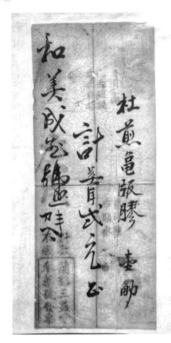

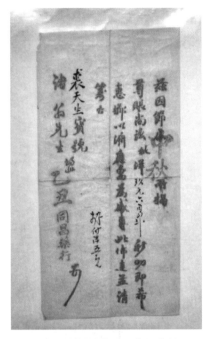

清宣统庚戌年（1910 年）兰溪三益堂
参药号销货发票　　蔡予新藏

民国时期兰溪同昌药行药材
销货款催账单　蔡予新藏

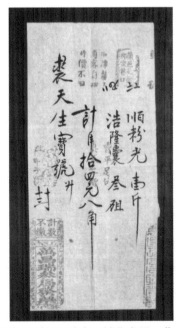

民国时期兰溪万昌瑞参局销货发票　蔡予新藏

第六节　处方真迹

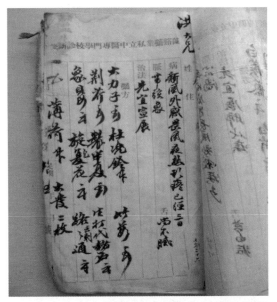

1929 ～ 1931 年张山雷处方存根　　　沈旭东提供

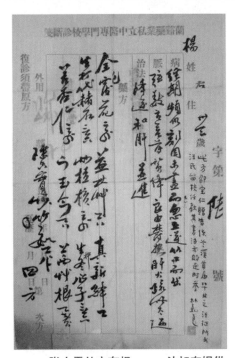

张山雷处方存根　　　沈旭东提供

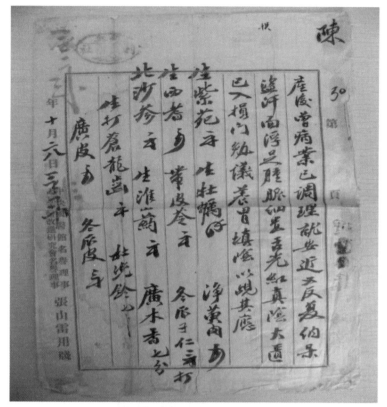

张山雷妇科处方手迹　　　　　　　　沈旭东提供

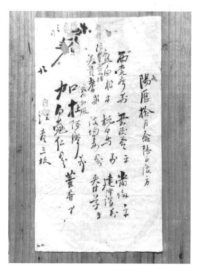

民国时期中药方（加盖东阳县
横店药店印鉴）　蔡予文藏

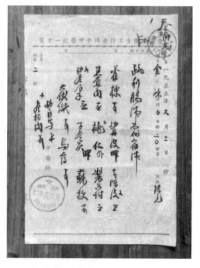

1955 年金华大华桥头盛济仁诊所处方
蔡予文藏

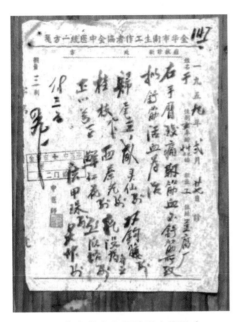

1959 年金华市中医院周志振处方
蔡予文藏

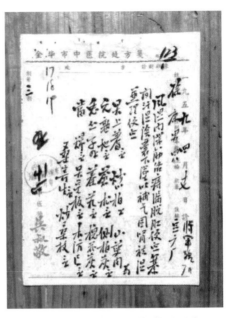

1959 年金华市中医院吴叔敬处方
蔡予文藏

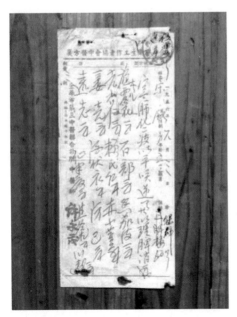

1956 年金华市第三中医联合诊所许永茂处方
蔡予文藏

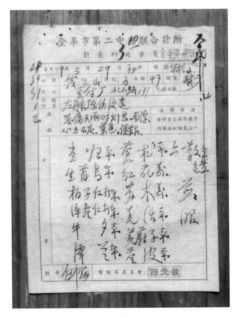

1959 年金华市第二中医联合诊所翁文教处方
蔡予文藏

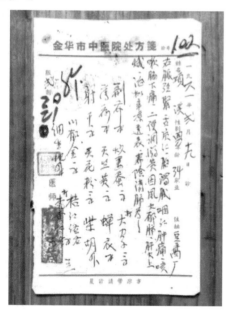

1961 年金华市中医院许永茂处方
蔡予文藏

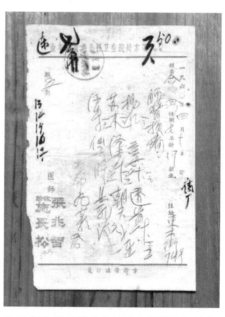

1960 年金华县双龙公社卫生院张兆智处方
蔡予文藏

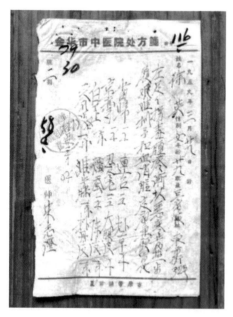

1959 年金华市中医院宋志澄处方
蔡予文藏

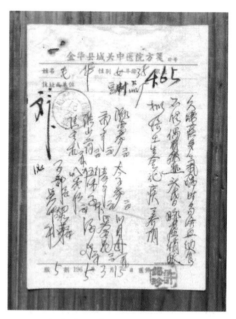

1965 年金华县城关中医院许锡珍处方
蔡予文藏

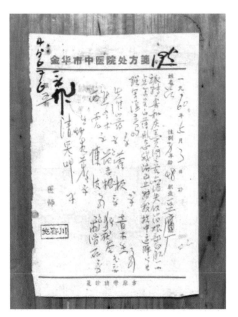

1959 年金华市中医院施容川处方
蔡予文藏

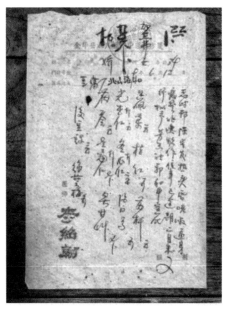

1959 年李绍翰处方
蔡予文藏

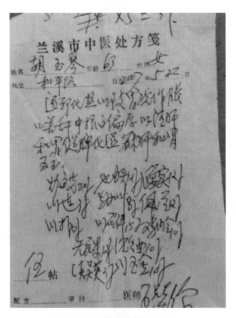

兰溪市中医院王赞纶处方
蔡予文藏

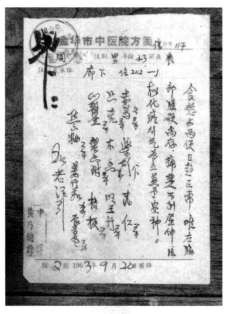

1963 年黄乃聪处方
蔡予文藏

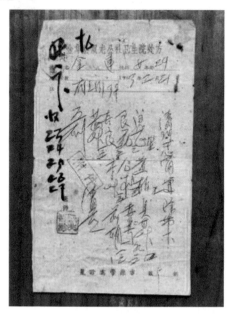

1963 年金华县双龙公社卫生院张兆智处方

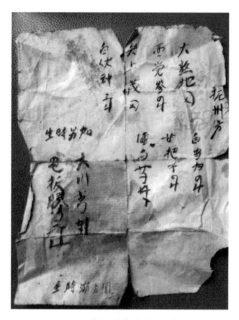

民国时期永康处方

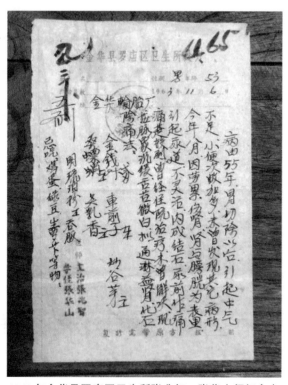

1963 年金华县罗店区卫生所张兆智、张华山师侄合方

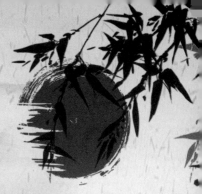

第九章

金华中医药大事记

东汉

时招兵乱，疾疫大起，东阳赵炳与徐登遇于乌伤溪水之上，共以其术疗病。

东晋

葛洪在婺州一带炼丹，传播道教医药文化，对"越方"进行了总结梳理，并对金华山黄大仙修炼成仙的传说进行整理，将其收入所撰的《神仙传》中。

南北朝

南梁昭明太子萧统于 527 ~ 530 年避谗隐居磐安大盘山，辟药园教民种药。

唐

隋大业十二年，叶法善（616—720 年），字道元、太素，人称叶真人，学道而矢志不殆，终于学成诸多道术，为民治病驱邪。

唐代，东阳境内已种植延胡索等中药材。

唐代，武义牧牛和尚在境内施医。

宋

至和元年（1054 年），名医王元出生。王元精医药，善疗疾病，医德高尚，贫者求医，还助之以金。

宋政和五年（1115 年），浦江设置医学，掌治药物，为民众医疗。

南宋绍兴二十一年（1151 年），兰溪首设惠民药局。

元

元代，朱丹溪（1281—1358 年），名震亨，字彦修，婺州义乌人。因其故居有一溪名"丹溪"，学者遂尊之为丹溪翁或丹溪先生。著有《格致余论》《局方发挥》《本草衍义补遗》《丹溪心法》等传世著作。为"金元四大家"之一，是著名的中医学派"丹溪学派"。

元大德二年（1298 年），浦江设惠民药局。

明

明洪武年间（1368—1398 年），永康、义乌、金华设惠民药局，命医制药疗疾。洪武十年（1377 年）正月丁酉，雨如墨汁，池水皆黑。

永乐十四年（1416 年）五月，金华大水漂屋，水退后，疫疠大作。

万历十五年（1587 年）旱，民食草根树皮，谷石银七钱。

明代，兰溪西乡诸葛双牌一带的诸葛族人秉承"不为良相、便为良医"的祖训，以经营药业为主。

清

清乾隆九年（1744 年），兰溪瀫西药业公所在县城三坊雀门巷三皇殿旧址上复建药皇殿。瀫西药业公所在兰江有码头，专供药材运输装卸。

清道光元年（1821 年），武义县城北上街开办王储春国药店。

道光二十三年（1843 年）秋，在城区东岳殿隔壁（现塔下寺小学校址）建造药王庙，有"兰邑弟子仁寿堂包月东、张圣辉、戴逢圻同助"刻碑。是此，仁寿堂早已建立。

清同治二年（1863 年），诸葛亮的四十七世孙诸葛棠斋弃官经商，在兰溪水门上首（今城关解放路）创办天一堂药店。

清同治九年（1870 年），岩坑伤科创始人廖李旺，擅长接骨复位，自制伤科外用药饼。

光绪年间，东阳韦阜如在兴福寺创办中医补习学堂。

清李渔的伯父李如椿领朝廷俸禄，为冠带医生在如皋行医。父亲李如松、兄长李茂等在如皋开店做药材生意。其《闲情偶记》中载有养生之道。

近现代

1914 年 5 月大雨 20 天。夏至以后，大旱七八十天。瘟疫流行，婴儿死亡甚众，尤以源东、江沿、曹宅等地为甚。8 月 8 日，源东人施新金等人以爱婴名义，组织"爱婴军"起事，众至千人，军到二仙桥溃散，领导人均遭杀害。

秋，汤溪县大疫，死者甚多。

1919 年春兰溪药帮筹资创办兰溪中医专门学校，校址初设在兰溪城北严氏花园，1928 年迁至城内药皇庙。这是继上海黄墙中医学校之后全国第二所中医专门学校。次年，校长诸葛超专程赴沪求贤。经上海神州国医学会介绍，聘请嘉定中医名宿张山雷担任教务主任。张山雷在该校主持教务 15 年。

金华救济院成立，内设施医所。许永茂等中医师常年为婴儿应诊。

各界热心公益人士捐资在城区东岳殿、玉泉庵、李皇殿三处设施医处，中医黄宝鉴等 9 人分上下午在三处施医。

1924 年金华县中医公会改名为金华县中医协会，会员 70 余人。

1929 年国民党中央卫生委员会通过了余岩（余云岫）等人提出的《废止旧医以扫除医事卫生之障碍案》，企图废除中医。金华中医界发起成立"金华县中医公会"，会员 50 余人。义乌、浦江等地中医人士也相继成立中医公会，以公会名义向南京政府请愿，浦江推出代表朱绍珂医师赴沪，参加全国医药团体代表大会反对该提案，义乌人陈无咎亦在《医界春秋》著文力争，维护中医事业。金华绅士、富商在东岳殿、玉泉庵、李皇殿设诊所，10 多名中医轮流施医，以示抗议。经全国中医界联合抗议，迫使国民政府废除该提案。

1930 年 10 月，整饬卫生行政，开始调查中西医生资格，如无法定资格或未领证书行医者，予以取缔。

1932 年夏秋，汤溪县疫疠流行，全县患恶性疟疾、痢疾、烂脚而死者众。

是年，曹宅镇千人安村"天花"流行，10 天内死亡儿童 6 人。

1933 年日军流窜汤溪县境先后 21 次，人民苦不堪言。连年发生流行性脑脊髓膜炎。据统计，仅 1 ～ 5 月就患病 1399 人，死 644 人。

1936 年城区有中药店 22 家，农村 171 家。

1949 年 3 月，金华县中医协会成立，各区设支会。

5 月 13 日，金华市撤销，并入金华县。全县 14 个卫生医疗机构，共有中医师 237 名。

10月，金华市个体开业医生成立金华市医务工作者协会。

12月2日，浙江省人民政府代电：府卫字〔136〕号《浙江省各级卫生事物机构经济制度实施暂行办法》。

1952年6月，金华市（县级）第一个中医联合诊所在西市街成立。自此，先后又成立6个中医联合诊所，分设于莲花井、石狮子头、溪下街、醋坊岭、横街口等地。

8月，金华市中医师协会员共计278人，中医师193人，国药85人。

1953年3月，金华市人民政府设立卫生科。

4月，首次举办为期3个月的中医师学习班。

1954年2月27日，金华市卫生工作者协会中医组进行会员选举，翁文教、黄乃聪、张兆智、贾日华、宋志澄5人当选为会员。

6月3日，金华市卫生工作者协会中医组向金华市人民政府卫生所进行汇报，吴心禅代表中医组汇报了中医经验方第二次研究情况，城东组汇报了中药经验处方一般情况。编写出版《金华市县中医交流经验方》，竖排版，共75页。

10月，浦江县建立浦阳镇中医联合诊所。

1955年1月，兰溪创建中西医联合医院。

7月，宣平县卫生科收集当地名老中医临床经验，编印《宣平县中医交流经验方》。同时，开展中医政策学习情况总结。

12月，县（市）人民政府统一改称人民委员会，两县一市卫生科改为县市人民委员会卫生科。

是年，金华市卫生工作者协会成立。

1956年据卫生事业综合年报（中医）报告，金华市共有中医联合诊所6家，其中金华市第一诊所有中医师4人，其他中医人员5人，中医学徒6人。金华市第二诊所有中医师5人，中医学徒1人。金华市第三诊所有中医师6人，中医学徒3人。金华市第三诊所有中医师7人，中医学徒1人。金华市第五诊所有中医8人，其他中医人员8人。金华市第六诊所有中医师4人，中医学徒1人。金华市第七诊所有中医师6人。金华市第一医院、金华市第二医院、金华疗养院、金华市万佛医疗门诊所、金华市卫生防疫站、金华市妇幼保健所、金华市工人保健所、金华市工商界保健所共有中医师44人。

1957 年 6 月 21 日，金华市红十字会成立，首任会长陈冬辉。

1958 年 3 月，中共浙江省委决定，撤销中共金华市委，并入金华县委。金华市行政建制保留，原金华市卫生科及所属卫生医疗机构并入金华县。

5 月，金华市卫生工作者协会中医组向金华市人民政府卫生所进行中医政策学习总结汇报。

7 月 1 日，城区 7 个中医联合诊所和 1 个牙科诊所合并，在胜利街 79 号建立金华县中医院，分设西市街、胜利街、建国路 3 个门诊部。

8 月，金华县卫生学校成立。

9 月 5 日，国务院决定撤销汤溪县，并入金华县。

10 月，汤溪县卫生科并入金华县卫生科。

1959 年 10 月，中共金华县文教卫党组成立。

11 月，部分县市开展《西医学习中医及中医进修综合年报表》工作。

12 月，出版《金华名中医验方集》，共 439 页，32 开本，印数不详。该书收集了 20 世纪 50 年代末金华市属医院及金华县各乡镇医院的名中医验方。

是年，全县栽培金银花、佛手、白术、生地黄等中药材 957.25 亩。

1960 年 6 月，龙游县撤销，湖镇区各级卫生院划归金华县。

7 月，县卫生科选送 79 名中医从业人员参加浙江中医学院（现浙江中医药大学，下同）举办的中医函授进修班学习。

当年，全县种植中药材 3195 亩，占全省分配任务的 69.5%，计 50 余个品种，比 1959 年增长了 200%。同时县办中药场，双龙、浬浦、竹马、孝顺等公社开办了小型药物种植场，收获中药材 198382 斤，计 150 余个品种。

1961 年 7 月，中国人民解放军二八野战医院迁至金华城区将军路。1963 年改为驻军医院，番号为第 122 医院。

12 月，个体开业医生登记，全县有证开业的个体医生 107 人。

1962 年夏季，金华县由县工商联筹资、县文教科协同卫生科先后举办了 4 年全日制中医学习班两期，共毕业 66 人，由地区卫生局统一分配到各县从事中医工作。

8 月，兰溪县人民委员会卫生科关于中医、中药人员的调查报告显示，全县有中医人员 117 名，中药人员 167 名。

1963 年 11 月，转发浙江省卫生厅《关于抢救与继承名老中医、名老药工学术经验工作座谈会情况和当前中医工作意见》。

1964 年卫生事业综合报表显示，金华县以上医院、农村地区医院及疗养院共有中医从业人员 70 人，中药从业人员 64 人。

1965 年 2 月，浙江省卫生厅卫人（65）字第 58 号文件《关于金华医院所带学徒的有关问题》的批复。金华专署文卫办公室：根据金华医院六四年 11 月 23 日报告及 64 年 12 月 9 日的补充材料，经我们研究，现批复如下：一、邵顺新、张福明、徐妙贤、马自强四位同志，原来又是在职的中级卫校技术人员和干部，他们在编制内从事学习中医中药两三年，如果医院需要加强中医中药技术力量，应该让他们从师学习直至满六年，然后再进行考试确定职称。或者在学习期满四年时参加全省统一考试（考试办法另行通知），再定职称，不得缩短学习期限和降低标准条件，并且从现在起他们的生活待遇应参照高等学校调干生的待遇评定，生活有困难的可从福利费中酌情予以补助。二、泮财娟，也应予学习期满四年时参加全省统一考试后再行办理转正手续，生活上按学徒待遇处理。

1966 年 6 月初，"文革"开始，医院的医疗秩序受到冲击。

1967 年 12 月，金华县革命委员会（以下简称革委会）成立，卫生科并入县革委会生产指挥组。

1968 年 6 月，让长公社"五七"学校开设赤脚医生（乡村保健员）培训班，招收学员 50 名，时间 3 ~ 6 个月。

全县收购白术 28.6 吨，白芍 2.45 吨，延胡索 2.9 吨，玄参 0.6 吨。

1970 年 6 月，金华地区中草药研究、推广小组编写《金华地区中草药单方验方选编》。

1971 年 1 月，金华地区革命委员会政工组卫生革命办公室和杭州大学生物系革命委员会共同编写的《浙江金华地区常用中草药单方验方选编》由浙江人民出版社出版。

县医药公司在罗店人民公社鹿田、盘前、双龙等山地引种南药和北药，其中黄芪、田三七、川牛膝等试种成功。

1974 年 1 月，金华县中医中药训练班领导小组出台《金华县中医中药训练班教育计划（草案）》。

8 月，金华县商业局、金华县卫生局联合发文《关于大力推广中草药防治当前几种主要传染病的通知》（金商生 00200 号、金卫 0013 号）：为了发扬祖国医药遗产，广找药源，推行中西两法治疗疾病，我们现将部分单方、验方、土方供各单位开展流行性感冒、乙型脑炎、疟疾防治工作时运用。

9 月，浙江省卫生厅、浙江省教育厅联合发文，关于建立浙江中医学院筹备处（医大中医系）教学基地的函：金华中医院列为浙江中医学院（现浙江中医药大学，下同）筹备处（医大中医系）的教学基地。

1976 年金华县被指定为制定豆制品卫生标准全国试点县之一，县卫生防疫站搜集 252 份豆制品进行微生物和理化试验，为制定豆制品卫生标准提供资料。

全县大队合作医疗数量下降明显。

1977 年 9 月，金华县对各区社医院中西医技术情况调查表（雅畈区卫生所、汤溪区卫生所、琅琊区卫生所、湖镇区卫生所、罗埠区卫生所）。

12 月，中共金华县卫生局党组建立。

1978 年 3 月，浙江省卫生厅《关于继承和整理老中医（药）学术经验的通知》指出，全省有 55 岁以上有学术经验的老中医、老药工共 519 人，其中 55 ~ 60 的 185 人，61 ~ 70 岁的 215 人，71 岁以上的 108 人。按学科分，内科 277 人，外科 29 人，妇科 29 人，儿科 26 人，伤科 16 人，眼科 9 人，针灸 18 人，中药 87 人。各级卫生门要将这项工作列入议事日程，对名单中的老中医、老药工采取各种措施，迅速将其学术经验继承下来。

至年底，全县有赤脚医生 2216 名。144 个大队建有 81.7 亩的百草园，种植各种中草药。

1979 年 1 月 23 日，金华地区卫生局下发文件（金地卫字〔79〕第 7 号）《关于启用浙江医科大学金华分校印章的通知》1979 年 1 月 23 日成立浙江医科大学金华分校，即日起启用新印章。

4 月 2 日转发浙江省卫生局文件（浙卫中〔79〕468 号）全省选拔中医药人员工作座谈会纪要。

7 月 15 日，东阳县卫生局向金华市卫生局提出申请报告，对 22 名中医学徒，必须积极地、有计划地把他们集中起来正规培养。

8 月 23 日，县革委会批转县卫生局《关于巩固和发展我县合作医疗事业，提高赤脚医生医疗水平工作意见的报告》。

9月22日，金华地区卫生局推荐省中医学会理事候选人，刘惠敏、李绍翰、钟文奕、王瑞根等；推荐省针灸学会理事候选人，徐济伦、汪惟章。

10月3日，转发浙江省卫生局文件《关于召开全省中医学术会议暨中医学会浙江分会成立大会的通知》（浙卫中〔79〕1373号）。

11月6日，县卫生局向省卫生厅报告，要求建立县卫生进修学校。1981年4月1日，省卫生厅批复同意成立金华县卫生进修学校。址设将军路104号。

1980年3月，金华地区医院、金华卫生学校进行中医药人员情况登记，截至3月，金华地区医院共有中医医生8人，中药师8人。

3月，金华县中医院改革医院管理制度，制订"五定一奖"制。"五定"即定人员、定门诊人次、定经济指标、定工作指标、定出勤率。"一奖"指完成"五定"，收支有余，40%用于改善集体福利和发放个人奖金。

4月1日，金华卫生学校共有中医教师9人，中药教师4人。

6月27日，金华地区卫生局根据省卫生局〔80〕703号文件精神：对"西学中"人员进行一次性调查，要求7月底前完成《西医离职学习中医情况调查表》。

7月上旬，金华县赤脚医生考评工作结束，参加考核的赤脚医生1761人，占总数的93.6%，其中1683人医务知识考试合格。实际诊疗能力考核方面，能熟练掌握诊疗技术的387人，基本掌握的827人，初步掌握的469人，尚未掌握的78人。根据考核结果，建立档案，换发《赤脚医生证》。

9月，金华县卫生进修学校中药班结业，43人领取结业证书。

继续开展评定医务人员职称工作，一大批医务人员的职称得到晋升。

11月13日，金华地区卫生局批复，同意义乌县举办三年制中医中级班。

11月22日，金华地区卫生局批复，同意衢县举办两年制中医士班。

武义县制药厂根据柳城镇荷叶山头民间草药医生潘三元所献百年祖传秘方研制成"治伤软膏"，获浙江省新优产品奖。

1981年1月14日，金华县并入金华市，县卫生局改称市卫生局。

3月18日，成立第一届中华全国中医学会浙江省金华地区分会。理事长葛建民，副理事长徐坤，秘书长曹友富。

4月，金华市革委会改称金华市人民政府。

4月10日，分会名称更为"中华全国中医学会浙江省金华地区分会"。

4 月 14 日，下发金华卫生学校"关于省五年制中医学徒一次统考情况的函"及"统考成绩登记表"的通知。

7 月 13 日，金华地区卫生局批复永康、东阳、常山、衢州四县市卫生局关于中医晋级补课班学员的函，协商确定学员名额 6 人。

8 月，对"文革"期间的大学毕业生进行定职考核。

成立医院指挥系统，金华市中医院、兰溪县人民医院、兰溪县中医院、武义县第一人民医院、武义县二医院、永康县医院上报了指挥系统名单。

年底金华地区对各县市卫生进修学校进行了基本情况调查。

1982 年 1 月 8 日，金华地区卫生局决定委托金华卫生学校举办在职中医理论进修班。

2 月 28 日，金华地区卫生局获批参加中西医结合高级进修班名额 2 人。

3 月 12 日，金华地区卫生局同意衢州市卫生进修学校两年制中医士专业毕业考试科目为中医内儿科学和中医妇科学。

5 月 15 日，金华地区卫生局同意永康县卫生局举办中西药剂班。

是年，查明市内种植罂粟者 73 人，种植面积 189 平方米。查获鲜罂粟668.95 公斤，并严令铲除罂粟。

1983 年 4 月，经浙江省卫生厅批准，义乌县中医医院建立。

9 月 13 日，湖镇区划归龙游县管辖。

10 月 15 日，全市实行政社分开，建立乡人民政府。

1984 年 6 月 24 日，卫生局同意对金华市中医院"放权"的请示，给予医院院长应有的权力。

11 月 9 日，中华全国中医学会浙江省金华地区分会第二届换届，刘惠敏任理事长，张昌禧、许锡珍任副理事长，张昌禧任秘书长。

12 月，206 名个体行医人员领取个体医开业执照。

1985 年 2 月，召开金华市个体卫生工作者协会第一次代表大会，选举产生了第一届委员会。

5 月，金华地区撤销，金华市升格为地级市，原金华市（县级）辖区分设金华县和婺城区。

7 月，原金华市农村地区成立郊区，城区（含城郊 13 个乡）成立婺城区。原金华市卫生局改为金华市郊区卫生局筹建小组。城郊 13 个乡卫生院划归婺城区卫生局管辖。

9月3日，完成中华全国中医学会浙江省金华市分会更名，理事长刘惠敏，秘书长张昌禧。

12月，建立金华县，县治设婺城区。

1986年1月29日，卫生局举办病历书写和处方规范化培训班。

3月，金华县卫生局重建。

1987年4月，白龙桥区卫生院与浙江中医学院（现浙江大学大学）建立联合医院，浙江中医学院定期派内、妇、儿、肿瘤等科的名医到白龙桥区卫生院坐诊。

5月，曹宅区卫生院改建为金华县中医骨伤科医院。1988年8月，中医骨伤科医院改为全民所有制，设病床80张。

9月，三年制医士班招收学员62人，护士班50人。学员粮户关系不变，毕业不包分配。

1988年2月19日，金华市卫生局转发浙江省卫生厅（浙卫〔1988〕63号）关于贯彻《浙江省发展中医条例》实施意见的通知。

9月2日，金华市卫生局转发浙江省中医药管理局（浙中发〔1988〕24号）报送1986～1988年中医专款的通知。

9月2日，金华市卫生局转发浙江省卫生厅（浙卫〔1988〕304号）同意建立"金华县中医骨伤科医院"的批复。

9月27日，金华市卫生局转发浙江省中医药管理局（浙中发〔1988〕28号）关于催报中医医院改革研讨会稿件的通知。

9月29日金华市卫生局转发浙江省中医药管理局（浙中发〔1988〕29号）关于召开中医院急诊工作座谈会的通知。

10月10日金华市卫生局转发浙江省中医药管理局（浙中发〔1988〕31号）关于对县以上中医院中药工作检查的通知。

10月26日，金华市卫生局转发浙江省中医药管理局（浙中发〔1988〕34号）《关于加强中医医院急诊工作的意见》的通知。

1988年，义乌撤县建市后，义乌县中医医院改称义乌市中医医院。

1989年4月27日，中华全国中医学会浙江省金华市分会第一届换届。理事长金关文，秘书长郑海文。

9 月 23 日，金华县中医骨伤科医院门诊、住院大楼验收合格。大楼建筑面积 1938 平方米，投资 40 余万元。

1990 年 4 月 26 日，金华市康复医学会成立，并召开第一次理事会。理事长金关文，秘书长汪土松。

5 月，金华市中西医结合学会成立，并召开第一次理事会。

5 月 29 日，金华县第二医院内科医师吴培俊应邀出席在河北承德召开的首届国际大黄学术研讨会，所撰写的《复方大黄液治疗消化道出血随机对照观察》和《复方大黄治疗急性肾功能衰竭疗效观察》两篇论文在大会上交流。

12 月，金华县有村卫生室 666 个，乡村医生 991 人。其中坚持合作医疗的有曹宅镇的岩后村、澧浦镇的琐园村、华南乡的大山村、石桥乡的汀村、蒋堂镇的开化村。

1991 年 4 月，中华全国中医学会浙江省金华市分会更名为金华市中医学会。理事长金关文，秘书长郑海文。

4 月，金华市针灸学会成立，并召开理事大会。第一届理事长郑海文，秘书长詹金慰。

1992 年 1 月，金华市卫生局转发卫生部、国家中医药管理局、人事部文件（卫人发〔1992〕9 号）关于表彰全国卫生系统先进集体和模范个人的决定，金华市中医院获全国卫生系统先进集体称号。

5 月 25 日，金华市卫生局转发浙江省卫生厅（浙卫〔1992〕176 号）关于同意金华市等 26 所中医院转为全民所有制单位的通知。

7 月 23 日，金华市卫生局转发浙江省卫生厅（浙卫〔1992〕299 号）公布的第三批等级中医院文明医院，湖州、台州、金华、嘉兴、丽水等地上报的湖州市等 7 所中医院经浙江省中医院评审委员会评审，全部合格。

10 月 28 日，金华市卫生局（金市卫〔1992〕247 号）转发浙江省中医药管理局《关于申报一九九三年浙江省中医药科研一般项目及青年基金项目课题计划的通知》。

12 月 31 日，金华市卫生局转发浙江省卫生厅、浙江省教育委员会文件（浙卫〔1992〕564 号）关于确认湖州、金华市中医院为浙江中医学院教学医院的通知。

1995 年金华市卫生局发文（金市卫〔1995〕256 号），公布首批金华市名中医名单。金华市中医院钱子洪、张华山、蒋光耀、胡斌、金关文、于佩珍、王秋月,金华市中心医院胡惠智、周醒之、张福明,金华卫校郑海文,金华市第二医院胡纪明,义乌市中医院楼献奎、何懋生,义乌市中心医院蔡幼清,永康市中医院朱巧霞,永康卫校胡章如,永康市人民医院陈靖,兰溪市中医院俞大毛,兰溪市人民医院史敏儿,兰溪市城关镇医院劳文斌,东阳市人民医院王瑞根,浦江县中医院张咸才、赵水生、舒灯红。

7月,《张山雷医集》(上、下册)由人民卫生出版社出版,共收录张山雷著作16种。

1997年1月2日,金华县卫生局印发(金县卫〔97〕01)关于对民间中医一技之长考核认证工作的通知。

3月26日,金华市中医学会召开第二次会员大会,并进行换届选举。金关文任金华市中医药学会会长,郑海文任秘书长。

3月26日,金华市针灸学会召开第二次会员大会,并进行换届选举。郑海文任金华市针灸学会会长,冯祯根任秘书长。

3月26日,金华市康复医学会召开第二次会员大会,并进行换届选举。金关文任金华市康复医学会理事长,汪土松任秘书长。

1998年1月8~10日,金华市卫生局组织市中心医院、中医院开展卫生下乡活动,到武义桃溪、磐安玉山义诊,共诊治患者250人次。

3月5日,金华市卫生局召开市(县)一级医药公司、部分零售药店参加的中药饮片质量会议,通报中药饮片质量情况,探讨提高中药饮片质量的措施办法。

3月5日,金华市卫生局转发浙江省卫生厅文件、浙江省人事厅(浙卫发〔1998〕46号)关于印发《浙江省名中医学术经验继承工作管理暂行办法》及《实施细则》的通知。

3月24日,金华市卫生局转发浙江省卫生厅(浙卫发〔1998〕86号)的通知,确定蒋文祥等224人为浙江省第二批民间中医一技之长人员。

5月6日,金华市卫生局开展第二批金华市名中医、医界新秀评选准备工作,共上报名候选人130名,医界新秀候选人209名。

5月15日金华市卫生局转发浙江省卫生厅(浙卫发〔1998〕175号)关于《浙江省杏林希望之星培养工程实施细则》的通知。

6月11日，金华市卫生局转发浙江省卫生厅（浙卫发〔1998〕230号）关于下达1997年浙江省中医药科研计划课题（第一批）的通知。

6月16～17日，金华市中医院接受国家三级甲等中医院评审验收；举行浙江中医药大学附属第三临床医院挂牌仪式。

8月4～5日，兰溪市中医院接受国家二级甲等中医医院评审。

8月7日，金华市卫生局转发浙江省卫生厅（浙卫发〔1998〕318号）关于印发《浙江省县级中医医院中医专科（专病）技术骨干培训项目实施细则》的通知。

金华市卫生局发文（金市卫〔1998〕281号），公布第二批金华市名医、医界新秀。中医药人员有金华市中医院王建华、吴子静、方樟培、王锡林，金华市妇幼保健院张丹山，东阳市中医院卢樟文，永康市中医院徐细维，兰溪市人民医院朱文仙，浦江县中医院陈汉雄，磐安县人民医院陈康德。

1999年1月19日，金华市卫生局转发浙江省卫生厅、浙江省人事厅（浙卫发〔1998〕558号）关于公布1998年浙江省名中医名单的通知，东阳市人民医院王瑞根当选。

2月5～6日，金华市卫生局组织中医临床住院医师规范化培训公共必修课统一考试。

10月30日，金华市中西医结合学会第三次会员大会召开，并进行换届选举。唐亮任理事长，朱欣任秘书长。

2000年3月18日，金华市中医学会、金华市针灸学会、金华市康复医学会共同召开第三次会员大会，并进行换届选举。金关文任金华市中医药学会会长，郑海文任秘书长。邵建萍任金华市针灸学会会长，冯祯根任秘书长。邹磊任金华市康复医学会理事长，汪土松任秘书长。金华市中医学会更名为金华市中医药学会。

7月15日，政协金华市四届一次会议，政协委员俞大毛等委员提出的关于《尽快配备名老中医助手，促进我市中医改革发展》的第219号提案获得答复。

2001年5月，金华县卫生进修学校更名为金华市卫生教育培训中心。

6月26日，金华市卫生局发文（金市卫医〔2001〕27号），公布金华市名医名单，中医药人员有金华市中医院黄之光、邵建萍、陈旭虹，兰溪市中医院方秀兰、汪定华，浦江县中医院黄曙昭。

2002 年 1 月，《名中医经验方选集》由浙江大学出版社出版。

3 月 8 日，金华市卫生局转发浙江省卫生厅、浙江省人事厅（浙卫发〔2002〕29 号）关于做好省级名中医药专家学术经验继承和发展工作的通知，金华市中医院胡斌、金华市卫生学校张昌禧、兰溪市中医院范庆铨、东阳市人民医院王瑞根被遴选为省级名中医。

5 月 17 日，金华市卫生局转发浙江省卫生厅（浙卫发〔2002〕94 号）《关于公布 2002 年浙江省中医药科学技术创新奖励项目的通知》，金华市人民医院的《复方金佛手口服液的研制及药效研究》获三等奖。

5 月 28 日，金华市卫生局转发浙江省中医药管理局文件（浙中医药〔2002〕19 号）《关于公布浙江省中医临床技术骨干名单的通知》，金华市中医院傅智敏、张勇胜，义乌市中医医院朱近人、郑福荣，兰溪市中医院郑晓标、姜黎，浦江县中医院黄曙昭，金华市第二中医院何建军、申觉德列入名单。

9 月 26 日，金华市卫生局转发浙江省卫生厅（浙卫发〔2002〕213 号）《关于确定第四批全省农村中医工作先进县建设单位的通知》，浦江被确定为第四批全省农村中医工作先进县。

10 月 11 日，金华市卫生局转发浙江省卫生厅（浙卫发〔2002〕94 号）《关于公布第二批浙江省名中医药专家学术经验继承指导老师和继承人的名单的通知》，金华市中医院胡斌为指导老师，潘红斌、贾素庆、平卸奶、张晓明为学术继承人。

2003 年根据国家中医药管理局中医药继续教育委员会《关于公布"优秀中医临床人才研修项目"培养对象名单的通知》（国中医药继教委发〔2003〕11 号），金华市中医院陈旭虹被列入培养对象。浙江省首批入选 12 人。

4 月 12 日，金华市中医药学会、金华市中西医结合学会、金华市针灸学会共同召开第四次会员大会，并进行换届选举。金关文任金华市中医药学会理事长，叶青泉任；王永兴任金华市中西医结合学会理事长，朱欣任秘书长；邵建萍任金华市针灸学会理事长，冯祯根任秘书长。

7 月 4 日，浙江省卫生厅下达 2003 年浙江省农村中医骨干培养计划（浙卫发〔2003〕196 号），金华市黄宏俊、应勇强、周天中、金建岳、俞峰、金卫中、陈松青 7 人被列为培养对象。

7 月 9 日，浙江省卫生厅下达 2003 年浙江省中医药科技计划（浙卫发〔2003〕203 号），金华市的《"舒爽"中药口腔护理液效用研究》等 4 项课题被列入 2003 年浙江省中医药科技计划。

10 月 20 日，浙江省卫生厅公布浙江省第三批农村中医工作先进县名单（浙卫发〔2003〕302 号），东阳市被列为"浙江省农村中医工作先进县"。

2004 年 5 月 13 日，经金华市卫生局局长办公会讨论决定，在金华市中医院设立金华市名中医馆，全市市级以上名老中医均可到该馆坐诊，经金华市中医医院党委研究并报金华市卫生健康委员会：决定傅晓骏任金华市名中医馆馆长。

金华市卫生局公布第四批金华市名医（金市卫医〔2004〕40 号），11 位中医人员获第四批"金华市名医"称号。金华市中心医院徐斌，金华市中医院冯祯根、傅晓骏、童支援、郑宏飞，金华市人民医院潘兴成，金华市第二中医院洪时清，兰溪市中医院姜黎平，东阳市中医院郭兰中，武义县中医院鲍丽霞、叶云生

2005 年 2 月，金华市中医院通过三级甲等中医院复评。

4 月 30 日，金华市康复医学会召开第四次会员大会，并举行换届选举，康忠翔任理事长，汪土松任秘书长。

5 月，浙江省卫生厅下达 2005 年浙江省中医重点专科建设计划（浙卫发〔2005〕10 号），金华市中医院的中西医结合肾内科、中西医结合脊柱外科被列入省中医重点专科建设，建设周期 3 年。

义乌市风湿病医院贝新法医师的成才规律及学术专长上报国家中医药管理局进行推广宣传。

4 月 28 日，浙江省卫生厅公布 2005 年浙江省中医药科学技术创新奖奖励项目（浙卫发〔2005〕106 号），金华市《温经化瘀合剂临床疗效观察与研究》《"舒爽"中药口腔护理液临床效用研究》两项科研项目榜上有名。

2005 年 5 月，浙江省卫生厅下达浙江省基层名中医培养计划（浙卫发〔2005〕113 号），金华市的陈茂文、王亦专、程恋乡、胡素英、洪妙兰、邢樟颖、朱文聚、徐分根、张丽萍、戴朝富、金大荣、宣建大、程志源等 13 人被列为培养对象。培养计划启动时间为 2005 年 6 月 1 日，培养周期 3 年。

6月，浙江省卫生厅下达 2005 年浙江省农村中医骨干培养计划（浙卫发〔2005〕143 号），金华市戴一渊、杨英武、杨柳萌、王永干、贾国正、陈灵燕、胡阳生、倪春霞等 8 人被确定为培养对象。培养计划启动时间为 2005 年6月 15 日，培养周期两年。

6月，浙江省中医药管理局下发通知，同意授予许向明等 56 人"浙江省农村中医骨干"称号（浙中医药〔2005〕21 号）。根据浙江省卫生厅关于2003 年浙江省农村中医骨干培养计划的通知（浙卫发〔2003〕196 号）要求，经过两年培养，金华市黄宏俊、应勇强、金建岳、俞峰、金卫中等 5 人获"浙江省农村中医骨干"称号。

9月 16 日，金华市首家惠民医院在金华市中医院成立，市长葛慧君、副市长林一心为惠民医院揭牌。

10 月，金华市中医院与市慈善总会合作，市慈善总会投资两台血透机、1台水机，为特困患者提供优惠服务。

至 2005 年年底，全市共有各类医疗卫生机构 1351 个，其中医院 79 个，实际开放病床 12596 张，千人均病床 2.77 张。职工总人数 22083 人，其中卫生技术人员 18247 人。卫生技术人员中，执业医师和执业助理医师 8790 人，千人医生数 1.9 人；注册护士 5245 人，千人护士数 1.15 人。

2006 年 1 月，根据浙江省卫生厅《关于公布嘉兴市中医院等三十五所中医（中医骨伤）医院等级的通知》（浙卫发〔2006〕19 号），东阳市中医院、义乌市中医医院、兰溪市中医院被确定为二级甲等中医医院。

3 月，根据《医疗机构管理条例》和《浙江省医疗机构等级评审管理办法》（浙卫发〔2003〕349 号）的有关规定，经相关县（市）申请，专家评审，报省中医药管理局审核，永康市中医院、浦江县中医院、武义县中医院被确定为二级乙等中医医院。

4 月，浙江省卫生厅公布 2006 年浙江省中医药科学技术创新奖奖励项目（浙卫发〔2006〕85 号），金华市的《芪蛭合剂治疗早期糖尿病肾病的临床观察与研究》《治疗哮喘新药佛手挥发油软胶囊的研制》两个项目获三等奖。

5 月 18 日，金华市中医院挂牌"浙江中医药大学附属金华中医院"。

6 月，浙江省卫生厅公布 2006 年浙江省农村中医骨干培养计划（浙卫发〔2006〕148 号），金华市张根大等 27 人被确定为培养对象。

7月，根据《浙江省中医药参与社区卫生服务的通知》（浙卫发〔2001〕375号），《2006年全省中医药工作重点》的要求，在各县（市、区）推荐的基础上，经省卫生厅确定，金东区赤松镇、兰溪市永昌街道、义乌市廿三里社区卫生服务中心为第二批浙江省中医药参与社区卫生服务示范单位建设项目。

8月，根据《国家中医药管理局关于确定第二批农村医疗机构中医特色专科（专病）建设等项目单位的通知》（国中医药发〔2006〕32号），东阳市中医院肾病专科被确定为国家第二批农村医疗机构中医特色专科（专病）建设单位。

12月，根据《浙江省医工作先进县验收细则》，浙江省卫生厅组织专家对金华市浦江县中医工作先进县建设情况进行了评审验收，经过复核专家意见和评估资料，浦江县被授予"浙江省农村中医工作先进县"。

至2006年年底，金华市有医疗卫生机构1730个，其中医院67个，实际开放病床12862张，千人均病床2.82张。职工总数23568人，其中卫生技术人员19381人，卫生技术人员中执业医师和执业助理医师9493人，千人医生数为2.08人；注册护士5515人，千人均护士数为1.21人。

2007年4月，浙江省卫生厅公布2007年浙江省中医药科学技术创新奖奖励项目（浙卫发〔2007〕121号），金华市中医院的《活血化瘀法联合高压氧预防急性一氧化碳中毒迟发脑病的临床研究》获三等奖。

7月，根据《浙江省中医药攀登工程实施方案》和《浙江省中医"名科"项目建设实施办法》，共确定190个浙江省中医"名科"建设项目，金华市有8个学科列入建设项目。浙江省中医药重点学科建设项目为中西医结合肾病学（金华市中医院），浙江省中医药重点专科建设项目为眼科（金华市中医院）、脊柱病（金华市中医院）、针推康复科（金华市中医院）、肾内科（兰溪市中医院）、中风科（义乌市中医医院）、肾病（东阳市中医院），浙江省示范中医科建设项目为金华市中心医院中医科。

10月，金华市中医院承办的"中医中药中国行"金华站大型科普宣传活动在金华市人民广场隆重举行，国家中医药管理局机关管理局杨友群副局长、浙江省中医药管理局曹启峰副局长、金华市人大陈三富副主任、金华市政府林一心副市长、金华市政协傅路红副主席及"中医中药中国行"金华市活动成员单位领导出席启动仪式。金华市被全国组委会推荐为全国先进举办城市候选单位。

10月，根据《浙江省中医药攀登工程实施方案》，加强对省中医药重点学科和重点专科项目建设，金华市中医院中医眼科被列入国家中医药管理局"十一五"重点专科协作组成员单位，金华市中医院被国家发改委列入全国重点中医院建设项目，获浙江省首批"名院"项目建设单位。

10月，金华市卫生局同意金华市中医院设置"金华市治未病中心"。

10月，浙江省卫生厅发布《关于同意授予寿越彭等71人为浙江省农村中医骨干称号的通知》（浙卫发〔2007〕303号），金华市的戴一渊、胡阳生、贾国正、杨柳萌4人经两年培训，获"2007年浙江省农村中医骨干"称号。

12月，第三批全国老中医药专家学术经验继承人，金华市中医院贾素庆出师。

12月，义乌市中医医院的中风病被列入国家中医药管理局"十一五"重点专科（专病）建设项目，建设周期为2008年1月至2010年12月。

至2007年年底，全市有各级各类医疗卫生机构（含诊所、医务室、社区卫生服务站，不含村卫生室）1538所，其中医院69所，实际开放病床13870张。千人均病床2.95张（以470万人口概算数）。职工总数25530人，其中卫生技术人员21407人，占职工总数的83.85%。千人医生数为2.08人（以470万人口概算数），千人均护士数为1.38人。

2008年4月，浙江省卫生厅公布2008年浙江省中医药科学技术创新奖奖励项目（浙卫发〔2008〕79号），金华市中医院的《弱视明汤治疗弱视的临床疗效研究》《肾毒宁对慢性肾衰脾肾阳虚型患者甲状腺激素影响的研究》两个项目获三等奖。

9月，浙江省卫生厅下发《关于同意授予吴海龙等131人2008年浙江省农村中医骨干称号的通知》（浙卫发〔2008〕269号），金华市张娅珍等12人经过两年培养，被确定为"2008年浙江省农村中医骨干"。

2009年8月29日，金华市中医药学会、金华市中西医结合学会、金华市针灸学会召开第五次会员代表大会，并进行换届选举。傅智敏任金华市中医药学会理事长，傅晓骏任秘书长；田正任金华市中西医结合学会理事长，程杭任秘书长；邵建萍任金华市针灸学会理事长，冯祯根任秘书长。

9月29日，金华市中医院新病房大楼奠基，市领导陶诚华、陈三富、林一心、王建平、傅路红以及市机关有关部门、单位出席仪式，并为工程奠基。市委常委、宣传部长陶诚华宣传金华市中医医院新病房大楼正式开工。该建设项目是全国200家重点中医医院建设项目，被列入国家发改委2009年第四批扩大内需中央预算内投资计划，得到700万元的配套资金资助。

9月，浙江省卫生厅公布2009年浙江省中医药科学技术创新奖奖励项目（浙卫发〔2009〕78号），金华市中医院的《加速慢性肾衰进展因素及肾毒宁冲剂干预作用研究》获二等奖，金华职业技术学院医学院的《银杏叶提取物对糖尿病大鼠膈肌的保护作用》获三等奖。

2010年10月，根据浙江省中医药重点学科管理的有关规定，浙江省卫生厅组织专家对第三批58个省中医药重点学科建设计划进行验收，金华市中医院的中西医结合肾病学通过验收，并被确定为"第三批浙江省中医药重点学科"（《关于公布第三批浙江省中医药重点学科名单的通知》（浙卫发〔2010〕236号）。

11月，根据《关于评选全省中医药科教管理工作先进单位和先进个人的通知》，在各地各单位认真推荐和评选的基础上，金华市中医院被授予"浙江省中医药科教管理工作先进单位"称号，程杭被授予"浙江省中医药科教管理先进个人"荣誉称号。

12月30日，经各单位推荐，市卫生局医政处初审，专业委员会测评，专家评委会投票评选，市卫生局党委研究，并经公示，金华市中心医院林军梅，金华市中医院蔡萍、曹樟全、贾素庆、楼建国、方弘伟，金华市第五医院黄池清，金华艾克医院孙尚见，东阳市中医院洪妙兰、胡素英、包茂德，义乌市中心医院季向荣、赵钢生，义乌市中医医院宋大桥、陈慧、张庆天、王宏献，义乌新法风湿病医院贝新法，浦江县中医院宣建大，兰溪市中医院贾浙西，兰溪市红十字会医院郑卫方，武义县第一人民医院程志源等22名同志被评为金华市第五批名中医。

2011年浙江省卫生厅公布2011年浙江省中医药科技技术奖奖励项目（浙卫发〔2011〕86号），金华市中医院的《肾毒宁颗粒剂延缓慢性肾衰纤维化作用机制的研究》获三等奖。

7月，根据《医疗机构管理条例》《浙江省医疗机构等级评审管理办法》《浙卫发〔2011〕159号）和《浙江省中医医院等级评审标准（2010版）》，经专家现场评审，省医疗机构等级评审委员会综合评议，并经社会公示，金华市中医院被确定为浙江省三级甲等中医医院。

9月，磐安骨伤医院章诗平于2008～2010年参加农村中医骨干培训，完成教学计划规定的全部课程，被授予"2011年浙江省农村中医骨干"称号。

11月，金华市中心医院被确定为浙江省综合医院中医药工作示范单位。

兰溪市张山雷研究会和兰溪市中医学会共同组织编纂《张山雷研究集成》，计450万字左右。

2012年1月，根据（浙卫发〔2012〕159号）文件精神，义乌市中医医院、东阳市中医院被确定为浙江省第三轮三级乙等中医医院。

4月，《金华八婺医学溯源调研》成功申报金华市科协重点学术研究项目。

5月，金华市政府出台《关于扶持和促进中医药事业发展的实施意见》，鼓励社会力量投资建设中医医院，支持名中医创办中医诊所，允许符合条件的药品零售企业创办中医坐堂医诊所等。从2012年起，金华市财政连续3年每年设立100万元中医药专项经费，重点扶持中医药人才培养、学科（专科）建设、中医药研究开发、适宜技术推广等。

金华市全面实施中医新模式住院医师规范化培训工作，金华市中医院、义乌市中医医院、东阳市中医院三家医院被确定为浙江省中医住院医师规范化培训基地，兰溪市中医院等6家二级以上中医院被确定为浙江省中医住院医师规范化培训后备基地，12家社区卫生服务中心被确定为实践基地。2012年金华市共有50人参加中医新模式培训。

7月9日，金华市中医院更名为金华市中医医院。

8月，义乌市丹溪医学研究所成立。

9月，国家中医药管理局组织"中医中药中国行"，为金华市500余名基层中医药人员开展了包括中医指导病毒性呼吸道传染病防治、心脑血管疾病中医药防治策略、中医药治疗常见病（感冒）的优势、中医指导血管病变防治研究等中医药适宜技术的推广和培训。

10月，与浙江中医药大学联合举办金华市中医学研究生课程进修班，共招收学员40名。

12月，浙江省中医药管理局组织专家对中医重点专科进行验收，金华市中医医院眼科、脊柱病、针灸康复科，兰溪市中医院肾内科，义乌市中医医院中风科，东阳市中医院肾病科被确定为浙江省中医药重点专科。金华市中医医院神志病科被确定为国家"十二五"重点专科建设项目。

2013年1月，国家中医药管理局按照《中医医院评审暂行办法》等要求，经评审，公布第一批三级中医医院评审结论，金华市中医医院、义乌市中医医院被确定为三级甲等中医医院。

2月，经单位申请、专家现场评审、省医疗机构等级评审委员会综合评议，并经社会公示，兰溪市中医院、武义县中医院、永康市中医院、浦江县中医院被确定为二级甲等中医医院。

4月，根据《省卫生厅、省发改委、省财政厅等五厅局关于印发浙江省基层中医药服务能力提升工程实施意见的通知》（浙卫发〔2013〕79号），金华市基层中医药服务能力提升工程启动。

4月，根据浙江省卫生厅《关于公布富阳市中医院等18家中医医院等级的通知》（浙卫发〔2013〕98号），磐安县中医院、金东区中医院被评定为二级乙等中医医院。

4月，国家中医药管理局开展全国中医医院优质护理服务先进单位、先进病房和先进个人评选，金华市中医医院程卫珍被评为全国中医医院优质护理服务先进个人。

5月，浙江省卫生厅公布2013年浙江省中医药科学技术奖奖励项目（浙卫发〔2013〕114号），金华市中医医院的《中西医结合脑血管规范化治疗方案的制定与实施研究》获三等奖。

5月18日，金华康复医学会召开第五次会员代表大会，并进行换届选举。胡浩宇任康复医学会理事长，汪土松任秘书长，2014年8月由王大明继任。

7月，金华市人民政府发布文件（金政发〔2013〕59号），兰溪市天生堂中医药文化、义乌市朱丹溪中医药文化被列入金华市第五批非物质文化遗产目录（传统医药）。

8月，根据浙旅政法〔2013〕183号文件，浙江寿仙谷医药股份有限公司有机国药养生园被列为浙江省中医药文化养生旅游示范基地。

10月12日，金华市中医医院与复旦大学附属中山医院签订细化医疗合作协议书，"复旦大学附属中山医院浙江省金华市中医医院医疗合作中心"挂牌。

10月，浙江中医药大学附属第三医院与磐安县政府合作办医，全面托管磐安县中医院。磐安县中医院增挂浙江中医药大学附属第三医院磐安分院牌子。

10月，启动首批金华市名老中医药专家学术经验继承工作，确定贾素庆等33人为金华市名老中医药专家学术经验继承工作指导老师；谢青潇等62人为金华市名老中医专家学术经验继承工作学术继承人（见表9-1）。继承人的理论学习委托浙江中医药大学完成，2013年11月继承人进岗后与指导老师签订继承协议。浙江中医药大学与金华市卫生局签订联合举办金华市名老中医专家学术经验继承项目合作协议。

表9-1　首批金华市名老中医药专家学术经验继承工作指导老师和继承人名单

序号	指导老师	继承人	学科专业	工作单位
1	贾素庆		中医内科	金华市中医医院
		谢青潇	中医内科	金华市中医医院
		程春伟	中医内科	三江街道社区卫生服务中心
2	楼建国		脾胃病	金华市中医医院
		李海涛	脾胃病	金华市中医医院
		楼剑	中医全科	金华市苏孟乡中心卫生院
3	冯祯根		针灸推拿	金华市中医医院
		周明镜	针灸	金华市中医医院
		陈迎春	针灸	金华市中医医院
4	黄引红		中医骨伤科	金华市中医医院
		黄立毅	中医骨伤科	金华市中医医院
		俞云升	中医骨伤科	金东区澧浦镇中心卫生院
5	朱健儿		中医骨伤科	金华市中医医院
		叶华	中医骨伤科	金华市中医医院
		章明刚	中医骨伤科	金华市金东区中医院
6	傅晓骏		中医内科	金华市中医医院

续表

序号	指导老师	继承人	学科专业	工作单位
		周华虹	中西医结合内科	金华市中医医院
		钱璐	中医内科	金华市中医医院
7	俞虹		中医儿科	金华市中医医院
		宋家明	中医临床基础	金华市中医医院
		曾叶明	中医学	金华文荣医院
8	胡可		中西医结合外科	金华市中医医院
		钱尤	中西医结合外科	金华市中医医院
		邵宏俊	中西医临床	金华市秋滨中心卫生院
9	徐斌		中医内科	金华市中心医院
		胡竹元	中医内科	金华市中心医院
		何钦	中医内科	金华市中心医院
10	洪时清		骨伤科	金华市金东区中医院
		施世伟	骨伤科	金华市金东区中医院
		胡凯翔	骨伤科	金华市金东区中医院
11	邢章浩		内科	金华市金东区中医院
		傅慧群	内科	金华市金东区中医院
		施存甘	内科	金华市金东区中医院
12	徐分根		中医	金华市秋滨中心卫生院
		周小霞	中医	金华市秋滨中心卫生院
13	陈旭虹		眼科	金华广福医院
		钱丽君	眼科	金华广福医院
		阮静雅	眼科	金华广福医院
14	张丹山		中医妇科	金华市妇幼保健院
		张科进	中医妇科	金华市妇幼保健院
15	黄曙昭		中医骨伤	浦江县中医院

序号	指导老师	继承人	学科专业	工作单位
		项浩军	中医骨伤	浦江县中医院
		徐春伟	中医骨伤	浦江县中医院
16	宣建大		中医内科	浦江县中医院
		张建勇	中医内科	浦江县中医院
		吴飞燕	中医内科	浦江县中医院
17	黄良民		中医外科	浦江县中医院
		吴柏清	中医外科	浦江县中医院
		王缝军	中医外科	浦江县中医院
18	姜黎平		中医内科学	兰溪市中医院
		周盛起	中西医结合内科	兰溪市中医院
19	方秀兰		中医肿瘤学	兰溪市中医院
		郑永杰	中西医结合	兰溪市中医院
		邹源	中医学	兰溪市中医院
20	贾浙西		中医学	兰溪市中医院
		陈瑞芝	中医学	兰溪市中医院
		徐胜余	中西医结合	兰溪市中医院
21	程恋乡		中医学	永康市中医院
		贾冰亚	中医学	永康市中医院
		郎晓莉	中医学	永康市中医院
22	童刘章		中医学	永康市中医院
		蒋志明	中医学	永康市中医院
		肖建平	中医学	永康市中医院
23	王亦专		中医学	永康市中医院
		俞唐唐	中医学	永康市中医院
		倪飞珍	中医学	永康市中医院

序号	指导老师	继承人	学科专业	工作单位
24	朱巧霞		中医学	永康市中医院
		朱杭溢	中医学	永康市中医院
		陈应旭	中医学	永康市中医院
25	郭兰中		肾病	东阳市妇幼保健院
		单朝双	肾病	东阳市妇幼保健院
		金跃兰	中医学	东阳市歌山镇卫生院
26	洪妙兰		中医妇科	东阳市中医院
		楼国平	中医妇科	东阳市中医院
		王美兰	中医妇科	东阳市中医院
27	胡素英		眼科	东阳市中医院
		卢勇攀	眼科	东阳市中医院
		许伶伶	眼科	东阳市中医院
28	吴允华		中医肺病科	东阳市中医院
		徐欣欣	中医肺病科	东阳市中医院
		韦林强	中医肺病科	东阳市中医院
29	应荣花		内科	东阳市中医院
		吴晖	内科	东阳市中医院
		邵彩芬	中医内科	东阳市中医院
30	陈慧		中医内科	义乌市中医医院
		刘聿迪	中医科	义乌市廿三里街道社区卫生服务中心
		金江英	中医科	义乌市稠江街道社区卫生服务中心
31	陈伟民		中医内科	义乌复元私立医院
		曹德根	中医学	义乌复元私立医院
		龚玲英	中医学	义乌复元私立医院
32	赵钢生		中医骨伤科	义乌市中心医院

序号	指导老师	继承人	学科专业	工作单位
		胡晓平	中医骨伤科	义乌市廿三里街道
33	程志源		中医	武义县第一人民医院
		吴苏柳	中医	武义县第一人民医院
		徐艳芳	中医	武义县第一人民医院

2013年八卦村为浙江省中医药文化养生旅游示范基地。

至2013年年底，金华市共有中医医疗机构38家，其中公立中医医疗机构9家，民营中医医疗机构29家；社区卫生服务中心42家，乡镇卫生院111家，社区卫生服务站644家，村卫生室1606家；总床位数3220张，总资产114851.65万元。全市有中医类别执业医师1667人，中西医结合执业医师300人。有浙江省名中医5人，浙江省基层名中医11人，金华市名中医74人；副高级以上职称的中医（药）人员420名。2013年，基层中医药服务量达到2037278人次，开展中医药服务的比例达到85%以上。2013年金华市中医事业费达到7417.06万元，比2012增加3816.02万元。

2014年4月6日，金华市卫生局和科技局联合发文，并于2014年4月15日召开了金华市中医药文化传承与创新工作协调会，各市、县、区卫生局、科技局、文化局分管领导，中医药分会会长，中医医院分管领导及相关人员参加了协调会。

8月11～15日，金华市卫生局会同市财政局、市发改委、市市场监管局、市人力社保局组成联合督查组，对全市基层中医药服务能力提升工程中期工作进行督导检查。

10月，启动婺州中医药文化研究与挖掘，对全市范围内与八婺医学活动有关的历史遗迹进行调查，收集、整理八婺流派的文史资料和传承脉络，形成文献资料后向全市进行宣传和推广。

11月，金华市卫生局与浙江中医药大学联合举办金华市西医人员学习中医培训班，市区、浦江、东阳、兰溪、磐安五地联动，400余名西医人员报名参加中医学习。

12月，经专家评审，共确定2014年金华市中医药适宜技术计划项目10

项（市区 5 项），金华市优势病种计划项目 10 项（市区 5 项）。

12 月，金华市卫生局发布 2014 年金华市中医药科学技术研究计划项目的通知（金卫〔2014〕101 号）。

截至 2014 年年底，全市有中医医疗机构 20 家，其中公立中医医疗机构 9 家，民营中医医疗机构 11 家；总床位数 3300 张，总资产 136914.2 万元。全市有中医类别执业医师 1785 人，中西医结合执业医师 451 人；有浙江省名中医 5 人，浙江省基层名中医 11 人，金华市名中医 74 人，副高级以上职称的中医（药）人员 450 名。中医事业费 7725.35 万元，比 2012 年增加了 4123.95 万元，增长 87.3%，高于卫生事业费的增长比例。中医药服务人口从 2012 年的 3201760 人增长到 4151260 人，增长 29%。

2015 年 1 月 23 日，金华市中医药文化研究所在金华市中医医院成立，各市（县、区）文化局、科技局、卫计委分管领导，各级中医医院分管院长，市中医药研究所研究员及本市名老中医和中医学术流派代表共 60 余人参加揭牌仪式。

4 月 28 日，金东区人民政府与金华市中医医院签订紧密型合作办医协议，标志着金东区与市级医院紧密型合作办医模式正式启动。

5 月 4 日，国家卫生计生委副主任、国家中医药管理局局长王国强一行人对东阳市妇幼保健院进行调研，充分肯定东阳市妇保院探索将中医药"治未病"理念和中医妇科、儿科适宜技术与孕产期、妇女保健、儿童保健等妇幼健康服务相结合，围绕"中西医结合创新发展"的办院思路，在医疗、保健、养生、康复等领域全方位引入中医药"链条式"服务，开启"东阳模式"，走出了一条中医药与妇幼保健融合发展的特色道路，达到了群众、医院、政府"三满意"的良好效应。王国强批示要将东阳市妇幼保健院"无中医不保健"的"东阳模式"向全国推广。

6 月，第一批浙江省省级特色小镇创建名单公布，共有 10 个设区市的 37 个小镇列入首批创建名单。磐安的"江南药镇"、武义的"温泉小镇"名列其中。

10 月 11 日，金华市中医药学会、金华市中西医结合学会、金华市针灸学会召开第六次会员代表大会，并进行换届选举。邵建萍任金华市中医药学会会长，傅晓骏任秘书长；陈新民任金华市中西医结合学会会长，孔江明任秘书长；孙跃忠任金华市针灸学会会长，冯祯根任秘书长。

12 月 10 日，金华市卫生局下发通知（金卫〔2015〕116 号），公布 2015

年金华市中医药适宜技术计划项目 12 项（市区 6 项），金华市优势病种计划项目 8 项（其中市区 4 项）。

12 月 15 日，市区基层中医药服务能力建设单位名单公布。纳入建设计划的项目，建设周期为 1 年，市卫计委给予 10 万元建设经费资助，同时给予每个区基层中医药适宜技术配套设备补助 5 万元，要求各区卫计行政部门或承担单位以不少于 1∶1 的比例予以配套。中医"治未病"示范中心建设项目 3 个：乾西乡卫生院、曹宅镇中心卫生院、金华市三江街道社区卫生服务中心；中医科、中药房建设项目 5 个：城东街道社区卫生服务中心、城北街道社区卫生服务中心、城西街道社区卫生服务中心、孝顺镇中心卫生院、金华市三江街道社区卫生服务中心。

12 月 31 日，第一批金华市基层中医药骨干名单公布，享受金华市医界新秀同等待遇。名单见表 9-2。

表 9-2　金华市基层中医药骨干名单

继承人	工作单位	继承人	工作单位
谢青潇	金华市中医医院	吴柏清	浦江县中医院
李海涛	金华市中医医院	王缝军	浦江县中医院
周明镜	金华市中医医院	郑永杰	兰溪市中医院
陈迎春	金华市中医医院	邹源	兰溪市中医院
黄立毅	金华市中医医院	贾冰亚	永康市中医院
俞云升	金东区澧浦镇中心卫生院	郎晓莉	永康市中医院
叶华	金华市中医医院	蒋志明	永康市中医院
章明刚	金华市金东区中医院	肖建平	永康市中医院
周华虹	金华市中医医院	俞唐唐	永康市中医院
钱璐	金华市中医医院	倪飞珍	永康市中医院
曾叶明	金华文荣医院	朱杭溢	永康市中医院
钱尤	金华市中医医院	陈应旭	永康市中医院
邵宏俊	金华市秋滨中心卫生院	单朝双	东阳市妇幼保健院
胡竹元	金华市中心医院	金跃兰	东阳市歌山镇卫生院

续表

继承人	工作单位	继承人	工作单位
何钦	金华市中心医院	楼国平	东阳市中医院
章恒端	金华市金东区中医院	王美兰	东阳市中医院
胡凯翔	金华市金东区中医院	卢勇攀	东阳市中医院
傅慧群	金华市金东区中医院	许伶伶	东阳市中医院
施存甘	金华市金东区中医院	徐欣欣	东阳市中医院
钱丽君	金华广福医院	韦林强	东阳市中医院
阮静雅	金华广福医院	吴晖	东阳市中医院
张科进	金华市妇幼保健院	邵彩芬	东阳市中医院
项浩军	浦江县中医院	刘聿迪	义乌市廿三里街道社区卫生服务中心
徐春伟	浦江县中医院	金江英	义乌市稠江街道社区卫生服务中心
张建勇	浦江县中医院	吴苏柳	武义县第一人民医院
吴飞燕	浦江县中医院	徐艳芳	武义县第一人民医院

根据《浙江省财政厅和卫计委关于下达 2015 年中医药部门公共卫生专项补助资金的通知》（浙财社〔2015〕126 号）文件精神，兰溪市黄店镇中心卫生院、梅江镇中心卫生院、诸葛镇卫生院 3 家乡镇卫生院被列为浙江省基层中医馆建设单位。

至 2015 年年底，金华市域面积 1.09 万平方公里，常住人口 545.5 万，辖婺城、金东两区，兰溪、东阳、义乌、永康四市和浦江、武义、磐安三县。全市共有中医医疗机构 22 家，其中公立中医医疗机构 9 家，民营中医医疗机构 13 家；社区卫生服务中心 38 家，乡镇卫生院 117 家，社区卫生服务站 614 家，村卫生室 1643 家。全市有中医类别执业（助理）医师 3057 人，占临床医师的 21.7%；基层中医人员占临床医师的 16.2%。有浙江省名中医 5 人，金华市名中医 74 人。基层中医药服务量累计 4049117 人次，开展中医药服务的比例为 22%。

全市有 155 家社区卫生服务中心（乡镇卫生院）设有中医科和中药房，占全市社区服务中心（乡镇卫生院）的 93.5%。其中，中医药服务占 20% 以上的 70 家，建有中医药综合服务区的 107 家，能够提供中药饮片等 6 种以上中医药技术方法，开展常见病、多发病基本医疗和基本预防保健服务的 148 家。81.2% 的社区卫生服务站（村卫生室）能够提供中医药服务，84.7% 的社区卫生服务站（村卫生室）配备了适宜中医诊疗设备；74.3% 的社区卫生服务站（村卫生室）能够运用中药饮片或中医非药物疗法开展预防保健服务。基层中医药服务能力提升工程首期告捷。

2016 年 3 月，浙江省卫生计生委公布 2016 年浙江省中医药科学技术奖励项目（浙卫发〔2016〕17 号），金华市中医医院的《丹参饮合四妙勇安汤化裁对冠心病心肌缺血总负荷变化的临床观察》《＜黄帝内经＞刺血疗法理论及应用研究》两个项目获三等奖。

4 月 15 日，金华市中医药文化研究所与浙江省中医药研究院中医文献信息研究所签订中医药文化合作交流协议，双方将共同致力于传承和传播浙江中医药文化、婺州医学文化、朱丹溪医学文化、张山雷医学文化等，弘扬中医药文化。双方将联合申报各类中医药科研项目，积极召开相关会议，开展学术交流。

4 月 23 日，2016 浙江中西部中医"治未病"发展论坛暨中医"治未病"适宜技术在基层医院应用与推广研修班在金华市今日大酒店举行，浙江省中医药管理局徐伟伟局长、金华市卫生和计划生育委员会朱修林副主任出席开幕式，上海曙光医院的张晓天主任、浙江省中医院的汤军主任及衢州、丽水地区的"治未病"专家、学者，以及全省有关单位的 200 余人出席会议。会议由朱修林副主任主持，徐伟伟局长在开幕式上讲话。

中央财政继续安排专项资金用于支持开展基层医疗卫生机构中医诊疗区（中医馆）服务能力建设。金华市承担了 14 个基层中医馆建设任务，每个中医馆给予 10 万元补助。磐安县的安文镇中心卫生院、玉山镇中心卫生院、尚湖镇中心卫生院、新渥镇中心卫生院、仁川镇卫生院、九和乡卫生院双溪乡卫生院，武义县的熟溪街道社区卫生服务中心、王宅中心卫生院、新宅中心卫生院、东干中心卫生院、桃溪中心卫生院、泉溪镇卫生院、大溪口乡卫生院被列入建设单位。

11 月 29～12 月 6 日，市卫计委联合市人力社保局开展了 2016 年全市中药饮片质量检查，共检查了 10 家中医医院、7 家社区卫生服务中心（卫生院）

和 4 家中医门诊部。中药饮片质量管理检查得分情况见表 9-3。

表 9-3　中药饮片质量管理检查得分情况

卫生院（社区卫生服务中心）、门诊部		中医医院	
单位名称	得分	单位名称	得分
开发区三溪堂中医门诊部	98	金华市中医医院	98
婺城区乾西乡卫生院	94	永康市中医院	97
东阳中医药门诊部	90	义乌市中医医院	96.5
兰溪名中医馆	87	武义县中医院	96
开发区三江街道社区卫生服务中心	86	兰溪市中医院	95
义乌市北苑街道社区卫生服务中心	85.5	磐安县中医院	94
武义县壶山街道社区卫生服务中心	85	浦江县中医院	93
金东区东孝街道社区卫生服务中心	80	东阳市中医院	91
永康市江南街道社区卫生服务中心	80	金东区中医院	90
浦江县宁清堂国药馆	79	婺城区磐雨中医院	81
磐安县新渥卫生院	77		

12 月 30 日，浙江省人民政府发布文件（浙政发〔2016〕52 号），公布了第五批浙江省非物质文化遗产代表性项目名录，兰溪市天一堂中医药文化、义乌市朱丹溪中医药文化、义乌市三溪堂中医药文化被列入传统医药类项目。

2017 年 4 月，浙江省卫生计生委发出《关于公布 2017 年度浙江省中医药科学技术奖励项目的通知》（浙卫发〔2017〕28 号），金华市中医医院的《小青龙汤联合卡介苗治疗慢性支气管炎急性发作》《温经通络散外敷治疗 0 级糖尿病足的疗效观察》两项获三等奖。

6 月 16 ~ 18 日，全国妇幼健康中医药工作推进大会在东阳召开，全国 500 余家妇幼保健院的院长和专家参会。中国妇幼保健协会终身荣誉会长张文康、国家卫计委妇幼健康服务司副司长宋莉、浙江省卫计委副主任王国敬等领导，以及金华市卫计委主任韦国潭、副主任朱修林等出席活动。

8月12日，浙江省中医药学会、金华市卫计委、金华市中医药学会在金华市文化中心共同举办了"浙派中医"宣传巡讲金华站活动。

9月11日，金华市中医药学会联合金华市中医医院、金华市中医药文化研究所、金华市丹溪小学在金华丹溪小学举办了《中医药与健康走进校园——金华市开发区丹溪小学站》活动。

10月11日，兰溪市中医院开展中医药文化进校园活动，《中医药与健康》兰溪第一课《医的起源》在兰溪市实验小学开课。

11月17日，金华市卫计委印发《"中医中药中国行——中医药健康文化推进行动"金华市活动方案》，拟通过活动的推动，传播中医药健康文化，提升民众健康素养。活动周期为2017年11～12月，拟开展活动内容有中医中药中国行——中医药健康文化推进行动金华市启动仪式、在各基层医疗卫生机构建设中医药健康文化知识角。

11月23日，首届张山雷中医药文化节暨振兴中医药大会在兰湖旅游度假区开幕，来自国家中医药管理局、省中医药管理局、浙江中医药大学、省中医药学会领导，以及张山雷学术思想研究专家等来宾参加会议。

11月27日，金华市卫计委、金华市科技局发出《关于公布2017年金华市中医药科学技术研究计划项目的通知》（金卫〔2017〕91号），公布中医药科研基金项目23项，软科学研究计划项目5项。

12月，召开全市中医工作会议，总结中医工作，分析存在问题，研究解决方案。会议特邀浙江省中医药研究院胡滨教授讲述了金华地区中医药文化的情况。

金华市卫计委发出《关于公布金华市第六批名医和医界新秀的通知》（金卫〔2017〕17号），17名中医获"金华市第六批名医"称号。金华市中心医院应瑛，金华市中医医院何绿苑、孔江明、俞虹、赵云珍、林俊宏、吴文通，金华市人民医院孙永忠，金华市第五医院刘冬梅，金华广福医院陈德兴，金华文荣医院卢振中，兰溪市中医院蒋晶飞，义乌市中医院朱近人，东阳市中医院卢巧英、韦莉莉，永康医院朱健儿，浦江县中医院黄良民。

2018年2月，第二批金华市名老中医药专家学术经验继承工作启动，方剑乔等8名省级以上名老中医和21名市级名老中医药专家带教金华市58名青年中医骨干。见表9-4。

表 9–4　第二批金华市名老中医药专家学术经验继承工作指导老师与继承人名单

指导老师	工作单位	继承人	单位
徐志瑛	浙江省中医院	王凌燕	金华市中医医院
		章雄英	金华市中医医院
裘昌林	浙江省中医院	胡娅娜	金华市中医医院
		陈衍	金华市中医医院
宋欣伟	浙江省中医院	林奕岑	金华市妇幼保健院
		汪晶	金华市第五医院
马红珍	浙江省中医院	任巧珍	义乌市大陈中心卫生院
		陈笔峰	浦江县中医院
施维群	浙江新华医院	李跃文	金华市中医医院
		李剑霜	金华市中心医院
范炳华	浙江省中山医院	李王斌	永康市中医院
		张建峰	浦江县中医院
方剑乔	浙江中医药大学	颜俊华	金华市中医医院
		钱敏	永康市中医院
程志清	浙江省中山医院	孔利君	磐安县中医院
		黄超岚	金华市人民医院
傅晓骏	金华市中医医院	张婷	金华市中医医院
		朱婧	义乌市中医医院
徐斌	金华市中心医院	马贤庆	金华市中心医院
		陶飞宝	金华市中心医院
		蔡群慧	磐安县人民医院
何三民	金华市中心医院	胡瑛瑛	永康市中医院
		倪柳英	金华市婺城区人民医院
方弘伟	金华市中医医院	薛建喜	金华市中医医院
		吴苏琪	金华文荣医院

指导老师	工作单位	继承人	单位
冯祯根	金华市中医医院	章浩	金华市中医医院
		滕斌峰	金华市婺城区箬阳卫生院
胡可	金华市中医医院	姚沁	金华市中医医院
		马斌	磐安县中医院
贾素庆	金华市中医医院	张薇	金华市中医医院
		沈昕	金华市中医医院
楼建国	金华市中医医院	王芳	金华市中医医院
		徐文卫	金华市人民医院
俞虹	金华市中医医院	徐祎聪	金华市中医医院
		朱志红	义乌市稠江街道社区卫生服务中心
郑宏飞	金华市中医医院	张玉婷	金华市中医医院
		施思思	金华市中医医院
刘冬梅	金华市第五医院	付红娟	金华市第五医院
		王花静	永康市第一人民医院
洪时清	金东区中医院	金斌	金华市中医医院
		洪旭文	金东区塘雅镇卫生院
包茂德	东阳市中医院	王超	东阳市中医院
		蔡锦林	东阳市中医院
卢巧英	东阳市中医院	张展洁	东阳市中医院
		胡引闹	东阳市中医院
郭兰中	东阳市妇幼保健院	史佳丽	东阳市妇幼保健院
		叶珍芝	东阳市妇幼保健院
宋大桥	义乌市中医医院	陈继杰	义乌市中医医院
		贺忠延	义乌市中医医院
王宏献	义乌市中医医院	杨黎	义乌市中医医院
		张长志	义乌市中医医院

指导老师	工作单位	继承人	单位
程志源	武义县第一人民医院	陶小华	武义县第一人民医院
宣建大	浦江县中医院	朱涵榆	浦江县中医院
		朱创键	浦江县中医院
戴朝富	兰溪市中医院	戴艺运	兰溪市中医院
		鲍建飞	兰溪市中医院
郑卫方	兰溪市红十字会医院	胡骁栋	兰溪市红十字医院
		殷子涵	兰溪市红十字医院

3月15日，金华市文化中心开展《金华市名中医药专家学术经验传承项目启动会暨名家大讲堂》活动。

5月，罗马尼亚苗韦尼市代表团访问金华，参观考察了金华市中医医院，双方就苗韦尼医院开设中医综合诊疗中心达成初步意向。

根据《金华市中医护理骨干人才培训方案》，陈瑾等36人被确定为"金华市中医护理骨干人才"。

6月，第二批浙江省基层名中医名单公布，金华市的冯丽梅、周拥军、叶峰、卢巧英、周文军、吴锦美、张清奇等7人被授予"浙江省基层名中医"称号。

6月30日，中医中药中国行——中医药文化进校园活动在金华市丹溪小学举行。省中医药学会王晓鸣秘书长、市中医院邵建平院长、浙江省名中医傅晓骏主任参加了活动。浙江省中医药学会为丹溪小学"浙派中医大讲堂"授牌，傅晓骏给学生讲了"丹溪的故事"，丹溪小学学生表演了自创的穴位健身操。

7月1～19日，南非西开普大学20名学生到金华市各大医院进行中医实习。

8月12日，由浙江省中医药学会主办，金华市中医药学会、金华市中医医院和金华市中医药文化研究所共同承办的"浙派中医"宣传巡讲活动暨《金华市名老中医医案集》首发仪式在金华举行，金华市副市长陶叶萍，省中医药管理局副局长蔡利辉，省中医药学会会长肖鲁伟，金华市卫计委主任韦国潭、副主任朱修林，金华各地中医专家和市中医药学（协）会会长、秘书长等 250 余人参加活动。

8 月，市科技重点项目"婺州医学学术流派挖掘与整理"通过验收。"丹溪医学流派的当代文献研究及学派数据的建立"在市科技局立项。"金华中医药文化整理研究""虞抟的学术思想与临床特色研究"等项目列入市中医药科研软课题。"金华八婺医学溯源调研及现代意义研究"等在市科协立项。发表有关婺医文化研究的学术论文 9 篇。

浙江省卫生计生委发出《关于公布 2018 年度浙江省中医药科学技术奖励项目的通知》（浙卫发〔2018〕15 号），金华市中医医院的《冬令膏方对慢性阻塞性肺疾病（COPD）稳定期的疗效观察及其炎症标志物的影响》获三等奖。

浙江省卫生计生委办公室发出《关于公布"十二五"中医药重点学科建设项目验收结果的通知》（浙卫办〔2018〕16 号），东阳市妇幼保健院的小儿推拿学、义乌市中医院的神志病学被确定为"十二五"浙江省基层优势类学科。

8 月，经本人申请、单位推荐、卫生计生行政部门审核、理论考试等程序，浙江省中医药管理局确定了 60 名浙江省中医药传承与创新"十百千"人才工程（杏林工程）中医护理优秀人才项目培养对象，金华市中医医院的郑兰飞、朱小燕、梁晟，义乌市中医院的骆雪琴 4 人入选。

11 月 17 日，康复医学会召开第六次会员大会，并进行换届选举。李成伟任第六届理事长，施爱群任秘书长。

12 月，全市共申报市级中医药科研项目 94 项，比去年多 20 项。其中市区 44 项，县（市）50 项。根据金华市中医药专项经费总额控制原则，确定市区中医药科研项目 12 个，县（市）科研项目 15 个。

2019 年 1 月，中共兰溪市委、兰溪市人民政府共同印发《兰溪市机构改革方案》（兰委〔2019〕2 号），组建兰溪市卫生健康局，加挂兰溪市中医药管理局牌子。这是浙江省首个县级中医药管理局，下设中医药发展科。

3 月，中共金华市委办公室、金华市人民政府办公室共同印发《金华市卫生健康委员会职能配置、内设机构和人员编制规定的通知》（室字〔2019〕31

号），金华市卫生健康委员会内设机构中设置中医药管理处，负责全市中医药工作，李绍益任处长。

3月，中共东阳市委办公室、东阳市人民政府办公室共同印发《东阳市卫生健康局职能配置、内设机构和人员编制规定的通知》（室字〔2019〕14号），东阳市卫生健康局内设中医科，吕奕侊任科长。

5月，中共义乌市卫生健康局委员会发布《关于吴俊平等同志职务任免的通知》（义卫党〔2019〕36号），陈校生任义乌市卫生健康局中医科科长。

6月，完成市区古子城中医药文化馆建设。

7月，组织全市小儿海派推拿培训。

8月，组织《金华中医药文化志》编写工作。

9月，组织开展全市护理人员学习中医培训。

9月，范永升全国名老中医专家工作室在金华市中医医院建立。

10月，金华市中医医院国家级中医住院医师规范化培训基地通过验收。

11月，在浙江省中药炮制调剂鉴定技能比赛中，金华市代表队获团体二等奖，金华市中医医院祝浩东获个人二等奖，义乌市第二人民医院丁惠春获个人三等奖。

至2019年年底，副高级以上职称的中医（药）人员达641人。

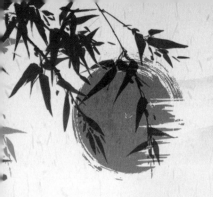

第十章

金华市政府促进中医药发展的政策与措施

2015 年 5 月，金华市政府出台了《关于扶持和促进中医药事业发展的实施意见》（以下简称《意见》）。《意见》提出了鼓励社会力量投资建设中医医院、支持名中医创办中医诊所、允许符合条件的药品零售企业创办中医坐堂医诊所等一系列鼓励中医药发展的政策和措施。《意见》决定，从 2012 年起，市财政连续 3 年设立每年 100 万的中医药专项经费，重点扶持中医药人才培养、学科（专科）建设、中医药研究开发、适宜技术推广等。

主要参考文献

［1］元·朱丹溪.丹溪心法［M］.北京：中国中医药出版社，2008.

［2］元·朱震亨，明·戴原礼校补.金匮钩玄［M］.北京：人民卫生出版社，2013.

［3］王纶.明医杂著［M］.北京：中国中医药出版社，2009.

［4］朱震亨.格致余论［M］.北京：中国中医药出版社，2008.

［5］王冰.重广补注黄帝内经素问［M］.北京：学苑出版社，2004.

［6］徐江雁，许振国.张子和医学全书［M］.北京：中国中医药出版社，2006.

［7］田思胜.朱丹溪医学全书［M］.北京：中国中医药出版社，2006.

［8］张年顺.李东垣医学全书［M］.北京：中国中医药出版社，2006.

［9］宋乃光.刘完素医学全书［M］.北京：中国中医药出版社，2006.

［10］郭霭春.黄帝内经素问校注［M］.北京：人民卫生出版社，1992.

［11］明·刘纯.刘纯医学全集［M］.北京：人民卫生出版社，1986.

［12］傅晓骏，朱杭溢.婺州医学与八婺地理人文环境关系［J］.中医药管理杂志，2016，24（19）：3-5.

［13］朱杭溢，傅晓骏.浙江金华婺州医学的源起与发展浅述［J］.浙江中医杂志，2016，51（7）：533-534.

［14］孙齐.六朝气禁术略考［J］.湖南工业大学学报（社会科学版），2013，18（3）：59-64.

［15］郭殿彬，潘海强，杨涛，等.儒医发展之历史沿革与贡献［J］.长春中医药大学学报，2010，26（1）：1-4.

［16］蔺敏.卜辞中的医学档案［J］.档案管理，2008（4）：84.

［17］李丛.《五十二病方》禁咒内容研究［J］.江西中医学院学报，2008（2）：30-33.

［18］马雪芹.古越国兴衰变迁研究［M］.济南：齐鲁书社，2008.

［19］何裕民，高钦颖，严清，等.论肥人多阳虚痰湿、瘦人多阴虚火热——附1257例体型与体质的调查分析［J］.中西医结合杂志，1985（11）：674-677，644.

［20］林剑鸣，吴永琪.秦汉文化史大辞典［M］.上海：汉语大词典出版社，2002.

［21］朱杭溢，胡滨，傅晓骏.禁咒术在江南地区的演变——以浙江"婺州医学"为例［J］.中医药文化，2017，12（1）：33-35.

［22］盛增秀.丹溪学派探要（下）［J］.浙江中医杂志，2012，47（12）：861-863.

［23］胡滨，朱杭溢.以浙江为例论中医药文化遗址保护和利用［J］.中医药文化，2011，6（5）：48-51.

［24］薛益明，周晓虹.论金元时期医学学风的转变［J］.医古文知识，2004（4）：4-5.

［25］王家骜，苏侗志.马王堆医书针灸学术成就初探［J］.湖南中医杂志，2003（6）：1-5.

［26］杜勇.《新安名医考》"王国瑞"条考辨［J］.安徽中医学院学报，1996（5）：8-9.

［27］严红枫，盛锋."上山文化"改写长江下游史前文明史［N］.光明日报，2006（005）.

［28］黄宛峰.吴越文化与中州文化比较研究［M］.北京：中国社会科学出版社，2009.

［29］张平.浙江中医药文化博览［M］.北京：中国中医药出版社，2009.

［30］高利华.越文化与唐宋文学［M］.北京：人民出版社，2008.

［31］胡滨，鲍晓东.浙江中医药古籍联合目录［M］.北京：中医古籍出版社，2009.

［32］刘时觉.丹溪学研究［M］.北京：中医古籍出版社，2004.

［33］清·潘树棠撰，李汝为修.光绪《永康县志》［M］.民国二十一年重排印本.

［34］冯丹丹，朱杭溢，傅晓骏.地域因素对丹溪学派学术思想形成影响探析［J］.中医药管理杂志，2018，26（3）：14-15.

［35］茆泮林.世本八种［M］.北京：商务印书馆，1957.

［36］宋·洪兴祖.楚辞补注［M］.北京：中华书局，1983.

［37］黄晖.论衡校释［M］.北京：中华书局，1990.

［38］张双棣，张万彬，殷国光，等译注.吕氏春秋译注［M］.北京：北京大学出版社，2000.

［39］汉·司马迁，史记［M］.北京：中华书局，2005.

［40］东汉·应劭.风俗通义校注［M］.北京：中华书局，1981.

［41］马王堆汉墓帛书整理小组.五十二病方［M］.北京：文物出版社，1979.

［42］南朝宋·范晔.后汉书［M］.杭州：浙江古籍出版社，2000.

［43］唐·李林甫.唐六典［M］.北京：中华书局，1992.

［44］唐·孙思邈.千金翼方［M］.北京：中国医药科技出版社，2011.

［45］虞抟.医学正传［M］.北京：人民卫生出版社，1981.

［46］晋·葛洪.抱朴子内篇校释［M］.北京：中华书局，1985.

［47］诸葛政清.兰西诸葛简史［M］.温州：大同巷复新印刷所，1947.

［48］王旭东.赵良仁生年及其他——与史常永先生商榷［J］.上海中医药杂志，1989（10）：43.

［49］周积明.四库全书总目［M］.北京：国家图书馆出版社，2016.

［50］戴良.丹溪心法附录之丹溪翁传［M］.沈阳：辽宁科学技术出版社，1997.

［51］洪氏提反译.万国药方［M］.上海：上海美华书馆，1915.

［52］刘时觉.浙江医籍考［M］.北京：人民卫生出版社，2008.

［53］刘时觉.浙江医人考［M］.北京：人民卫生出版社，2014.

［54］熊宗立.医学源流［M］.台北：台湾新文丰出版公司影印，1987.

［55］清·陈梦雷.古今图书集成医部全录［M］.北京：人民卫生出版社，1991.

［56］明·倪朱谟撰，郑金生、甄雪燕、杨梅香点校.本草汇言［M］.北京：中国中医药出版社，2013.

［57］明·薛应旂纂，胡宗宪修.嘉靖《浙江通志》［M］.嘉靖四十年（1561年）刊本.

［58］清·沈麟趾纂，张荩修.康熙《金华府志》［M］.清宣统元年（1909）石印本.

［59］清·郭若绎、章允奇纂，刘芳喆修.康熙《兰溪县志》［M］.清康熙十一年刻本.

［60］清·邓钟玉.光绪《金华县志》［M］.1934年铅印本.

［61］清·唐壬森纂，秦簧修.光绪《兰溪县志》［M］.光绪十五年刻本.

［62］清·张景青纂，善广修.光绪《浦江县志》［M］.民国五年黄志璠增补铅印本.

［63］清·周家驹纂，张营垵修.嘉庆《武义县志》［M］.北京：北京成文书局，1870.

［64］清·王恩注纂，党金衡修.道光《东阳县志》［M］.东阳：东阳商务石印公司，1914.

［65］清·程瑜、李锡龄纂，诸自谷修.嘉庆《义乌县志》［M］.台北：台北成文出版社有限公司影印，1970.

后　记

中华人民共和国成立以来，虽然金华地区对中医药文化进行了一些整理，但内容较为散在。为做好中医药传承工作，自 2011 年开始，我们对八婺（婺州）医学进行了调查梳理。首先对金华八婺地区的中医药发展现状进行调查摸底（2011 年金华市科协重点课题《金华八婺医学溯源调研及现代意义研究》），明确提出"八婺医学"的概念，梳理了八婺医学发展的文化脉络，初步对金华地区的地域中医药文化资源和金华市中医学术流派传承情况进行了调研。摸底调研所发现的中医药文化传承现状引起了党和政府的高度重视。2013 年 11 月，金华市卫生局与金华市财政局、金华市人事社保局共同启动了金华市中医药专家学术经验继承工作。2014 年 4 月 6 日，金华市卫生局和科技局联合发文，并于 2014 年 4 月 15 日召开了金华市中医药文化传承与创新工作协调会，各市、县、区卫生局、科技局、文化局分管领导，中医药分会会长，中医医院分管领导及相关人员参加了协调会。会上讨论并决定开展婺州医学学术流派挖掘与整理工作，科技局亦将《婺州医学学术流派挖掘与整理》列为市科技重点项目，予以经费支持。

2015 年由金华市卫生局牵头，成立了金华市中医药文化研究所，统筹八婺中医药文化和各学术流派的挖掘、传承与创新整理工作。

2018 年金华市卫生和计划生育委员会（以下简称卫计委）决定加强中医药文化宣传及普及，进一步推进八婺中医药文化整理与研究工作。此次调查由金华市卫计委牵头，金华市中医药文化研究所、金华市中医药学会为负责单位，进一步开展八婺中医药文化的整理挖掘。各县、市成立了"八婺中医药文化整理研究"工作组，开展进一步调查研究工作。在此基础上，《金华中医药文化志》的编撰工作被提上日程。受金华市卫生健康委员会委托，我们成立了由傅晓骏教授领衔的编委会。编委会成员群策群力，对金华中医药文化资源进行了系统收集与梳理。编撰过程中，金华市卫生健康委员会给予了倾力支持，多次协调推进八婺中医药文化调查工作；各县、市调查人员尽心尽责，做了大量繁琐、细致的工作；各相关单位、医疗机构、医学院所也给予了热情支持和无私的帮助。编撰中，我们大量参考了档案馆的文献资料，刘时觉教授的《浙江医人考》《浙江医籍考》，原金华市卫生局局长李飞提供了《金华县卫生志》，胡滨教授提供了《浙江中医药古籍联合目录》。尤其是胡滨教授，百忙之中多次对书稿进行指导、校正，并提出宝贵修改意见，在此一并表示致谢！

金华中医药文化历史悠久，成就卓著，众多中医药文化资源因年代久远等各种因素，汇集过程中尚存在疏漏之处，取舍梳理难免偏颇失误，敬请各位专家不吝斧正，以便后续修订。